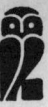

ein Ullstein Sachbuch

Ullstein Buch Nr. 4098
im Verlag Ullstein GmbH,
Frankfurt/M — Berlin — Wien
Titel der französischen Originalausgabe:
La Pharmacie du bon Dieu
Übersetzt und bearbeitet
von Karl H. Kosmehl

Deutsche Erstausgabe

Umschlagentwurf: Hansbernd Lindemann
© 1973 by Editions Stock, Paris
© 1978 by Verlag Ullstein GmbH,
Frankfurt/M — Berlin — Wien
Printed in Germany
Gesamtherstellung:
Ebner, Ulm
ISBN 3 548 04098 5

CIP-Kurztitelaufnahme
der Deutschen Bibliothek

Bardeau, Fabrice
Die Apotheke Gottes: Heilkräuter
einst u. jetzt alphabet. geordnet. —
Dt. Erstausg. —
Frankfurt/M, Berlin, Wien:
Ullstein, 1978.
    ([Ullstein-Bücher] Ullstein-Buch;
    Nr. 4098: Ullstein-Sachbücher)
    Einheitssacht.: La pharmacie
    du bon Dieu ⟨dt.⟩
    ISBN 3-548-04098-5

Fabrice Bardeau

Die Apotheke Gottes

Heilkräuter einst und jetzt
alphabetisch geordnet

ein Ullstein Sachbuch

Inhalt

Vorwort

Heilpflanzen sind wieder »in«! Um sich davon zu überzeugen, braucht man nur einmal darauf zu achten, mit wieviel Freude und Interesse Bücher gelesen werden, die sich mit den Heilkräften, mit dem Sammeln, der Verwendung, der Geschichte solcher Pflanzen befassen. Es macht auch tatsächlich Spaß, zu sehen, was für Kräfte in so einer Pflanze stecken, wie man sich diese zunutze macht, wie man solche Kräuter sammelt; und schließlich ist es noch ein Vergnügen für sich, etwas in die Geschichte dieser Pflanzen hineinzuschauen.

Das überholte Bild der unwissenden Kräuterweiblein und -männlein, die sich nur für ihre Heilpflanzen interessieren, ist am Verschwinden; heute erleben wir im Gegenteil, wie das Vertrauen in die Pflanzenheilkunde zunimmt, was allerdings in einem bemerkenswerten Kontrast zu unserer modernen, reichlich überzogenen Chemotherapie steht. Aber vielleicht ist das ganz normal, denn schon Horaz hat gewußt, daß »viele Dinge wiedergeboren werden aus dem Schoß der Vergangenheit«.

Immer mehr Ärzte interessieren sich für die Pflanzen, ihre physiologischen Eigenheiten und die ihnen innewohnenden heilenden Kräfte. Und wenn auch heute der Medizinstudent von der »Phytotherapie«* wenig oder nichts zu hören bekommt, ist es doch nicht völlig absurd anzunehmen, daß es eines Tages Vorlesungen über die Heilkunst der »weisen Frauen« geben wird; und die Grundlage dazu liegt bei den Heilpflanzen.

Noch vor wenigen Jahren stand man den Naturheilmitteln vorwiegend mißtrauisch, bestenfalls uninteressiert gegenüber. Das

---

* Behandlung mit Heilpflanzen.

hängt zweifellos mit der Tendenz zusammen, das geringzuschätzen, was jeder mit Händen greifen kann. Bereits im 1. Jahrhundert n. Chr. sagte Plinius der Ältere, ein berühmter Naturforscher der alten Römer: »Der Mensch neigt von Natur dazu, das, was er nicht besitzt, oder was selten und teuer ist, höher zu schätzen als das, was er leicht erlangen kann und zu seinen Füßen wachsen sieht.«

Nun ja – was ist auch schon groß dran an einem Kraut, das man mit Füßen tritt, das Kühe und Schafe abweiden und das der ärmste Bettler abpflücken kann? Oder an einem Tee, der, wenn man so will, weiter nichts ist als heißes Wasser mit einem bißchen Gras drin? Dazu kommt noch, daß unsere Zeit der sogenannten exakten Wissenschaften den naiven Empirismus unserer Altvorderen für belächelnswert hält. Nicht selten schrieb man früher gewissen Pflanzen, mit denen Heilkundige den einen oder anderen spektakulären Erfolg gehabt hatten, außerordentliche, sogar magische Kräfte zu; und oft genug beruhten diese Erfolge auf bloßer Einbildung. Ging man doch so weit zu glauben, daß bestimmte Pflanzen unsichtbar machen, Reichtum, Liebe, Ruhm und Ehre anziehen! Andere wieder sollten die verlorene Jugend wiederbringen und alle Krankheiten heilen. Leider ist es mit den Pflanzen ebenso wie mit den Menschen: man darf von ihnen nicht mehr verlangen, als sie geben können.

Viele glauben, die Kräuter seien es nicht wert, daß sich ein gebildeter Mensch ernsthaft mit ihnen befaßt; sie seien allenfalls gut genug für Hirten und Bauern, oder um die regionale Folklore zu bereichern.

Offensichtlich braucht man nicht lange studiert, nicht alle Geheimnisse des menschlichen Körpers ausgelotet, nicht im Laboratorium gearbeitet zu haben, um sich ausreichende Kenntnisse von den Heilpflanzen und ihren Kräften zu verschaffen. Man nennt dieses Wissensgebiet ja auch »Naturheilkunde« – sie sind also etwas »ganz Natürliches«; und doch ist, was man nicht vergessen darf, ihre Biochemie oft genug so komplex, daß wir weit entfernt davon sind, sie ganz zu erfassen und synthetisch nachvollziehen zu können, trotz der aufwendigen Apparatur unserer modernen Laboratorien.

Ein weiterer Aspekt dieser Interesselosigkeit ist die Tatsache, daß zahlreiche Wirkstoffe bereits chemisch isoliert und synthetisch hergestellt werden können, und daß man sich an den Gedanken gewöhnt hat, in der Pharmazie könne man nur mit diesen erfolgreich und rationell arbeiten. Eine kräftige Dosis Digitalin ist für einen Herzkranken eben »gesund«, auch wenn sie gelegentlich einmal tödlich sein kann. Meistens aber ist die Ganzheit einer Pflanze notwendig, um wirklich zu heilen, nicht ein isolierter Wirkstoff. Unglücklicherweise jedoch ist es nicht möglich, alle Wirkstoffe *en bloc* aus der Pflanze herauszuholen, und sehr oft verändern und denaturieren Hitze und chemische Lösungsmittel die wichtigsten Substanzen. Es gibt daher nur eine Möglichkeit: sich an die frische oder getrocknete Pflanze zu halten und sie nach bestimmten, schonenden Regeln aufzubereiten, so daß ein Höchstmaß an Wirkung erhalten bleibt. Und meistens erzielt man mit dem Tee – oder genauer gesagt, mit dem Aufguß, der einfachsten, unaufwendigsten Art der Zubereitung – die besten Heilwirkungen.

Dabei ist diese ablehnende oder desinteressierte Haltung völlig grundlos, denn moderne Experimente und Forschungen führen immer mehr zu der Erkenntnis, daß wir die Pflanzen, und zwar mit vollem Recht, aufs neue und definitiv in das Arsenal der Therapie aufnehmen müssen. Leider jedoch haben die Menschen den sicheren Instinkt verloren, den die Tiere noch besitzen, und daher wissen sie nicht mehr, was von Natur aus lindernd und heilsam ist. So ist durch Mode und Zeitgeschmack manches Wissen verlorengegangen, beiseite geschoben und zum pittoresken Kuriosum abgewertet worden; denn nicht nur Nahrung, Kleidung, Zerstreuung werden von der Mode bestimmt, sondern auch die Heilkunde.

Die Forschungen und Entdeckungen der letzten Zeit bestätigen ganz einwandfrei, was F. Decaux sagt: »Die Phytotherapie ist nicht nur wegen ihres ehrwürdigen Alters, sondern auch wegen ihrer Erfolge eine sehr aktuelle Therapie, denn es sind zahlreiche Drogen pflanzlichen Ursprungs im Gebrauch, und ständig werden neue entdeckt. Außerdem hat sie eine sehr breite Indikationsspanne.«

Der Mathematiker H. Poincaré sagte einmal: »Es gibt zwei bequeme Lösungen, die uns das Nachdenken ersparen: an alles glauben – oder an nichts glauben.« Man muß also einen philosophischen Mittelweg einschlagen und darf nicht jeder Sache einen definitiven, unveränderlichen Platz anweisen wollen; denn die Erfahrung zeigt, daß das, was heute gilt, morgen gleich Null sein kann, und daß die Wahrheiten unserer Generation sicher nicht die Wahrheiten unserer Kinder sein werden.

Es genügt nicht, so lehrte Hippokrates, das Übel vorauszusehen, um es zu heilen; man muß die Menschen lehren, was Gesundheit überhaupt ist, damit sie sich gesund erhalten. Nun – gerade für die Erhaltung der Gesundheit stehen die Pflanzen an erster Stelle; und es ist sehr nützlich, wenn man etwas von ihnen weiß. Man ist es sich einfach schuldig, die Heilkräfte der Pflanzen zu nutzen, umso mehr, als die Pflanzen selbst sich nicht damit begnügen, zu lindern und zu heilen, sondern durch die Veränderungen und Abwandlungen, die sie in die Landschaft bringen, den Menschen ständig die besten Gelegenheiten zur Prophylaxe gegen alle möglichen Schädigungen und Übel bieten.

Keineswegs sind wir so naiv und vermessen, hier mit ein paar Aufgüssen und Abkochungen die ganze Schulmedizin und ihre unbestreitbaren Erfolge ersetzen zu wollen. Es geht uns im Gegenteil darum, sie zu unterstützen und zu ergänzen; denn vor allem muß der Arzt, wenn Not am Mann ist, alle Möglichkeiten ausschöpfen, welche die Gesundheit stützen und das organische Gleichgewicht wiederherstellen können, immer nach der alten Regel: Vor allem nicht schaden! Doch wenn wir den Arzt um Rat und Diagnose bitten, sollten wir daran denken, daß Heilung und Gesundheit zu einem gewissen Grad auch in unseren eigenen Händen liegen, und es unsere ureigenste Sache ist, unermüdlich über beides zu wachen. Diese engbegrenzte Studie soll auch keineswegs ein komplettes Handbuch sein.

Was wir bringen, ist eine Sammlung nützlicher Rezepte, sowie Hinweise auf allerlei kostbare, schon zum Teil in Vergessenheit geratene Hausmittel; außerdem noch die Beschreibung einer Reihe von Pflanzen und ihrer therapeutischen Eigenschaften. Manche dieser Rezepte haben das Verdienst, seit Hunderten von Jahren ununterbrochen im Gebrauch zu sein; andere, weniger bekannte oder veraltete, sind wieder ans Licht gezogen worden; noch andere werden auch heute noch täglich auf dem Lande angewendet. Jedoch alle sind ausprobiert und bilden miteinander eine reiche Skala von wirksamen, aber dabei sanften und giftfreien Arzneien. Dem Leser, der die gesamte Phytotherapie überschauen und sich eine umfassende, gründliche Kenntnis der Heilpflanzen aneignen will, nennen wir am Schluß des Buches einige Werke der Spezialliteratur.

Dieses Buch ist in doppelter Absicht geschrieben: es soll denen, die Vertrauen zu den Pflanzen haben, dabei helfen, sich bei guter Gesundheit zu erhalten; zweitens soll es den Skeptikern ein paar Rezepte und Zubereitungsarten an die Hand geben, aus denen sie, wenn sie sie einmal ausprobiert haben, den größten Nutzen ziehen werden.

Schließlich, und das ist unser letzter Wunsch, möge dieses Buch dazu beitragen, daß unseren Freunden, den Pflanzen, etwas mehr Respekt erwiesen wird, und daß diese so nützlichen Kenntnisse, die so alt sind wie die Menschheit selbst, wieder zu Ehren kommen.

Vorwort des Übersetzers

Medizinische und sonstige Fachausdrücke sind nach Möglichkeit vermieden worden. Da sie in einigen wenigen Fällen doch nicht zu vermeiden waren, folgt hier eine kurze erklärende Übersicht:

Adstringens	ein Stoff, der das Körpergewebe zusammenzieht.
Aperitif	in Frankreich ein beliebtes Getränk vor den Hauptmahlzeiten, das den Appetit anregen soll.
Diuretikum	harntreibendes Mittel.
Pharmakopöe	Lehrbuch der Arzneimittelkunde
Spezifikum	gezielt auf ein bestimmtes Organ oder bei einer bestimmten Krankheit wirkendes Mittel.
Stimulans, stimulierend	anregend.
Tonikum, tonisierend	kräftigend, die Spannkraft erhöhend.

Alte Maße und Gewichte, die gelegentlich benutzt werden:
1 Pfund = 16 Unzen = 489,5 g
1 Unze = 8 Drachmen = 30,59 g
1 Drachme = 3 Skrupel = 72 Gran = 3,824 g
1 Skrupel = 24 Gran = 1,274 g
1 Gran = 0,053 g
1 Pinte = 2 Schoppen = 0,931 l

Angaben über die im Text zitierten Autoren bietet das Namensverzeichnis am Schluß des Buches.

Keinesfalls soll dieses Buch den Arzt ersetzen. Wer bei ernsthaften Beschwerden nicht den Arzt aufsucht, riskiert seine Gesundheit und unter Umständen sein Leben. Wer allerdings den Tabletten und Injektionen der Chemotherapie mißtraut (und das bleibt jedem unbenommen), der wende sich an einen Facharzt für Naturheilkunde. Auch die Fachärzte für Homöopathie und die anthroposophisch orientierten Ärzte wenden Naturheilmittel, in erster Linie solche pflanzlicher Herkunft, an.

Therapeutischer Führer

Abszesse: Bohnenkraut, Brennessel, Efeu, Ehrenpreis, Eibisch, Eiche, Eukalyptus, Frauenmantel, Gerste, Große Klette, Kapuzinerkresse, Labkraut, Lavendel, Mistel, Pfefferminze, Sauerdorn, Spitzwegerich, Walnußbaum, Wiesen-Bärenklau.

Akne: s. Haut.

Albuminurie: s. Eiweißverlust.

Allergien: Esche, Estragon, Große Klette, Kamille, Hundsrose, Petersilie, Rosmarin, Salbei.

Allgemeine Schwäche: Anis, Arnika, Basilienkraut, Dost, Enzian, Erdrauch, Heidelbeere, Hundsrose, Johannisbeere (schwarze), Judenkirsche, Kiefer, Lavendel, Mate, Petersilie, Rose (französische), Salbei, Sauerdorn, Spitzwegerich, Tausendgüldenkraut, Thymian, Walderdbeere, Wiesen-Bärenklau.

Alpträume: Hopfen, Orange, Passionsblume, Pfefferminze, Waldmeister.

Alterserscheinungen: Erdrauch, Esche, Frauenmantel, Kapuzinerkresse, Kornblume, Petersilie, Rosmarin.

Anämie: s. Blutreinigung und Blutbildung.

Angina: Brombeere, Ehrenpreis, Frauenmantel, Gundermann, Holunder, Kornblume, Lavendel, Odermennig, Pappel, Rose, Rosmarin, Salbei, Schwarzerle, Seifenkraut, Walnußbaum, Ysop.

Angina pectoris: s. Herz.

Angstzustände, nervöse: Baldrian, Melisse, Orange, Passionsblume.

Aphrodisiaka: Anis, Bohnenkraut, Brennessel, Brombeere, Koriander, Pfefferminze, Thymian, Wiesen-Bärenklau.

Appetitmangel: Dost, Erdrauch, Estragon, Frauenmantel, Kamille, Salbei, Wermut.

Arteriosklerose: Esche, Johannisbeere (schwarze), Löwenzahn, Mate, Mistel, Rosmarin, Thymian, Wacholder, Weißdorn.

Arthritis: Beifuß, Birke, Brombeere, Dost, Esche, Estragon, Heidekraut, Kamille, Johannisbeere (schwarze), Judenkirsche, Linde, Löwenzahn, Odermennig, Petersilie, Rosmarin, Schöllkraut, Spierstrauch, Wacholder, Walderdbeere.

Asthma: Anis, Dost, Gundermann, Huflattich, Johanniskraut, Kamille, Klatschmohn, Königskerze, Spitzwegerich, Thymian, Ysop, Lavendel.

Atem, schlechter: Pfefferminze, Salbei.

Aufstoßen: Anis, Baldrian.

Augenleiden (Bindehautentzündung, Lidentzündung, Gerstenkorn): Holunder, Kornblume, Lilie (weiße), Rose, Schöllkraut, Spitzwegerich.

Ausfluß: Blutwurz, Lavendel, Mate, Rose, Thymian, Walnußbaum.

Beruhigungsmittel: Apfel, Baldrian, Beifuß, Bohnenkraut, Dost, Ehrenpreis, Hopfen, Kamille, Klatschmohn, Koriander, Labkraut, Lavendel, Linde, Mistel, Orange, Passionsblume, Salbei, Thymian, Waldmeister, Weißdorn.

Blasenkatarrh (Cystitis, Pyelitis): Brombeere, Eukalyptus, Heidekraut, Heidelbeere, Johanniskraut, Kapuzinerkresse, Lein, Lilie, Quecke, Wacholder.

Blutergüsse: Beifuß, Brennessel, Eiche, Frauenmantel, Hirtentäschel, Rose, Schachtelhalm, Wiesenknopf.

Bluthochdruck: Efeu, Linde, Mate, Mistel, Petersilie, Rosmarin.

Blutreinigung (und Blutbildung): Besenginster, Brennessel, Erdrauch, Johannisbeere (schwarze), Große Klette, Löwenzahn, Seifenkraut, Wacholder, Wegwarte.

Brand (Gangrän): s. Abzeß.

Bronchitis: Alant, Andorn, Besenginster, Borretsch, Eibisch, Engelwurz, Erdrauch, Eukalyptus, Gänseblümchen, Gerste, Gundermann, Holunder, Huflattich, Kapuzinerkresse, Kiefer, Königskerze, Rose, Rosmarin, Salbei, Schlüsselblume, Spitzwegerich, Thymian, Veilchen.

Cellulitis: Efeu, Rosmarin, Salbei, Spierstrauch.

Colibacillose: Boldo, Eukalyptus, Heidekraut, Heidelbeere, Kapuzinerkresse, Lavendel, Mate.

Darmbeschwerden: s. Verdauung.

Dermatose: s. Haut.

Diabetes: s. Zuckerkrankheit.

Durchfall (Diarrhoe): Blutwurz, Brombeere, Eiche, Gerste, Heidelbeere, Hundsrose, Walderdbeere, Weißdorn.

Eiweißverlust (durch den Harn): Besenginster, Birke, Linde, Rosmarin.

Ekzeme: s. Haut.

Epilepsie (Fallsucht): Baldrian, Beifuß, Koriander, Labkraut, Mistel, Weißdorn.

Erregbarkeit, Erregungszustände: s. Beruhigungsmittel.

Fettleibigkeit: Esche, Löwenzahn, Mate.

Fieber: Alant, Arnika, Buchsbaum, Enzian, Esche, Kamille, Schwarzerle, Tausendgüldenkraut.

Fingerwurm: s. Nagelbettentzündung.

Flechte: s. Haut.

Frostbeulen (Erfrierungen): Lilie, Nußbaum.

Furunkel: s. Abszeß, Blutreinigung, Haut.

Fußpflege: Lavendel, Schwarzerle.

Gallenblase: Birke, Buchsbaum, Kornblume, Löwenzahn, Rosmarin, Sauerdorn, Schwarzerle, Waldmeister, Wegwarte.

Gastritis: s. Magenkrankheiten.

Gebärmuttersenkung: Blutwurz, Brennessel, Eiche, Hirtentäschel.

Gelbsucht: s. Leber.

Geschwüre: s. Abszesse.

Gicht: s. Arthritis.

Grippe: Borretsch, Erdrauch, Eukalyptus, Kapuzinerkresse, Lavendel, Rosmarin, Thymian.

Gurgeln: s. Angina.

Hautleiden: Erdrauch, Große Klette, Kiefer, Königskerze, Kornblume, Labkraut, Lavendel, Lilie, Löwenzahn, Petersilie, Pfefferminze, Quecke, Rosmarin, Salbei, Schachtelhalm, Thymian, Wacholder, Walnußbaum, Wegwarte.

Haarausfall: s. Kahlköpfigkeit.

Halsentzündung: s. Angina.

Harnvergiftung (Urämie): Besenginster, Borretsch, Esche, Quecke.

Herz-Tonika: Apfel, Besenginster, Linde, Maiglöckchen, Rosmarin, Salbei, Weißdorn.

Husten: Anis, Borretsch, Dost, Eibisch, Gänseblümchen, Gundermann, Klatschmohn, Schwarzerle, Walderdbeere, Veilchen.

Impotenz: Anis, Brennessel, Kiefer, Maiglöckchen, Maté, Pfefferminze, Salbei, Wiesen-Bärenklau.

Infektionen aller Art: Besenginster, Boldo, Borretsch, Buchsbaum, Estragon, Eukalyptus, Heidekraut, Kapuzinerkresse, Lavendel, Löwenzahn, Mate, Rosmarin, Salbei, Sauerdorn, Thymian.

Kahlköpfigkeit (Haarausfall, Pflege der Kopfhaut): Brennessel, Buchsbaum, Große Klette, Kamille, Kapuzinerkresse, Salbei, Schwarzerle, Thymian.

Kehlkopfentzündung: s. Angina.

Keuchhusten: Efeu, Eukalyptus, Königskerze, Lavendel, Salbei, Schlüsselblume, Thymian.

Koliken: s. Durchfall.

Kopfschmerzen (Migräne): Engelwurz, Gänseblümchen, Lavendel, Linde, Orange, Pfefferminze, Veilchen, Walnußbaum.

Krämpfe: s. Beruhigungsmittel.

Krebs: Labkraut, Mistel, Salbei, Schöllkraut.

Kreislaufstörungen: Frauenmantel, Gerste, Linde, Löwenzahn, Petersilie, Thymian.

Leberstörungen: Besenginster, Birke, Boldo, Ehrenpreis, Eiche, Enzian, Erdrauch, Linde, Löwenzahn, Odermennig, Quecke, Rosmarin, Sauerdorn, Schöllkraut, Schwarzerle, Tausendgüldenkraut, Thymian, Waldmeister, Wegwarte, Wermut.

Magenbeschwerden: Anis, Bohnenkraut, Blutwurz, Ehrenpreis, Enzian, Frauenmantel, Heidelbeere, Kamille, Löwenzahn, Orange, Salbei, Tausendgüldenkraut, Thymian, Waldmeister.

Magerkeit (krankhafte): Esche, Mate.

Masern: Borretsch, Buchsbaum, Erdrauch.

Menstruation (anomale, zu starke, zu schwache, ausbleibende, schmerzhafte): Alant, Beifuß, Kamille, Salbei, Wermut.

Migräne: s. Kopfschmerzen.

Mundfäule: Brombeere, Heidelbeere, Odermennig, Schachtelhalm, Schwarzerle.

Nasenbluten: s. Blutungen.

Nagelbettentzündung (Fingerwurm, Panaritium, Umlauf): Dost, Pfefferminze.

Nebenhöhlenentzündung (Sinusitis): Dost, Pfefferminze.

Nervosität: s. Beruhigungsmittel.

Nesselsucht (Urticaria): s. Haut.

Neurasthenie: Baldrian, Bohnenkraut, Dost, Koriander, Mate, Thymian, Waldmeister, Zitronenmelisse.

Nieren und Blase: (allg.): Alant, Besenginster, Brombeere, Erdrauch, Esche, Heidekraut, Johannisbeere (schwarze), Kapuzinerkresse, Lilie, Mate, Quecke, Schachtelhalm, Thymian, Waldmeister.

17

Nierenentzündung: Boldo, Borretsch, Holunder, Lavendel, Löwenzahn, Mate, Rosmarin, Salbei, Schachtelhalm.

Ödeme (Wasseransammlungen): Besenginster, Birke, Esche, Holunder, Löwenzahn, Quecke, Schöllkraut, Spierstrauch.

Pyelitis: s. Blasenentzündung.

Quaddeln: s. Haut.

Quetschungen: Arnika, Bohnenkraut, Dost, Frauenmantel, Gänseblümchen, Johanniskraut, Lilie, Ysop.

Rachitis: Mate, Petersilie, Pfefferminze, Rosmarin, Thymian, Walnußbaum.

Regel: s. Menstruation.

Rheumatismus: s. Arthritis.

Säugen (Stillen): Anis.

Schlaflosigkeit: Baldrian, Hopfen, Klatschmohn (Kapseln), Linde, Orange, Passionsblume, Waldmeister.

Schlangenbisse: Besenginster, Große Klette (Arzt aufsuchen!).

Schnupfen (Erkältungen): Borretsch, Dost, Eukalyptus, Gänseblümchen, Gundermann, Pfefferminze, Rosmarin, Thymian, Veilchen.

Schwangerschaft: Salbei, Zitronenmelisse.

Schweiß (Regulierung): Blutwurz, Bohnenkraut, Borretsch, Buchsbaum, Lavendel, Pappel, Rosmarin, Salbei.

Schwindel: Baldrian, Hopfen, Linde, Thymian, Waldmeister, Weißdorn.

Skorbut: Brennessel, Erdrauch, Maté, Petersilie, Walnußbaum.

Süchtigkeit: Sauerdorn.

Sumpffieber: Buchsbaum, Enzian, Esche.

Steine (Galle, Niere, Blase): Birke, Esche, Heidekraut, Linde, Löwenzahn, Odermennig, Petersilie, Quecke, Sauerdorn, Waldmeister, Weißdorn.

Tuberkulose: Andorn, Blutwurz, Gundermann, Hundsrose, Königskerze, Lavendel, Rose, Salbei, Schachtelhalm, Spitzwegerich, Walnußbaum.

Tumore: s. Krebs.

Überanstrengung: Erdrauch, Mate, Rose, Rosmarin, Salbei, Thymian, Waldmeister.

Urämie: s. Harnvergiftung.

Urticaria (Nesselsucht): s. Haut.

Verbrennungen: Efeu, Johanniskraut, Lavendel.

Verdauung (schwache, schwierige): Anis, Bohnenkraut, Boldo, Eisenkraut, Enzian, Estragon, Kamille, Koriander, Kornblume, Pfefferminze, Rose, Rosmarin, Tausendgüldenkraut, Wermut, Zitronenmelisse.

Verletzungen: s. Wunden.

Verstauchungen: s. Quetschungen.

Verstopfung: Eibisch, Faulbaum, Lein, Löwenzahn.

Warzen: Arnika, Schöllkraut.

Wassersucht: s. Ödeme.

Wunden: Bohnenkraut, Brennessel, Efeu, Eibisch, Eukalyptus, Frauenmantel, Hopfen, Johanniskraut, Kapuzinerkresse, Labkraut, Lilie, Pfefferminze, Rose.

Würmer (Maden- und Spulwürmer): Beifuß, Kamille, Rainfarn, Tausendgüldenkraut, Wermut.

Zähne, lockere: Blutwurz.

Zuckerkrankheit (Diabetes): Brennessel, Große Klette, Heidelbeere, Löwenzahn, Walderdbeere, Walnußbaum.

Es wird ausdrücklich betont, daß diese Zusammenstellung lediglich Hinweise enthält. »Wunderheilungen« in schweren oder aussichtslosen Fällen dürfen nicht erwartet werden; Linderungen sind dagegen sehr wohl möglich (d. Übs.).

Die Heilpflanzen von A—Z

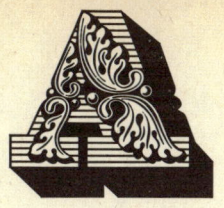

ALANT
Echter, Inula helenium

Beschreibung: Große Pflanze mit mehrjährigem Wurzelstock, die bis zu 2 m hoch werden kann. Einfache lanzettliche Blätter mit leicht filziger Unterseite. Schöne, gelbe, in dichten Köpfen stehende Blüten. Die Samenkörner sind rötlich gefiedert. Die Blüte hat einige Ähnlichkeit mit der Butterblume, und wie diese wächst der Alant wild auf feuchten Wiesen.

Man sammelt die Wurzeln im Frühjahr oder Herbst und zerschneidet sie in kleine Stückchen, die man an der Sonne trocknen läßt.

Geschichte: Nach der antiken Sage soll dieses Kraut aus den Tränen der Helena entstanden sein. Theophrastes beschreibt es in seiner »Geschichte der Pflanzen« (VI, 6). Bei Hippokrates, Dioscorides und Plinius erscheint es ebenfalls. Bei letzterem heißt es: »Ob man den Alant nun ungemischt oder gesüßt einnimmt, immer ist er heilsam. Auf verschiedene Weise kann man seine bittere Schärfe mildern und ihn wohlschmeckender machen: Er wird getrocknet und zu Pulver zerrieben, das man mit irgendeiner süßen Flüssigkeit vermischt; oder man kocht die Pflanze und legt sie in verdünntem Essig ein. Auch in zerstampftem Zustand wird er allerlei Säften beigemengt. Man vermischt Alant auch mit abgekochtem Wein, hüllt ihn in Honig, verknetet ihn mit Rosinen oder Datteln. Andere bereiten ihn mit Quitten, Ebereschen oder Pflaumen zu; auch wird bisweilen Pfeffer oder Thymian zugesetzt. Besonders als Magenarznei ist der Alant berühmt, denn Julia, die Tochter des Augustus, nahm ihn jeden Tag. Mit dem Alant bereitet man auch den wohlbekannten Nektarwein: Man nimmt 40 Drachmen der

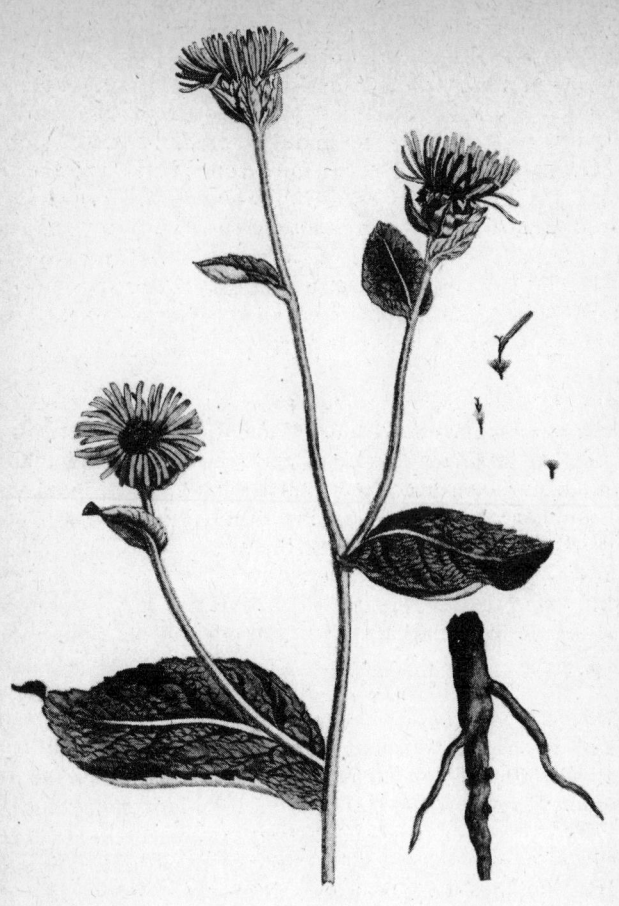

Wurzel und hängt sie in einem Leinenbeutel in einen Krug mit 3 Sexterien (ca. ¹/₄ l) Most.«

Eigenschaften: Die medizinischen Qualitäten des Alant sind seit langem bekannt und erprobt: Er wirkt tonisierend, stärkend, schweißtreibend, schleimlösend und bringt Schwellungen der Atemwege zum Abklingen. Seine heilenden Kräfte sind durchaus real; bei allgemeiner Schwäche, Asthenie, Blutarmut, Appetitmangel und Verdauungsbeschwerden sind sie sehr schätzenswert. Auch fördert und regelt er die Menstruation blutarmer junger Mädchen. Außerdem ist er bei Funktionsstörungen von Leber, Nieren und Gallenblase zu empfehlen, weil er die Harn- und Galleproduktion anregt.

Schon seit Jahrhunderten ist der Alant hauptsächlich als Arznei gegen Husten, Bronchitiden und andere Lungenaffektionen geschätzt. Sein lateinischer Name *inula* kommt vom griechischen »ich entleere«. Diverse neuere Forschungsarbeiten haben seine schleimlösenden, beruhigenden und antiseptischen Eigenschaften bestätigt.

Früher hat man den Alant auch zur äußerlichen Behandlung von Flechten, Ekzemen, Krätze und allerlei Hautausschlägen verordnet. Heute jedoch wird er bedauerlicherweise zu diesen Zwecken praktisch nicht mehr verwendet.

Anwendungsformen: Für Aufgüsse und Auszüge verwendet man die Wurzel. Ein herzstärkender Wein wird folgendermaßen bereitet: 50 g Wurzel fein zerreiben und 7 Tage lang in 1 l Rot- oder Weißwein ziehen lassen; dann filtern und je nach Geschmack mit Honig oder Rohrzuckersirup süßen. Vor den Mahlzeiten trinken.

Alant-Aufguß: 20–30 g Wurzel auf 1 l Wasser. Dosierung: 1 Tasse vor jeder Mahlzeit, oder auch als ständiges Getränk zu den Mahlzeiten und auch tagsüber.

ANIS
Pimpinella anisum

Beschreibung: Einjährige Pflanze, die etwas dem Kerbel ähnelt. Die weißen Blüten stehen in 8–15strahligen Dolden. Die Samenkörner sind eiförmig und grünlichgrau. Sammeln im September.

Geschichte: Die Samen dieses aromatischen Doldenblütlers gehören wie Fenchel und orientalischer Kümmel zu den sogenannten »heißen Samen« der alten Pharmakologie. Über die Herkunft des Anis ist wenig bekannt. In der Antike kam er hauptsächlich aus Ägypten, Kreta, Äthiopien und Spanien.

Der Naturforscher Plinius sagt in seinem XX. Buch: »Der Anis wurde schon vor Pythagoras geschätzt; man nimmt ihn roh oder in Wein gekocht gegen Skorpionstiche. Frisch oder getrocknet ist er ein sehr beliebtes Gewürz für Saucen aller Art. Auch bestreut man damit die Kruste des Brotes. Zusammen mit bitteren Mandeln tut man ihn auch in die Beutel, durch die man den Wein filtert; das verfeinert den Geschmack beträchtlich. Er verbessert den Atem und vertreibt schlechten Mundgeruch ... Er verjüngt auch die Gesichtshaut. Unters Kopfkissen gelegt, so daß man seinen Duft einatmet, vertreibt er böse Träume. Er regt den Appetit an und wirkt ausgezeichnet gegen Blähungen und aufgetriebenen Leib. Er fördert den Harnfluß, stillt den Durst und stärkt, in Wein genommen, die Manneskraft. Auch stillt er den Schluckauf, und die gekochten Blätter beheben Verdauungsstörungen. Schließlich fördert er gesunden Schweiß ...«

Die Schule von Salern empfiehlt ihn ebenfalls gegen Magenbeschwerden.

Heutzutage wird Anis überall in Europa angebaut, besonders aber in der UdSSR und in Spanien. Als Küchengewürz ist er überall beliebt. Anisessenz spielt auch bei der Likör- und Parfümherstellung eine gewisse Rolle.

Eigenschaften: Zu allen Zeiten wurde Anis gegen Magenbeschwerden (Koliken, Verdauungsschwäche, Magenschmerzen etc.) gegeben. Seine entgasende Wirkung ist unbestritten; er hilft gegen Luftschlucken und verhindert, daß sich Luftansammlungen im Verdauungstrakt bilden. Zusammen mit Kamille gibt er einen ausgezeichneten Aufguß gegen Magenbeschwerden und Blähungen. Auch bei Bronchitis, Asthma und Husten wirkt er sehr gut, überhaupt allgemein als Anregungsmittel für Herz, Atmungsorgane und Verdauungsorgane. Gleichzeitig wirkt er beruhigend auf das Nervensystem. Stillende Mütter sollten Anistee trinken, da er die Milchbildung anregt.

Nur am Rande erwähnt sei hier der Stern-Anis (Illicium verum) oder Badian, der aus China und Vietnam kommt. Seine sternförmigen Früchte besitzen die gleichen Eigenschaften wie der gewöhnliche Anis; in beiden ist nämlich Anethol enthalten. In konzentrierter Form (als Essenz) und in starken Dosen ist Anis ein betäubendes Nervengift.

Anwendungsformen: Ein sehr guter Likör von appetitanregender und verdauungsfördernder Wirkung: Auf 1 l guten Branntwein

zerstoßene Aniskörner	40 g
Zimt	2 g
Rohrzuckersirup	500 g

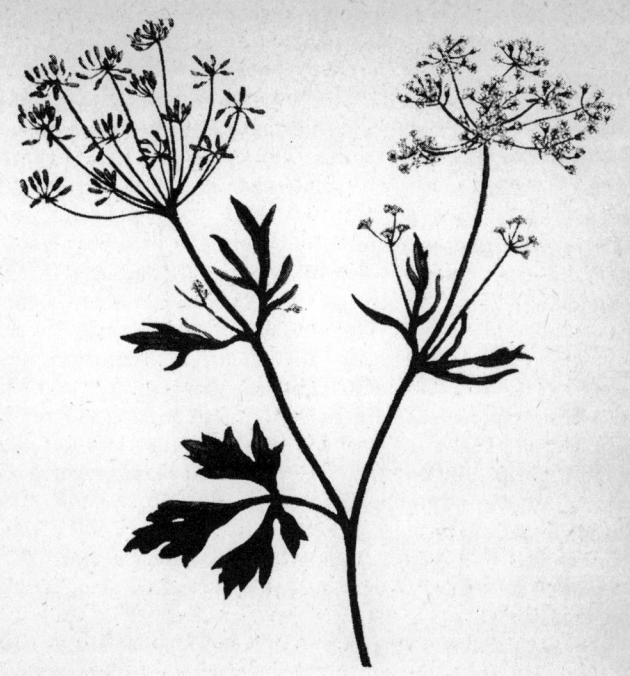

30 Tage ziehen lassen, dann filtern. Nach dem Essen getrunken, fördert dieser Likör die Verdauung und verhindert die Gasbildung im Darm.

Aufguß: 1 gehäufter Teelöffel Körner auf 1 Tasse kochendes Wasser. Dosierung: 2–3mal täglich, vor den Mahlzeiten.

APFEL
Pirus malus

Beschreibung: Dieser große Obstbaum ist so bekannt, daß man ihn nicht erst zu beschreiben braucht. Es gibt zahlreiche Arten und Unterarten, die alle mehr oder weniger saftige und wohlschmeckende Früchte tragen, deren medizinischer Wert aber bei allen etwa gleich ist.

Geschichte: Schon bei der Erschaffung der Welt war vom Apfel die Rede; er war als »verbotene Frucht« die Ursache der Vertreibung von Adam und Eva aus dem Paradiese.

Die alten Römer unterschieden 23 verschiedene Apfelsorten, darunter mehrere uns unbekannte; und Plinius (XV, 15) nennt sogar 30 Sorten. Die Römer aßen die Äpfel roh oder gedämpft; sie brieten sie auch in heißer Asche und zerkochten sie in Wein zu Marmelade.

Die alten Griechen nannten die Quitte »Apfel von Sydon« und bereiteten mit Honig einen Quittenwein. Palladius (XI, 20) und Columella (XII, 41) haben uns zahlreiche Rezepte überliefert. Die Alten schätzten besonders den »Johannisapfel«, ein Produkt der Pfropfung eines Apfelreises auf einem Quittenbaum, der von wunderbarem Aroma und Geschmack gewesen sein soll. Er hieß auch »Honigapfel« oder »Appischer Apfel« (nach der Stadt Appia).

Die Apotheker früherer Zeiten nahmen am liebsten Renetten für ihre Sirups, Infusionen und Purgiertränklein. Am gebräuchlichsten war die »Apfellatwerge des Königs Sapor« mit Borretsch, Günsel, Sennesblättern, löslicher Weinsteinsäure und Safran.

Simon Pauli schreibt 1639, daß Umschläge mit einem Brei aus verfaulten, unter der Asche gebratenen Äpfeln den Wundbrand (Gangrän) aufhalten.

Tabernaemontanus versichert, daß ein Destillat aus Apfelblüten das beste Hautpflegemittel sei, das sogar die Rötungen durch geplatzte Äderchen zum Verschwinden bringe. Nach Chomel schließlich sind Äpfel gut gegen Brustkrankheiten, stillen den Durst, lindern den Hustenreiz und lösen den Schleim; und in jeden Hustentee sollte man einen oder zwei kleingeschnittene Äpfel hineintun.

Es wäre noch anzumerken, daß in England früher ein Tee aus Apfelblättern und ein paar Stücken Apfelzweigen gebräuchlich war, den man gegen Husten und Schnupfen trank.

Eigenschaften: Zu medizinischen Zwecken wird hauptsächlich der Apfel selbst verwendet. Er ist sehr reich an Pektin, Levulose, Apfel-, Zitronen- und Gerbsäure und enthält außerdem diverse Enzyme und Mineralsalze. Sein Nahrungs- und Therapiewert ist unbestreitbar, wie schon das englische Sprichwort »An apple a day keeps the doctor away« besagt.

Nach Prof. Léon Binet gibt man einen Aufguß aus Apfelschalen als Herztonikum, und F. Decaux nennt dazu das folgende Rezept: »Getrocknete Apfelschalen werden pulverisiert. Man nimmt auf

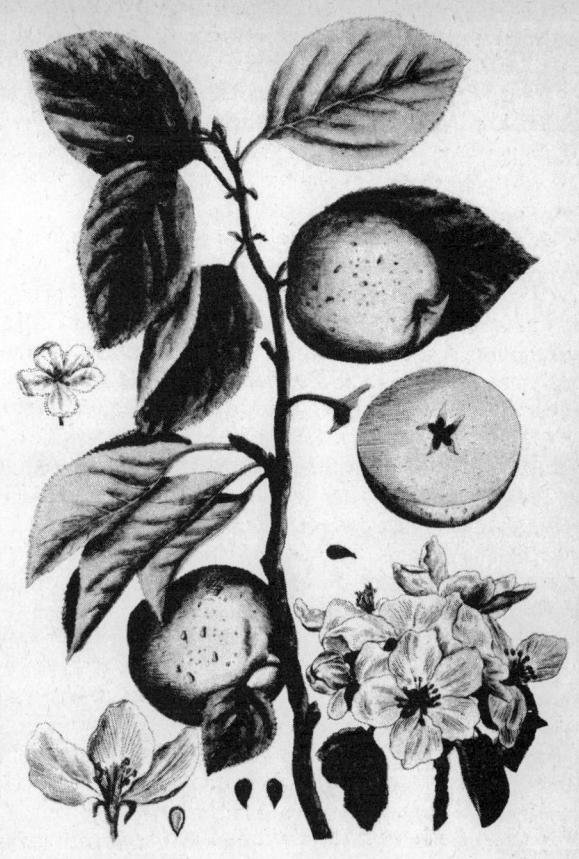

eine große Tasse Wasser einen Eßlöffel dieses Pulvers und läßt kurz aufkochen.«

Der Apfel ist erfrischend, hustenstillend, harntreibend, tonisierend, leicht fieberdämpfend und abführend. Bei Fieberpatienten stillt ein Aufguß aus kleingeschnittenen Äpfeln und Schalen den Durst; er lindert auch die Rauhigkeit der Kehle und ist heilsam bei allen Halskrankheiten, sogar bei Diphtherie. Auch bei Rheumatismus, Gicht, Harnverhaltung, Nieren- und Blasenaffektionen hat dieser Aufguß eine gute Wirkung.

Anwendungsformen: Eine Handvoll Apfelschalen auf 1 l Wasser mit ein paar Apfelscheiben und etwas Zitronensaft aufkochen und etwas ziehen lassen. Das ergibt ein erfrischendes und tonisierendes Getränk. Auch Apfelsaft und Cidre (Apfelwein) sind sehr empfehlenswert, weil sie den Harnabgang fördern.

ARNIKA
(Wohlverleih) Arnica montana

Beschreibung: Die Pflanze ähnelt der Butterblume, doch ist die Blüte orangerot. Länglichovale, hellgrüne, längsnervige Blätter, wie die des Spitzwegerichs. Die Blüten werden im Juni und Juli gesammelt.

Geschichte: Berichte aus frühester Zeit fehlen; aber noch unsere Mütter hatten ihr Fläschchen Arnikatinktur in der Hausapotheke, das hervorgeholt wurde, wenn ein Kind eine Beule oder Wunde hatte. Arnika scheint im Altertum wenig bekannt gewesen zu sein; er kommt erst um das 12. Jahrhundert in Gebrauch, und zwar als Wundheilmittel, das Blutergüsse verteilt und Schmerzen lindert.

Eigenschaften: Wenn auch die Arnikatinktur ein sehr kräftiges Heilmittel bei Prellungen, Quetschungen und Verletzungen ist, muß man sie doch mit Vorsicht und verdünnt anwenden, weil es sonst leicht Hautreizungen geben kann. Ebenso darf Arnika innerlich nur sehr gezielt angewendet werden, da er giftig ist und bei unkontrolliertem Gebrauch Schweißausbrüche, Übelkeit, Krämpfe und in gewissem Maße sogar Lähmungen hervorruft. Arnika galt früher in der Volksmedizin auch als Abtreibungsmittel; jedoch bestehen da gewisse, nicht unerhebliche Risiken. Erinnern wir uns an die alte Regel »Alles ist Gift und nichts ist Gift – es kommt nur auf die Dosierung an!« In kleinen Mengen ist Arnika ein ausgezeichnetes Tonikum zur Überwindung von Schwächezuständen, sowie ein gutes Stimulans für das Nervensystem, besonders bei Lähmungserscheinungen, und für alte Leute. Auch bei Fieber wirkt er niederschlagend – man nannte ihn früher gelegentlich »das Chinin der armen Leute«.

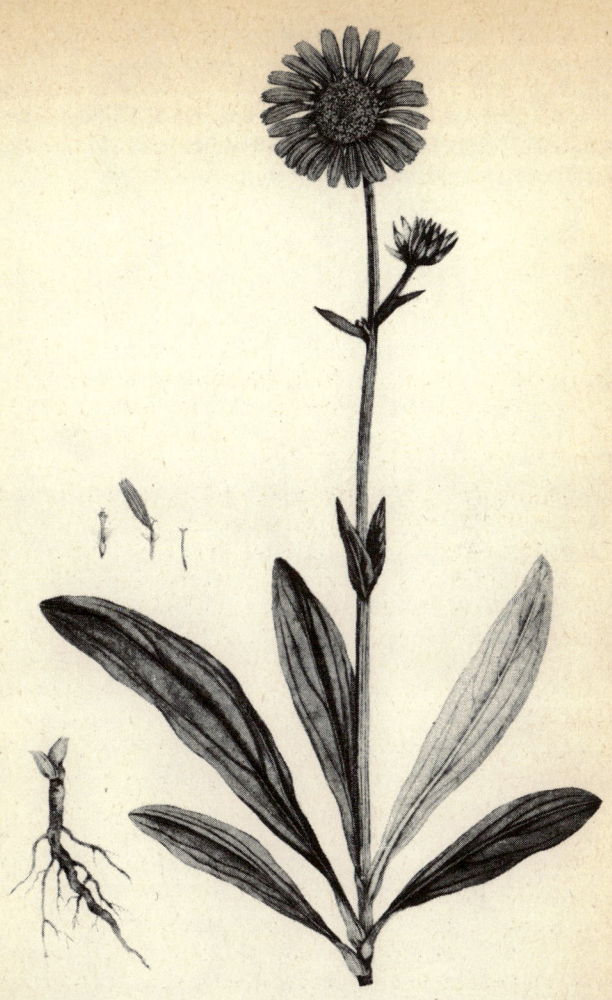

Anwendungsformen: Arnikatinktur, nur zum äußerlichen Gebrauch geeignet, muß mit mindestens der gleichen Menge Wasser verdünnt werden. Die Tinktur ist leicht zu bereiten: In einem bauchigen Gefäß läßt man 100 g getrocknete Blüten in ½ l 90prozentigem Alkohol etwa 10 Tage lang ziehen. Vor Gebrauch filtern.

Bei Mandelentzündung und anderen Halskrankheiten gurgelt

man mit Arnikaaufguß. Dazu kann man Blüten, Blätter oder Wurzeln nehmen, und zwar 1 Teelöffel pro Tasse. Dosierung: 1, höchstens 2 Tassen pro Tag.

Aber es sei nochmals wiederholt: Bei Arnika muß man Vorsicht walten lassen. Der Anbau von Arnika ist sehr schwierig. Die besten Wirkungen erzielt man mit Pflanzen aus dem Gebirge.

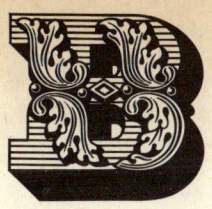

BALDRIAN
(Arznei-B.) Valeriana officinalis

Beschreibung: Faserige, gelbliche, innen weiße Wurzeln. Aufrechte, hohle, drüsige, gerillte, kahle Stengel von 80–150 cm Höhe. Die Blätter sind gefiedert, die Teilblättchen ganzrandig oder schwach gezähnt. Die Blätter stehen am Grunde des Stengels rosettenförmig, weiter oben jedoch gegenständig. Kleine, weiße oder rosa Blüten, endständig in Trugdolden. Die ganze Pflanze (besonders jedoch Stengel und Blätter) riecht beim Trocknen unangenehm nach Moschus, was auf dem Gehalt an Baldriansäure beruht. Medizinisch wird nur die Wurzel verwendet, die man im Frühjahr oder Herbst ausgräbt. Sie schmeckt scharf und bitter.

Geschichte: Der Baldrian (auch Katzen- oder Hexenkraut genannt), war schon in der Antike bekannt, ist aber häufig mit anderen Pflanzen verwechselt worden; und erst im 16. Jahrhundert wurden seine Heilkräfte genutzt. Er ist bestimmt eines der frühesten Nervenspezifika. Fabius Columna versichert 1592, er habe Fallsüchtige mit Baldrian geheilt. Jean Schroder sagt, dieses Kraut sei ein »Alexipharmakon« (ein Stärkungsmittel, das körpereigene und von außen beigebrachte Gifte heraustreibt); es wirke appetitanregend, harntreibend und schweißtreibend.

Lémery hält den Baldrian für eine Herzarznei; außerdem, so sagt er, fördere er den Heilprozeß von Wunden, rege den Appetit an, unterstütze den Organismus in der Abwehr von Giftstoffen, besonders Schlangengiften, stärke das Gehirn, vertreibe Würmer, fördere die Menstruation und mache schwitzen.

Bei den meisten Autoren jedoch gilt der Baldrian vor allem als ausgezeichnetes Nervenberuhigungsmittel und gehört zu den beliebtesten Anwendungen bei Nervenkrisen, Krämpfen, Hysterie, Veitstanz und Fallsucht. Auch bei Asthma und Leberstauungen wurde er oft verordnet.

Chomel versichert, er habe viele Patienten, die regelmäßig an Krampfanfällen litten, mit pulverisierter Baldrianwurzel geheilt, und zwar mit Dosen von einer halben bis zu einer Drachme in einem Löffel Weißwein oder Milch.

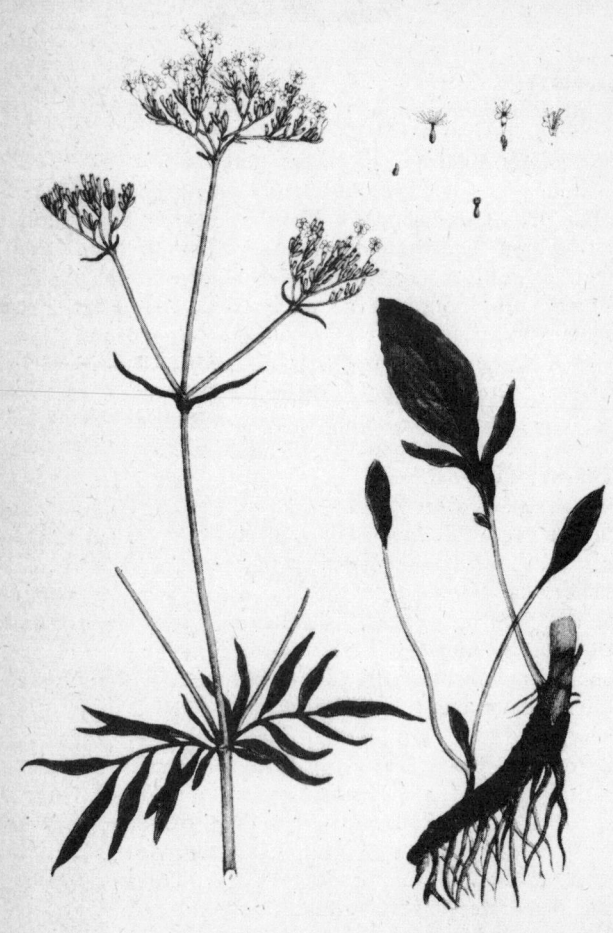

Eigenschaften: Heute ist man prosaischer und weiß, daß Baldrian lediglich nervenberuhigend, krampflösend und schweißtreibend wirkt. Insoweit ist er unbestreitbar von Nutzen bei allen nervösen und psychischen Erregungszuständen, Hysterie, Krämpfen, Neurosen und Neurasthenien. Bei allen Fällen von Schlaflosigkeit kommt es durch diese beruhigende Wirkung zu einer heilsamen schlaffördernden Entspannung.

Somit wird Baldrian auch von Nutzen sein bei nervösen Kopfschmerzen, Herzklopfen, kardialen Angstzuständen (Angina pectoris), Erstickungsgefühl (»einen Kloß im Halse haben«), Magen- und Darmkrämpfen. Immer wenn es sich um Spannungszustände und ein labiles Nervensystem handelt, wird man sofort an Baldrian denken.

Anwendungsformen: Nur die getrocknete Wurzel wird verwendet, und zwar als Dekokt (Abkochung): 30–60 g auf 1 l Wasser, je nachdem, wie stark die Wirkung sein soll. Wegen des schlechten Geschmacks sollte man einen aromatischen Lippenblütler zusetzen, dessen Aroma stark genug ist, um das des Baldrians zu überdecken. Will man in erster Linie den Schlaf fördern, empfiehlt es sich, etwas Lindenblüte, Klatschmohn oder Passionsblume zuzusetzen, was den Effekt verstärkt.

Baldrian darf nur mäßig gegeben werden, denn zu große Dosen oder ständiger Gebrauch können ganz entgegengesetzte Wirkungen hervorrufen.

Es sei noch darauf hingewiesen, daß man mit Baldrian vorsichtig umgehen muß, wenn Katzen in der Nähe sind – diese geraten durch den Geruch in starke Erregung.

BASILIENKRAUT
Ocimum basilicum

Beschreibung: Aromatischer Lippenblütler, aus Indien stammend; wird kaum höher als 40 cm. Die oval-lanzettlichen Blätter dienen als Küchengewürz für Salate, Saucen, Suppen. Die Blüten stehen in Trauben, sind rötlich-weiß und duften stark. Verwendet werden die gesäuberten Blätter und die in Blüte stehenden Spitzen der Pflanze; gesammelt wird von Juni bis September.

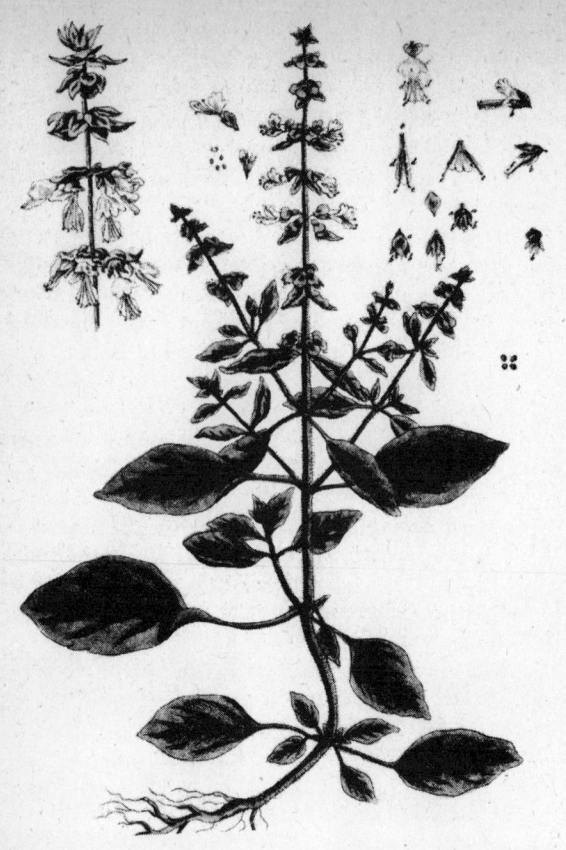

Geschichte: Varronius, der gelehrte Naturforscher der alten Römer, desgleichen Columella und Plinius empfehlen es als Mittel gegen Fallsucht, zweifellos, weil es entspannend auf das zerebrospinale Nervensystem und daher bei Erregungszuständen beruhigend wirkt. Mesua und die arabischen Heilkundigen des 10. Jahrhunderts erwähnen das Basilienkraut wegen seiner wohltätigen Eigenschaft und seines Zitronenduftes. Matthiole untersucht in seinen »Kommentaren zu den sechs Büchern des Dioscorides« ausführlich die Behauptungen der antiken Mediziner über das Basilienkraut.

Eigenschaften: Das Basilienkraut (Basilikum) hat etwa die gleichen Eigenschaften wie der Estragon, denn es ist wie dieser ein gutes Allgemeintonikum. Außerdem wirkt es bei Angstzuständen, krankhafter Abmagerung, Schlaflosigkeit, Krämpfen und allen nervösen Beschwerden. Es ist ein natürlicher, völlig ungiftiger »Tranquilizer«, auch in der Kombination mit anderen kalmierenden Pflanzen wie Hopfen, Baldrian, Passionsblume. Auch bei Magenbeschwerden aller Art, bei empfindlicher oder verzögerter Verdauung hilft ein Basilikumaufguß. Schließlich kann man die sehr gut getrocknete, zu feinem Pulver verriebene Pflanze wie Schnupftabak durch die Nase aufnehmen: sie reinigt die Nebenhöhlen von allen Rückständen und heilt die Anosmie (Geruchsverlust)

Anwendungsform: Wie aus Estragon kann man auch aus Basilienkraut einen allgemein anregenden, magenstärkenden und verdauungsfördernden Likör bereiten: man läßt eine gute Handvoll frischer Blätter in 1 l reinem Alkohol vier Wochen lang ziehen, dann filtert man und süßt mit 600 g Zuckersirup.

Mit der gleichen Menge Basilienkraut in 1 l möglichst starkem Wein (etwa Rousillon), nach Geschmack gesüßt, erhält man einen ausgezeichneten Aperitif, der alle Wirkstoffe der Pflanze zur Geltung bringt.

BEIFUSS
(Gemeiner) Artemisia vulgaris

Beschreibung: Mehrjährige Pflanze, wird über 1 m hoch; stark verzweigt, gerade, geriffelte, rötliche Stengel. Die Blätter sind tief eingeschnitten, an der Oberseite dunkelgrün, an der Unterseite weißlich. Allgemein verbreitet, wächst gern auf Brachland, Schutthalden und an Straßengräben. Aromatischer Duft. Wird zur Blütezeit (Juli) gesammelt.

Geschichte: Naher Verwandter des Estragon, jedoch nach Verwendung und Eigenschaften von diesem verschieden. Der lateinische Name soll auf die Göttin Artemis (Diana) hinweisen, die Schutzherrin der Jungfrauen. Schon im Altertum galt er als Mittel zur Regelung des weiblichen Zyklus. Nach anderer Auffassung soll sich der Name auf Artemisia, die Gattin des Königs Mausolos beziehen, die sehr häufig Beifuß eingenommen haben soll.

Die Salerner Schule schreibt dem Beifuß zahlreiche Wirkungen zu:

»Dies werte Kraut heilt Stein und Wassersucht,
Und es vertreibt die unerwünschte Leibesfrucht.
Ob innerlich, ob äußerlich heilt es mit gleicher Kraft,
Und wenn du es zu Pulver reibst, so stärkt's den Magensaft.«
(Nach der französischen Verfassung a. d. Jahre 1880.)

Eigenschaften: Beifuß hat die gleichen Eigenschaften wie sein echter Verwandter, der Wermut, nur in etwas schwächerem Maße. Besonders hat er sich als menstruationsfördernd erwiesen, sowohl als Regulativum wie auch als Stimulans bei ausbleibender oder zu schwacher Mensis. Da er speziell auf den Uterus wirkt, erfreut er sich eines (jedenfalls bei normaler Dosis) wenig begründeten Rufes als Abtreibungsmittel. Wie alle bitteraromatischen Pflanzen ist er tonisierend, appetitanregend und krampflösend. Früher wurde er gern zur Behandlung der Epilepsie und anderer nervöser Krampfzustände genommen; heutzutage ist das anscheinend nicht mehr der Fall.

Anwendungsformen: Bei Gicht und Rheumatismus kann man den Beifuß als Badezusatz verwenden: 2–3 Handvoll frischer Pflanzenteile mit 2 l kochendem Wasser übergießen und etwas ziehen lassen. Speziell der in Nordafrika wachsende Beifuß hat einen guten Ruf als Wurmmittel, besonders bei Kindern. Hierzu und auch zu sonstigen Zwecken bereitet man einen Aufguß aus 15–30 g Pflanzenteilen auf 1 l Wasser. Etwa 15–20 Minuten ziehen lassen. Dosierung: 3–5 Tassen pro Tag.

In der chinesischen Volksmedizin dient die Asche der Pflanze als Mittel gegen Nasenbluten; und die zu Pulver zerriebenen getrockneten Blätter werden als Füllung für die sogenannten Moxas verwandt; das sind Geräte, die etwa unseren Schröpfköpfen entsprechen und auch bei der Akupunktur eine Rolle spielen.

BESENGINSTER
Sarothamnus scoparius

Beschreibung: Ein auf unbebauten sandigen Böden, in trockenen Wäldern, in der Heide weitverbreiteter Strauch von 1–2 m Höhe. Die Zweige sind gestreckt, gespitzt, vierkantig, glatt. Blätter oval, sehr klein, ungeteilt. Große gelbe Blüte, teils einzeln sitzend, teils achselständig in Trauben an der Spitze der Zweige. Die Frucht ist eine platte, schwarze, wollige Schote, die bis zu zwölf Kerne enthält. Verwendet werden Blüten, Zweige, Samenkerne oder auch die ganze Pflanze. Man sammelt im Mai und Juni die jungen Triebe und trocknet sie.

Es gibt außer dem Besenginster noch den Färberginster (Genista tinctoria), der etwa die gleichen medizinischen Eigenschaften besitzt; doch verwendet die Pharmazie ausschließlich den erstgenannten. Die weiteren, weniger gängigen Arten können hier außer Betracht bleiben.

Geschichte: Der Ginster wird schon seit sehr langer Zeit medizinisch genutzt. Schon im 1. Jahrhundert unserer Zeitrechnung schrieb Dioscorides, daß seine Blüten abführend wirken, und daß der Saft der zerstoßenen, in Wasser aufgeweichten Zweige sehr gut gegen Gicht sei, wenn man täglich davon ein Cyathos (ca. 50 g) trinke.

Mesua empfiehlt den Ginster, weil er die schmerzhaften Säfte aus den Gelenken vertreibe, die Nieren reinige und den Urin fließen mache. Er sagt außerdem, daß die zerstoßenen und mit rotem Honig vermischten Blüten tuberkulöse Skrofeln heilten.

Plinius behauptet, der Ginster fördere Stuhlgang und Urin, und eine Essiginfusion aus den Zweigen heile die Gicht.

Im 14. Jahrhundert empfiehlt der berühmte Arzt und Alchimist Arnaud de Villeneuve ein Pulver aus Ginsterblüten gegen Wassersucht und Skrofeln.

Cardano berichtet von zahlreichen Heilungen der Wassersucht durch eine Abkochung von Ginsterwurzeln.

Im 17. Jahrhundert behandelte der englische Arzt Sydenham alle Flüssigkeitsstauungen und -verhaltungen ausschließlich mit Ginsterblüten.

Madame Fouquets »Recueil des rémèdes faciles et domestiques« (= Sammlung von Natur- und Hausmitteln) vom Jahre 1701 steht uns zeitlich etwas näher. Dort findet man das Rezept eines damals sehr geschätzten Diuretikums: »Man nehme einen Bund Ginster und verbrenne ihn an einem sauberen Ort, an dem keine andere Asche ist; dann siebe man die Ginsterasche, tue sie in ein Tuch, binde es gut zu und lasse es vierundzwanzig Stunden in zwei Pinten Weißwein weichen. Man gebe dem Kranken soviel davon, wie er trinken kann; dann muß er sich zu Bett legen und schwitzen. Nach höchstens dreimaligem Trinken ist er geheilt!« Unbestritten eine angenehme und sicher wirkungsvolle Kur! Man weiß übrigens, daß die meisten stark salpeterhaltigen Pflanzen ebenso wirken.

Eigenschaften: Der Ginster ist eine wertvolle Pflanze von erwiesenermaßen stark harntreibender Wirkung, und damit ist er ein sehr realer Heilfaktor bei Herzinsuffizienzen (Arrhythmie, Brachykardie, etc.), Lungenaffektionen (Bronchitis, Rippenfell-, Brustfellentzündung) Leber- und Nierenkrankheiten, Eiweißverlust durch den Harn, übermäßige Harnstoffbildung und allen rheumatischen Beschwerden.

Man weiß auch, daß der Ginster u. a. Spartëin enthält, das dem Schlangengift kräftig entgegenwirkt; und es ist eine Tatsache, daß Schafe, die Ginster geweidet haben, in gewissem Maße gegen Schlangengift immun sind. Dieses Spartëin findet übrigens auch in der Medizin Anwendung, und zwar bei der Geburtshilfe, denn es verstärkt die Wehen und beschleunigt die Austreibung der Leibesfrucht.

Ginster reinigt das Blut von Abfallstoffen, heilt Eiweißharnruhr, Nierenentzündung und andere Nierenaffektionen, sowie Erkrankungen von Leber und Gallenblase, Rheumatismus, Gicht, Harnstoffüberproduktion und zu hohen Blutdruck.

Anwendungsformen: Da die Zweige der aktivste Teil der Pflanze sind, benutzt man sie zu Dekokten: man nimmt 30–60 g auf 1 l Wasser, läßt einige Minuten kochen und dann 15 Minuten abstehen. Dosierung: 4–6 Tassen pro Tag. Die Blüten nimmt man zum Aufguß, und zwar im gleichen Mengenverhältnis.

Nach altem Muster kann man auch Wein mit Ginsterasche ansetzen, und zwar nimmt man 60 g gesiebte Asche auf 1 l guten Weißwein. Dosierung: 3–4 Weingläser pro Tag, zwischen den Mahlzeiten.

Schließlich wäre noch ein gemischtes Dekokt aus einer englischen Pharmakopöe zu erwähnen: Spitzenblütenstände des Ginsterstrauches, Wacholderbeeren, Löwenzahnwurzel, 15 g von jedem auf 1 l

Wasser. So lange kochen, bis ein Drittel weggekocht ist, dann filtern und süßen. Dosierung: 3–4 Tassen am Tag.

BIRKE
Betula alba u. a.

Beschreibung: Dieser schöne Baum mit der silberweißen Rinde und den Blütenkätzchen ist im Bergland, in Wäldern, auf feuchtem Boden sehr verbreitet und wird auch häufig als Schmuckbaum in Gärten angepflanzt. Die Blätter sind leuchtendgrün, oval, gezähnt. Im Mai blüht der Baum und hängt dann voller Kätzchen.

Geschichte: Die Birke hieß in alten Zeiten »Baum der Weisheit« (arbor sapientiae), denn er lieferte die Ruten, mit denen die Schulmeister Zucht hielten und unwilligen Schülern die Lust am Lernen beibrachten.

Erst im späten Mittelalter wurden die medizinischen Qualitäten der Birke wirklich genutzt. Matthiole erkannte ihre deutlich harntreibende Wirkung und nannte sie deshalb den »Nierenbaum«. Der Arzt und Alchimist von Helmont sagt, daß »der Saft, der im Frühjahr aus den Birkenstämmen fließt, eine wirkungsvolle Arznei gegen den Nierenstein ist und die damit verbundenen schmerzhaften Koliken lindert«.

Eigenschaften: Moderne Forschungen haben das bestätigt; man weiß heute, daß Birkenblätter wegen ihres hohen Gehalts an Saponinen, Sesquiterpenen und Gerbsäuren zu den besten harntreibenden Mitteln gehören, die man bei Nierenkoliken, Gicht, Rheumatismus, Eiweißharnruhr und Ödemen einsetzen kann.

Als Bäderzusatz sind Birkenblätter wirksam bei Hautkrankheiten wie Ekzemen, Flechten, Furunkeln, Hautrötungen usw. Die Knospen, welche ein ätherisches Öl enthalten, wirken außerordentlich gallefördernd und sind bei allen Affektionen der Leber und der Gallengänge von großem Nutzen. Die Rinde enthält eine spezifische Kampferverbindung, das Betulosid, die fieberdämpfend wirkt. Daher hat man früher Wechselfieber mit Birkenrinde behandelt.

Anwendungsformen: Für Badezusätze macht man eine Abkochung aus reichlich 2 Hände voll Blättern auf 2 l Wasser, die man

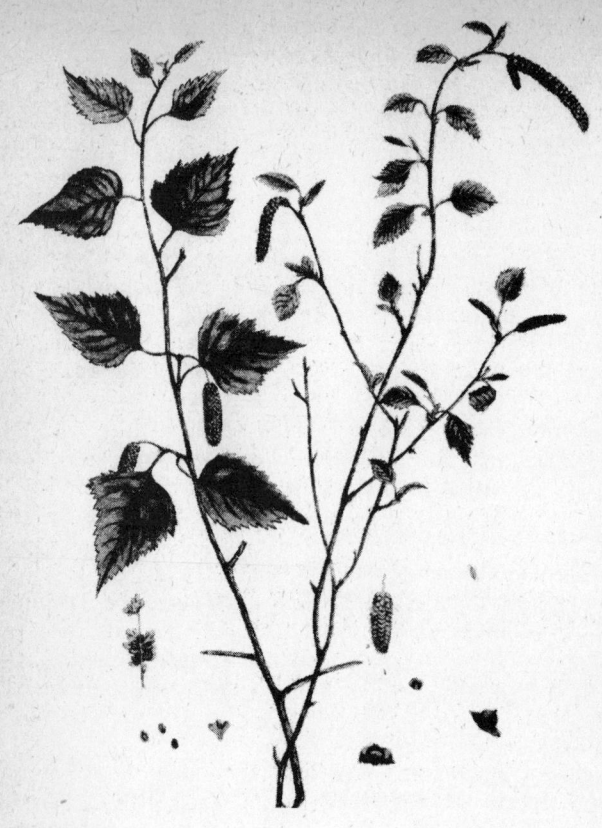

sodann in die Wanne gießt. Auch Knospen und Rinde kann man dazu verwenden.

Zum Aufguß nimmt man die jungen Blätter, etwa 30–50 g auf 1 l Wasser. Dosierung täglich 3–5 Tassen. Dieser Tee eignet sich sehr gut für den täglichen Gebrauch als Tischgetränk.

Birkenwein bereitet man aus der Rinde junger Zweige. 50–60 g läßt man in 1 l Rotwein 8–10 Tage lang ziehen; dann filtert man und süßt nach Geschmack nach. Wie Aperitif zu trinken.

Schließlich kann man auch den Saft der Birke abzapfen, wozu man im Frühjahr den Stamm anbohren muß. Den austretenden

Saft, mehrere Liter pro Tag, fängt man einfach in einem passenden Gefäß auf. Er ist ein stark harntreibendes und gleichzeitig erfrischendes Getränk, das man auch gären lassen kann. Dann moussiert er wie Apfelwein.

BLUTWURZ
(auch: Aufrechtes Fingerkraut) Potentilla erecta

Beschreibung: Gehört zur Gattung der Rosengewächse und zur gleichen Familie wie die Walderdbeere. Recht verbreitet. Ein hübsches Kräutchen, mehrjährig, mit leuchtend gelben Blüten. Man findet es leicht auf Wiesen, in Wäldern, in der Ebene, in den Bergen, überall, wo es etwas feucht ist. Es gibt außer der Blutwurz zahlreiche deutlich unterschiedene Unterarten des Fingerkrautes; hier seien nur genannt: das Kriechende Fingerkraut und das Silberweiße Fingerkraut. Die Blätter dieser Spezies sind unterschiedlich, aber alle sind wie bei der Walderdbeere tief eingeschnitten. Zu medizinischen Zwecken wird nur die Wurzel verwendet, die man im März/April oder September/Oktober gräbt.

Geschichte: Hippokrates wie auch Dioscorides sprechen von einer Fingerkrautart und empfehlen sie bei Halskrankheiten, Ruhr, Zahnschmerzen, Geschwüren, Gicht und Gelbsucht.

Matthiole fügt in seinen Kommentaren zu den Werken des Pedanius Dioscorides hinzu, daß es, mit etwas Alaun und Kamille gemischt, lockere Zähne festigt, den Gaumen zusammenzieht und Zahnschmerzen lindert.

Der Citoyen Jean Emanuel Gilibert versichert im Jahre 1798, daß man mit einer täglichen Dosis Wurzeldekokt die Schwindsucht heilen könne. Später hat der Pfarrer Kneipp die Blutwurz allein oder in Kombination mit Baldrian, Melisse, Minze und Raute gegen Lungen- und Darminfektionen angewendet.

Äußerlich wurde die Blutwurz früher vielfach zur Hautpflege benutzt, und im 14. Jahrhundert gibt der »Grand Albert« (»Albertus magnus«), eine berühmte Sammlung mehr oder minder magischer Geheimnisse, ein Rezept zur Entfernung von Pickeln und Reinhaltung der Gesichtshaut bei Männern und Frauen: zwei Handvoll Silberweißes Fingerkraut, destilliert mit Salpeter, Bohnen,

Schlüsselblumen, einem Pfund gehacktem Kalbfleisch, sechs frischen Eiern und einem Schoppen weißem Essig.

In den alten Pharmakopöen kommt die Blutwurz als wesentlicher Bestandteil zahlreicher klassischer Arzneien vor, z. B. im Theriak, im Justinianischen Elixier, im Balsam des Nicolas von Alexandrien, im Martiatum.

Eigenschaften: Ausschließlich die Wurzel wird verwendet. In ihr findet man eine rote Substanz, die ein Pigment, Harz, viel Gerbsäure und ein flüchtiges ätherisches Öl enthält.

Man hat der Blutwurz schon immer eine starke Heilkraft bei Ruhr, Durchfall, Darmentzündung, überhaupt bei Koliken zugeschrieben. Das Dekokt der Wurzel, als Einlauf gegeben, lindert sehr rasch die krampfartigen Schmerzen und beruhigt den Darm.

Dieses Kraut hat auch noch andere Heilkräfte, die auf seinem Gehalt an Gerbsäure und ätherischem Öl beruhen. Daher wirkt es nämlich auch zusammenziehend, tonisierend, magenfreundlich und blutstillend. Dr. Leclerc hält es wegen des Gerbsäuregehalts für eines der besten antituberkulösen Agentien der Pflanzenheilkunde und empfiehlt es auch in der Gynäkologie, besonders gegen Weißfluß bei lymphatischen jungen Mädchen.

Die Blutwurz hebt den gastrischen Tonus und regt den Appetit an; daher wirkt sie auch magenstärkend. Sie ist für Lymphatiker, Rekonvaleszenten, Geschwächte und ältere Leute sehr zu empfehlen. Sie kann als Dekokt oder in der klassischen Form des Aperitifweins eingenommen werden.

Anwendungsformen: Zum Dekokt nimmt man 30–60 g gehackte Wurzel auf 1 l Wasser und läßt etwa 10 Minuten kochen. Dosierung: 3–4 Tassen pro Tag.

Zur äußerlichen Anwendung (als Einlauf oder zum Gurgeln) braucht man 80–100 g auf 1 l Wasser, um eine ausreichende Wirkung zu erzielen.

Für den Aperitif nimmt man einen guten kräftigen Rotwein und läßt 70 g Wurzel pro Liter 8–10 Tage lang darin ziehen. Dosierung 1–2 Weingläser pro Tag, vor den Mahlzeiten.

BOHNENKRAUT
Satureja hortensis

Beschreibung: In Südeuropa wild wachsend, bei uns als Küchengewürz angebaut. Kleine, sehr harte Wurzel. Stengel etwa 30 cm, aufrecht, verzweigt, flaumig, rötlichgrau. Blätter gegenständig, schmal, lanzettlich, ähnlich wie beim Rosmarin. Kleine gestielte hellrosa Blüten, zu zweien und dreien in den Blattachseln (Juni bis August). Man sammelt nur die Blätter und die Blütenspitzen. Die Wildpflanze wirkt stärker als die angebaute.

Geschichte: Der lateinische Name *satureja* soll, wie es heißt, von *satyros* abgeleitet sein, was auf die aphrodisiakischen Eigenschaften hindeutet, die man diesem Kraute zuschrieb. Ovid erwähnt es im 2. Buch seiner *Ars amandi,* eben wegen dieser seiner kostbaren Qualität.

Früher wurde das Bohnenkraut hauptsächlich in der Küche, nicht so häufig in der Medizin verwendet. Immerhin erkennen ihm Dioscorides und der berühmte griechische Arzt des 7. Jahrhunderts, Paulus von Eginum, ähnliche Qualitäten wie dem Thymian zu; aber jedenfalls, so sagen sie ausdrücklich, wirke das Gartenbohnenkraut nicht so stark wie das wilde.

Plinius schreibt (XIX, 50): »Das Bohnenkraut zählt zu den Gewürzpflanzen. Es kommt dem Majoran nahe, aber niemals nimmt man beides zusammen, weil die Geschmackswirkung dieselbe ist.« An anderer Stelle (XX, 65) sagt er: »Bohnenkraut treibt den Harn heraus und fördert auf wunderbare Weise die Verdauung, dabei gibt es Appetit, wenn man es nüchtern in einem Getränk einnimmt.«

In der Medizin erscheint das Bohnenkraut eigentlich erst im Mittelalter; die Äbtissin Hildegard von Bingen verordnete es erstmals Anfang des 12. Jahrhunderts als Tonikum und krampflösendes Mittel.

Zweihundert Jahre später schreibt Tragus: »Dieses Kraut ist so gut für den Magen, daß man es ›die Sauce der Armen‹ nennt. Die Deutschen würzen damit den Kohl, den sie mit Salz und Essig einstampfen, damit er sich lange frisch hält.«

Nach Cartheusers »Materia medica« (1765) ». . . vermehrt das Bohnenkraut in ganz wunderbarer Weise alle Absonderungen des Körpers. Daher hilft es nicht wenig bei Skorbut; es macht den Harn fließen, treibt den Stein heraus, verhindert, daß sich Blähungen bilden, stärkt Magen, Brust und Geschlechtstrieb; auch ist es heilsam für die Gebärmutter«.

Eigenschaften: Es stimmt, daß Bohnenkraut in der Wirkung ungefähr dem Majoran und Thymian entspricht; es ist ein sehr aromatisches Kraut, das in der Küche früher wie heute beliebt ist; und zwar nicht nur der Geschmacksverbesserung wegen, sondern weil es, wie Kerbel und Estragon, darüber hinaus noch magenstärkend und verdauungsfördernd wirkt.

Abgesehen von seinen kulinarischen Qualitäten ist es ein ausgezeichnetes Heilkraut; es regt an, tonisiert, wirkt antiseptisch, appetitanregend und krampflösend. Dr. Valnet und andere moderne Autoren kommen auf die Indikationen aus alter Zeit zurück und bestätigen, daß es den sexuellen Tonus aktiviert. Auch seine stimulierende und ausgleichende Wirkung auf das Nervensystem muß unterstrichen werden, eine Wirkung, die man auch bei Krämpfen und allgemeiner Körperschwäche nutzen kann.

Äußerlich gebraucht, ist es ein probates Wundheilmittel, das früher in der Volksmedizin eine große Rolle spielte, und dem man bei Verletzungen, Geschwüren, Entzündungen von Rachen und Hals, Magenschmerzen und Eingeweidewürmern große Erfolge nachsagte.

Anwendungsformen: Man verwendet die getrockneten blütentragenden Spitzentriebe zum Aufguß, und zwar 15–30 g auf 1 l Wasser. Dosierung: 3–4 Tassen pro Tag.

Für die Abkochung mit Wein nimmt man 30 g auf 1 l guten Rotwein, den man einige Minuten kochen läßt.

Zum Aperitif läßt man 50–60 g getrocknete Pflanzenteile etwa 10 Tage lang in 1 l Weißwein ziehen. Vor den Mahlzeiten zu trinken.

BOLDO
Boldea fragrans

Beschreibung: Der Boldo stammt aus Chile und gedeiht nur in heißen Ländern. Seine Blätter ähneln nach Zähnung und Farbe denen der Stechpalme und des Immergrün. Es ist ein niedriger immergrüner Strauch, der auf trockenen, sehr sonnigen Hügeln in der Umgebung von Valparaiso und Santiago wächst.

Geschichte: Der Boldo ist erst seit kurzem in der europäischen Pharmazie bekannt und wird überhaupt erst seit knapp hundert Jahren verwendet.

Eigenschaften: Die Wirkung dieser Pflanze wurde 1874 von Verne erforscht. Seiner Ansicht nach ist sie ein Spezifikum für den Verdauungstrakt und die Ernährung überhaupt, da sie die Magentätigkeit anregt und die Verdauung erleichtert. Sie ist ein generelles Tonikum, beschleunigt den Puls und bewirkt eine leichte Blutdruckerhöhung. In starken Dosen führt sie zu Erbrechen, Durchfällen und Hitzegefühlen. Boldo soll auch bei Leberkrankheiten wohltätig wirken, ebenso bei Affektionen des Urogenitalapparates, speziell bei chronischen Harnleiterentzündungen (z. B. nach Tripper), da er ein sehr kräftiges Antiseptikum ist.

Die Blätter geben ein ätherisches, sehr aromatisches Öl ab, das den bitter-alkalischen Wirkstoff Boldin enthält.

Anwendungsformen: Als Extrakt, Pulver, Sirup, Wein. Zu letzterem läßt man 20 g Blätter 8 Tage lang in 1 l gutem Weißwein ziehen, was einen sehr angenehm schmeckenden Aperitif ergibt.

Zum Aufguß sind 2 Eßlöffel Blätter auf 0,5 l Wasser erforderlich. Durch Zusatz von Anis oder Pfefferminze kann man die Wirkung noch beträchtlich erhöhen.

BORRETSCH
(Garten-B., Gurkenkraut) Borrago officinalis

Beschreibung: Mehrjähriges, rauhbehaartes Kraut, 40–70 cm hoch. Wächst auf bestellten Äckern, in Gärten, auf Feldern, sehr selten auf unbebautem und steinigem Boden. Ovale, etwas spitz zulaufende Blätter. Himmelblaue fünfblättrige Blüten mit fünf am Grunde verwachsenen, in einer kurzen Röhre stehenden Kelchblättern. Die Blüten werden möglichst frisch von Mai bis Juli gesammelt. Das Trocknen ist schwierig.

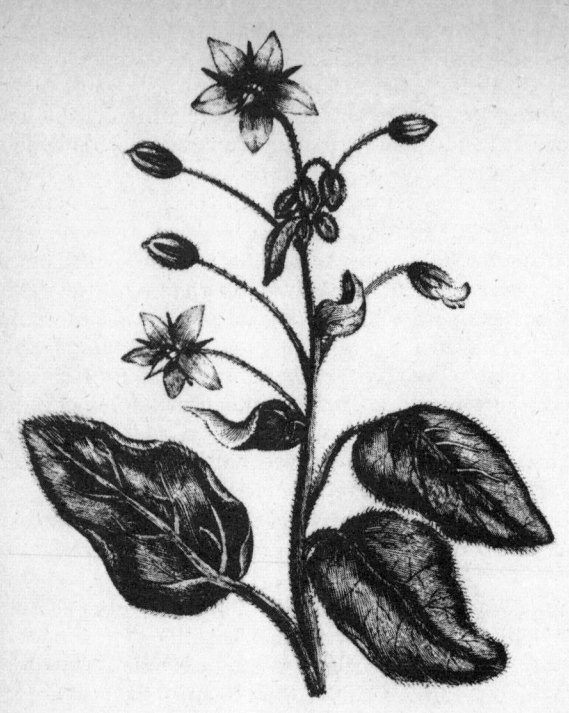

Geschichte: Dieses Kraut stammt aus der Levante; während der Kreuzzüge kam es über Damaskus nach Europa. Im Laufe der Jahrhunderte ist es in West- und Mitteleuropa heimisch geworden und wächst heute ziemlich überall wild.

Angeblich soll der Name vom arabischen *Abu rasch* (= Vater des Schweißes) herkommen, was auf seine seit langem bekannte schweißtreibende Wirkung hindeutet. Der berühmte französische Botaniker Tournefort, ein Vorläufer Linnés, macht darauf aufmerksam, daß die Blüten einem Sporenrädchen gleichen, wodurch sich die Pflanze von der zur gleichen Familie gehörenden Ochsenzunge (Anchusa officinalis) unterscheidet.

Der Benediktinerpater Dom Alexandre gibt in seinem *Dictionnaire pharmaceutique* vom Jahre 1768 an, daß der Borretsch harntreibend, schweißtreibend und hustenstillend wirkt, und daß die Blüte zu den »drei Herz-Blüten« gehört.

Eigenschaften: Wie alle Pflanzen aus der Familie Borraginaceae enthält er Salpeter in großen Mengen; daher seine Heilkraft. Neueste Forschungen haben erwiesen, daß der Borretsch in vieler Hinsicht nützlich ist: bei akuter Nierenentzündung mit Ödemen, bei allen Entzündungen der Atemwege, wo er den Schleim löst, den Husten lindert und das Schwitzen fördert, was besonders bei Grippe und bei bestimmten fiebrigen Hautkrankheiten (Masern, Blattern, Scharlach) wichtig ist.

Borretsch enthält in reichlichem Maße einen Schleimsaft und muß daher sehr sorgfältig getrocknet werden, sonst bekommt er eine häßliche schwarze oder braune Verfärbung, und die Qualität läßt nach.

Anwendungsformen: Aufguß bereitet man mit 1 Teelöffel Blüten pro Tasse; Mindestdosis: 3 Tassen pro Tag. Der Aufguß ist durch ein ganz feines Tuch zu filtern, um die kratzenden Haare auszuscheiden (wie bei der Königskerze). Eine Mischung aus Borretsch, Kamille, Klatschmohn, Rosmarin und Erdrauch, mit gutem hellem Honig gesüßt, ergibt einen Tee von starker Heilkraft bei Bronchitis, Grippe und Lungenentzündung.

Früher wurde Borretsch im Garaten als Gemüse angebaut trotz seiner etwas störenden Behaarung. Mit Borretschblüten und Kapuzinerkresse wurden Salate dekoriert, und die in Essig eingelegten Blätter, wie Spinat gekocht, schmecken und riechen ein wenig wie Gurken.

BRENNESSEL
Große. Urtica dioeca

Beschreibung: Die Pflanze ist so bekannt, daß man sie nicht zu beschreiben braucht – ein übelberufenes, wenig geschätztes Kraut, das unangenehme Erinnerungen auf der Haut hinterläßt, wenn man ihm nahekommt. Man möchte sich wundern, es unter den Heilpflanzen anzutreffen; aber die Brennessel ist eine in vieler Hinsicht wertvolle Pflanze, deren therapeutische Qualitäten von alters her bekannt und geschätzt sind.

Diese einjährige Pflanze wird von Mai bis Oktober gesammelt, und man kann sie je nach Bedarf frisch oder getrocknet verwenden.

Geschichte: Trotz ihres unsympathischen Wesens spielt diese Pflanze seit vielen Jahrhunderten in der Medizin eine Rolle. Dioscorides sagt: ».. . die Samenkörner, in Wein gekocht, regen zu Liebesspielen an; und mit Honig als Latwerge eingenommen, geben sie Kurzatmigen den Atem wieder; auch beheben sie Seitenstechen und reinigen die Brust. Ihre Blätter, mit Muscheln jeder Art gekocht, machen den Urin fließen und lösen Winde aller Art . . .« Galen sagt ausdrücklich, daß »die Samenkörner, aber in erster Linie die Blätter, Wunden und Geschwüre heilen«.

»Die Brennessel«, so schreibt Plinius, »ist als Gemüse keineswegs zu verachten. Viele hegen sogar den Aberglauben, daß man sich durch sie das ganze Jahr hindurch vor Krankheiten schützen könne . . .« (XXI, 55). An anderer Stelle (XXII, 15) führt er Arzneien auf Brennesselbasis an.

Lusitanus rühmt in seinen »Opera omnia« (1694) bereits die blutstillende Wirkung der Brennessel, besonders bei Blutspeien, und sagt, ihr Saft verteile Blutergüsse und vermindere zu starke Monatsblutungen.

Die meisten älteren Autoren sind sich darüber einig, daß die Brennessel gegen Blutspucken, allerlei äußere und innere Blutungen, Rheumatismus und Gicht eins der sichersten Mittel ist und auch bei bösartigen Geschwüren lösend und reinigend wirkt.

Man verwendet beide Brennesselarten, die größere wie auch die kleinere, schärfere Variante (Kleine Brennessel, U. urens). Lieutaud sagt, daß beide Arten zusammenziehend und erfrischend wirken; er empfiehlt sie für Patienten, die Blut im Erbrochenen, im Urin oder im Stuhl haben oder sonst Blut verlieren. Brennesselsaft in die Nase geträufelt, stillt, wie er sagt, das Nasenbluten. Nach Chomel hilft sie bei bösem Fieber, Masern und Blattern.

Eigenschaften: Die ganze Pflanze ist sehr reich an Chlorophyll, Salpeter und Gerbsäure. Außerdem enthält sie ein Histamin, diverse Mineralsalze und noch andere Wirkstoffe. Man kann annehmen, daß ihre blutstillende Wirkung auf diesem Histamin beruht, einem Stoff, der die Fähigkeit haben soll, die Arterien zu verengen und die Kapillargefäße zu erweitern. Jedenfalls wirken die Blätter zusammenziehend, blutstillend, blutreinigend, harntreibend und günstig bei Blutarmut und Diabetes. Ein Dekokt aus einer Handvoll frischgehackter Blätter, drei Minuten lang in einem Viertelliter Wasser gekocht, dreimal täglich eingenommen, senkt den Zuckerspiegel ganz erheblich.

Auch hinsichtlich der Wirkung der Brennessel bei Hämorrhagien aller Art muß man auf die Angaben aus alten Zeiten zurückkommen. Ihre blutstillende Kraft ist nicht zu leugnen; und bei Gebärmutterblutungen und Blutspeien ist sie von großem Nutzen. Sie ist auch ein gutes Blutreinigungsmittel und der aktivste Bestandteil einer Frühlingskur: sie säubert das Blut von allerlei Schlacken, gibt einen klaren Teint und lindert die Schmerzen bei Rheuma- und Gichtanfällen.

Die Brennessel ist ein ausgezeichnetes Weidefutter, das vom Vieh gern genommen wird; aber auch, wie schon Plinius vor langer Zeit betont hat, ein Gemüse, das man ohne Bedenken verspeisen kann, denn das Kochen zerstört die Stoffe, die das Brennen auf der Haut verursachen. In Nordeuropa wird sie heute als ein Gemüse geschätzt, das nicht nur gut schmeckt, sondern überdies noch aufbauende und reinigende Kraft hat. Die gekochten Blätter sind von ausgesprochen tiefgrüner Farbe, was auf besonders hohen Chlorophyllgehalt deutet – ein Stoff, der das Blut regeneriert und den Gesamtorganismus stärkt. Die Große Brennessel ist übrigens auch Ausgangsmaterial für die industrielle Chlorophyllproduktion, das als Wundheilmittel, Deodorant sowie zur Grünfärbung bestimmter Medikamente und Teigwaren Verwendung findet.

Es gibt, wie gesagt, mehrere Brennesselarten, doch haben sie alle ungefähr die gleichen Eigenschaften.

Wie auch an anderer Stelle erwähnt (s. Kapuzinerkresse), läßt sich mit Brennesseln ein gutes Haarwasser bereiten, das sowohl den Haarausfall bremst als auch die Schuppenbildung verhindert.

Endlich ist noch zu erwähnen, daß die Brennessel gewisse stärkende und anregende Kräfte besitzt, die, worauf einige Autoren hingewiesen haben, durchaus zur Bekämpfung der Impotenz geeignet sein können.

Anwendungsformen: Zu Aufgüssen und Dekokten nimmt man 30–60 g Blätter auf 1 l Wasser. Dosierung: 4–5 Tassen pro Tag.

Um den frischen Saft auszupressen, zerstampft man zunächst Blätter und Stengel, dann tut man den Brei in ein grobes Leintuch und preßt stark aus. Es ist ratsam, den Brei vor dem Pressen etwas mit Wasser anzufeuchten.

BROMBEERE
(Gemeine) Rubus fruticosus

Beschreibung: Ein sehr häufiger Strauch, der in Hecken, Gebüschen, Wäldern, auf unbebauten Flächen oder Ruinen wächst. Die süßen Beeren sind besonders bei Kindern beliebt, obwohl man sich beim Pflücken empfindliche Kratzer an Armen und Beinen holen kann. Die sehr nahe verwandte Himbeere (Rubus idaeus) hat die gleichen medizinischen Eigenschaften. Normalerweise werden die Früchte, die jungen Triebe und die Blätter verwendet; seltener die Wurzel.

Geschichte: Die Brombeere wurde schon im Altertum als Heilpflanze sehr geschätzt, und zwar weil sie das Körpergewebe zusammenzieht, Blutungen stillt und bei Durchfall stopft. Bei Palladius (X, 16) finden wir das Rezept eines *diamoron* (Brombeersirup): »Lasse den Saft wilder Brombeeren auf kleinem Feuer kochen, füge die halbe Menge Honig hinzu und koche so lange, bis die Mischung so dick wie Honig ist.« Plinius führt das gleiche Rezept an und nennt die Mischung *panchrestos* (= Allheilmittel), aber er sagt, man solle noch etwas Myrrhe und Safran zusetzen (XXII, 71), und es gäbe keine angenehmere Arznei gegen Mund-, Hals- und Magenkrankheiten. Auch seien, so führt er weiter aus, Brombeeren mit Erfolg gegen Ruhr gegeben worden, auch bei entzündlichen Geschwüren aller Art, Kopf- und Ohrenschmerzen, Erkrankungen der Milz sowie zur Behandlung offener Wunden.

In den Kompendien der Schule von Salern steht zu lesen, daß die Brombeerblätter, so bitter, scharf und ziehend sie auch schmekken, Gebärmuttervorfall und Darmbeschwerden heilen.

Die alten Pharmazeuten Matthiole, Fuchs, Dodoens, Cordius, Tabernaemontanus sprechen ebenfalls von der sehr günstigen Wirkung der Brombeere bei Ruhr und Blutungen aller Art.

Auch die Spitzentriebe der Brombeere sind Bestandteil mehrerer klassischen Arzneien, z. B. des Nicolasschen *Diamorum* und des *unguentum populeum* (vgl. unter »Pappel«).

Eigenschaften: In unseren Tagen macht man aus den Beeren immer noch Marmeladen, Gelees und Säfte – lauter anregende, stärkende und erfrischende Produkte.

Zur Abkochung nimmt man vornehmlich die Blätter, weil sie Gerbsäure und andere Wirkstoffe enthalten. Daher ist dieses De-

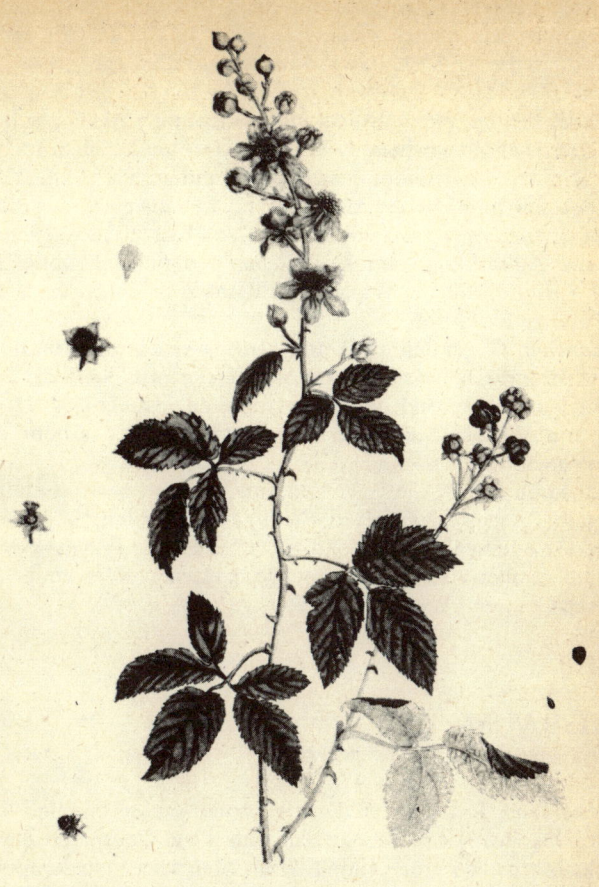

kokt ein wertvoller Zusatz zum Gurgelwasser bei Angina, Mundfäule, Rachen- und Zahnfleischentzündungen. Der Aufguß stopft
bei Durchfall, heilt Dysenterie, stillt innere Blutungen und regelt
zu starke Menstruation. Auch bei Nierenaffektionen, Blasenentzündung, Nebennierenentzündung und Harngrieß sind Brombeerblätter sehr nützlich.

Wie bei allen stark gerbsäurehaltigen Pflanzen kann man die Wirkung noch beträchtlich erhöhen, wenn man eine Pflanze zusetzt, die ein ätherisches Öl enthält, wie Rosmarin, Salbei, etc.

Anwendungsformen: Zum Aufguß braucht man 20–30 g getrocknete Blätter auf 1 l kochendes Wasser. Man muß täglich mehrere Tassen trinken. Bei Erkältungen, Grippe und anderen Affektionen der Bronchien muß man diesen Aufguß mit etwas Honig süßen. Sehr gut ist auch der Zusatz von Andorn und Fichtenknospen.

Für die Abkochung zum äußerlichen Gebrauch benötigt man 60–100 g Blätter auf 1 l Wasser. Sie dient zum Gurgeln, zu Spülungen und zu Einläufen.

In manchen Gegenden trank man früher einen ausgezeichneten Tee aus Brombeerblättern und Waldmeister, zu gleichen Teilen gemischt, der erfrischend und gleichzeitig entspannend wirkt. Der Zusatz von Walderdbeerblättern und etwas Minze erhöht diese Wirkung noch.

Brombeerentinktur, die eigentlich ein Likör ist, bereitet man aus anderthalb Tassen reifer Beeren, die einen Monat lang in 1 l Alkohol von 45% ziehen müssen, und zwar bei milder Wärme oder an der Sonne, wobei von Zeit zu Zeit geschüttelt werden muß. Man kann nach Geschmack mit Rohrzuckersirup süßen.

BUCHSBAUM
(Immergrüner B.) Buxus sempervirens

Beschreibung: Ein Strauch, der manchmal Baumgröße und -form erreicht. Das Holz ist gelb, sehr hart und dicht. Leuchtend dunkelgrüne, kleine, ovale immergrüne Blätter. Man verwendet hauptsächlich die Blätter, aber auch die Rinde. Sammelzeit: März bis Oktober.

Geschichte: Der Buchsbaum ist als Heilpflanze lange nicht so bekannt wie als Schmuckstrauch. Er hat sich stets besonderer Wertschätzung erfreut; ein Buchsbaum im Haus oder Garten gilt als Glücksbringer. Schon nach den ältesten Traditionen ist der Buchs ein Segensbaum, der Schutz und Hilfe gewährt. In manchen südlichen Ländern ist es Brauch, am Palmsonntag statt der sonst üblichen Olivenzweige Buchsbaumzweige aufzustellen.

Seine therapeutische Geschichte ist lang und reich an interessanten Anekdoten. Daher nimmt er unter den Heilpflanzen eine Sonderstellung ein.

Wie es heißt, hat die Äbtissin Hildegard von Bingen zuerst die reinigende Wirkung des Buchsbaums aufgezeigt, der alle Giftstoffe aus dem Blut treibt; besonders bei der Behandlung der Pocken. Später haben noch mehrere Autoren diese Wirkung bestätigt und außerdem noch seine fieberdämpfenden, schweißtreibenden und gallefördernden Eigenschaften erkannt.

Linné erwähnt in seiner »Naturgeschichte«, daß der Buchsbaum in Deutschland als Fiebermittel benutzt wird.

Buchsbaum soll auch den Haarausfall aufhalten und Kopfschuppen vertreiben. Nach einer von Centilius überlieferten Anekdote soll sich eine junge Bäuerin, die aus irgendeinem Grunde »kahl wie ein Ei« geworden war, die Kopfhaut mit einer Buchsabkochung eingerieben und sehr bald danach einen dichten Schopf kastanienbraunen Haares bekommen haben; aber da sie so unklug gewesen war, sich auch noch Gesicht und Hals damit einzureiben, wurde sie »so haarig wie ein Affe«.

Nach Matthiole soll eine Abkochung aus Buchsbaumzweigen und -blättern die Haare rot färben.

Eigenschaften: Unzweifelhaft lassen sich mit Buchsbaum bei bestimmten hartnäckigen Fiebern gute Erfolge erzielen, besonders bei solchen Patienten, die kein Chinin vertragen. Auch seine günstige Wirkung auf die Gallenwege ist unbestritten. Man gibt ihn auch als allgemeines Reinigungsmittel, die Anwendung bei chronischem Rheumatismus ist durchaus zu empfehlen.

Buchs ist tatsächlich ein gutes Haarpflegemittel, er wirkt sowohl gegen Haarausfall als auch gegen Schuppenbildung.

Wer an regelmäßig wiederkehrenden Leber- und Gallengangsbeschwerden, Bleichsucht oder periodischen Fieberanfällen leidet, sollte einige Tage lang Buchs einnehmen; es ist sehr wahrscheinlich, daß eine Besserung eintritt.

Anwendungsformen: Am einfachsten ist der Buchs in flüssiger Form anzuwenden. Man bereitet eine Abkochung aus 20–30 g frischen Blättern auf 1 l Wasser. Um den unangenehmen Geschmack zu verdecken, setzt man Thymian, Rosmarin oder einen anderen aromatischen Lippenblütler zu. Dosierung: mehrmals im Laufe des Tages eine Tasse.

Man braucht zwar die oben zitierte Anekdote nicht zu glauben, aber jedenfalls ist eine Abkochung aus frischen Blättern (50 g auf 1 l Wasser) oder eine Tinktur (40 g frische, feingehackte Blätter in 0,5 l Eau de Cologne unter Zusatz von 1 Teelöffel medizinischem Glyzerin ziehen lassen) ein ausgezeichnetes Vorbeugungsmittel gegen Haarverlust und hält die Kopfhaut gesund.

Heutzutage ist der Buchs praktisch außer Gebrauch gekommen – unverdientermaßen, angesichts der guten Dienste, die er uns leisten kann. In der Homöopathie wird er zur Herstellung einer Urtinktur für Medikamente gegen Rheumatismus, Fieber und Durchfall verwandt.

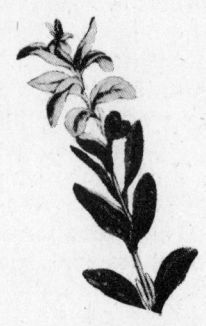

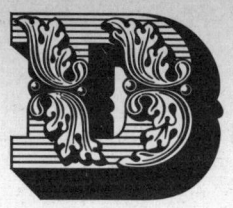

DOST
(Wilder) Origanum vulgare

Beschreibung: Kleine, holzige Wurzel. Stengel aufrecht, verzweigt, flaumig behaart, kantig, 30–40 cm hoch. Kleine, gegenständige, ovale, weißlich-wollige, stark aromatische Blätter. Sehr kleine weiße oder hellrote Blüten, endständig in Scheinähren stehend (Juli, August). Verwendet werden Blätter und Spitzentriebe, die während der Blütezeit gesammelt werden müssen.

Der Dost stammt aus Asien, ist über Palästina nach Europa gelangt und wird seit dem 16. Jahrhundert angebaut. In Aroma und chemischer Zusammensetzung entspricht er etwa dem Thymian und gehört wie dieser zu der altehrwürdigen Familie der Lippenblütler, der wir so viele wertvolle Heilkräuter verdanken.

Es gibt mehrere Unterarten des Dosts, die etwa die gleichen medizinischen Eigenschaften haben; wir befassen uns jedoch in erster Linie mit dem Wilden Dost (auch Wilder Majoran, Oregano oder Schusterkraut genannt).

Geschichte: Alle Pflanzenheilkundigen der Antike haben über Dost gesprochen, wobei es sich auch um andere in südlichen Klimaten vorkommende Abarten, wie Diptam (Dictamus albus) oder Majoran (O. maiorana) gehandelt haben mag.

Nach Matthiole ist »die ganze Pflanze ein sicheres Mittel gegen die Kopf- und Nervenschmerzen, die Erkältungen vorausgehen. Der Saft, in die Ohren geträufelt, nimmt Schmerz und Taubheit hinweg. Durch die Nase aufgezogen, treibt er den Schleim heraus, so daß das Gehirn klar und schmerzfrei wird. Auch tröstet er den Magen und ist gut für Leber und Milz«.

Bereits die älteren Autoren schätzten die tonisierende, appetitanreizende und stärkende Kraft des Dosts, besonders einer südlichen Abart, des »kretischen Diptam«, der in vielen alten Rezepten vorkommt, u. a. auch in dem berühmten Fioraventi-Alkoolat.

Sein Öl war bekannt als Wundbalsam, Linderungsmittel bei Reißen und als Arznei gegen Lahmheit der Glieder. In vielen klassischen Arzneien spielt der Dost eine Rolle, z. B. in dem berühmten, dem Mithridates zugeschriebenen Theriak, der nicht weniger als sechzig verschiedene Drogen enthält; desgleichen in dem nicht minder berühmten Orvietanum (genannt nach der italienischen Stadt Orvieto).

Man stellte aus Dost auch eine Salbe her, indem man die frische Pflanze mit Butter oder Schweineschmalz verknetete. Schließlich, um nur noch eines von vielen Rezepten zu nennen, gab es ein wirkungsvolles Fiebermittel aus einer Abkochung von Dost, Salbei und Basilikum mit Zusatz von Honig.

Nicht weniger geschätzt war der Dost in der Küche; und Apicius gibt in seinem Kochbuch (»De re coquinaria«) das Rezept für ein Würzsalz: je drei Unzen Dost, schwarzer Pfeffer, Ingwer, Thymian, Kümmel, Eppich, Safran, Petersilie, Ysop und geröstetes Salz.

In der Küche wird der Dost (Origano) schon seit langem gebraucht und ist in zahlreichen klassischen Kochbüchern erwähnt. Liger z. B. nennt ihn in seinem Kochbuch vom Jahre 1775 »ein Kraut, dessen man sich gern bei Saucen und Braten bedient, denn es erhöht den Wohlgeschmack auf sehr angenehme Weise«. Heutzutage wird er ebenfalls reichlich für Saucen, Ragouts und Wurstwaren verwendet.

Eigenschaften: So sehr der Dost früher als Arznei bei zerebralen und nervösen Störungen gerühmt wurde (Lähmungen, Schwindel, Fallsucht, Gedächtnisschwund und andere), ist er heute therapeutisch vollkommen in Vergessenheit geraten. Und doch besitzt diese Pflanze ernst zu nehmende medizinische Qualitäten, und man kann mit vollem Recht sagen, daß sie ein magenfreundliches, krampflösendes Tonikum ist und überdies verhindert, daß sich Gase im Darm bilden.

In normalen Dosen wirkt der Dost bei allen Erregungszuständen und psychischer Labilität beruhigend und dämpfend. In starken Dosen soll er, wie bestimmte moderne Autoren betonen, den sexuellen Appetit schlagartig dämpfen. In anderer Hinsicht wirkt er ähnlich wie Thymian und Pfefferminze. Gleich anderen aromatischen Lippenblütlern erhöht er den Tonus des vegetativen (unwillkürlichen) und vermindert den des sympathischen (willkürlichen) Nervensystems. Außerdem erweitert er die arteriellen Gefäße.

Die Volksmedizin wandte den Dost in der Hauptsache gegen

Brustkrankheiten an, und zwar in Verbindung mit Ysop, Andorn oder Thymian. Er galt als schleimlösend und lindernd bei Husten, Asthma und Keuchhusten.

Dostaufguß regt den Appetit an und reguliert nervöse Verdauungsbeschwerden wie Luftschlucken, Mangel an Magensäure, Gastropsychopathien usw.

Nach alter Überlieferung kann man mit Dost ein ausgezeichnetes Einreibemittel gegen rheumatische Schmerzen herstellen.

Auch der hartnäckigste Schnupfen klingt rasch ab, wenn man einen konzentrierten Dostaufguß in die Nasenlöcher träufelt.

Anwendungsformen: Zum Aufguß nimmt man 15–20 g Pflanzenteile auf 1 l Wasser. Mit Honig süßen, wenn es sich um Affektionen der Atemwege handelt. Dosierung: 3 Tassen pro Tag.

Als Badezusatz oder zu Nasenspülungen nimmt man 100 g Pflanzenteile auf 2 l kochendes Wasser.

Dostsalbe (zum äußerlichen Gebrauch) bereitet man aus 100 g Dost und 500 g Schweineschmalz. Man verrührt, läßt die Mischung schmelzen und 24 Stunden lang bei milder Hitze flüssig stehen. Dann durchsieben und zum Gebrauch erkalten lassen.

Dostöl: 0,5 l Olivenöl und 100 g feingehackte Pflanzenteile mischen und einige Tage entweder an der Sonne oder im mäßig warmen Wasserbad stehen lassen. Man kann noch Rosmarin, Thymian und etwas Kampfer zusetzen.

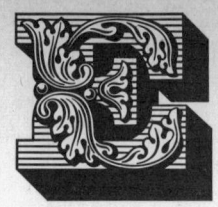

EFEU
Hedera helix

Beschreibung: Jeder kennt diese Kletterpflanze, die sich an Mauern, Bäumen und überall, wo dazu Gelegenheit ist, emporrankt. Es gibt mehrere Unterarten des Efeus; manche werden so groß, daß der Stamm am Grunde so dick ist wie ein Baum. Verwendet werden Blätter und Beeren. Die immergrünen Blätter kann man das ganze Jahr hindurch sammeln, die Beeren zur Reifezeit, im Februar und März.

Geschichte: Der Efeu war bereits im Altertum wohlbekannt, und mehrere Autoren wissen von ihm zu berichten, daß er Geschwüre, eiternde Wunden und Verbrennnungen heilt. Nach Dioscorides »heilen Efeublätter, in Wein gekocht und als Pflaster aufgelegt, Geschwüre aller Art, besonders solche, die hartnäckig sind und sich nicht schließen wollen; auch nehmen solche Pflaster Gesichtsflecken hinweg und heilen Verbrennungen«.

In der Antike gehörte der Efeu zu den bestbekannten Pflanzen. Außer den Beschreibungen, die man bei den Pflanzenkundigen und Poeten früherer Zeiten findet, sieht man ihn auch auf zahlreichen Statuen und Bildwerken in Stein gemeißelt. Allein Plinius beschreibt zwanzig verschiedene Arten, darunter »einen kriechenden Erd-Efeu, kleiner als die anderen«, den wir hier unter dem Namen Gundermann besonders behandeln.

Eigenschaften: Früher war der Efeu eine weitbekannte Heilpflanze; es hieß, daß die Blätter, entweder im ganzen oder zerstampft aufgelegt, eiternde Wunden, Geschwüre, Abszesse und Verbrennungen sehr rasch heilen.

Wenn auch der Efeu in unseren Tagen kaum noch medizinisch genutzt wird, so weiß man doch, daß sein Wirkstoff, das Hederin, ein anerkanntes Mittel gegen Cellulitis ist. Tägliches Auflegen zer-

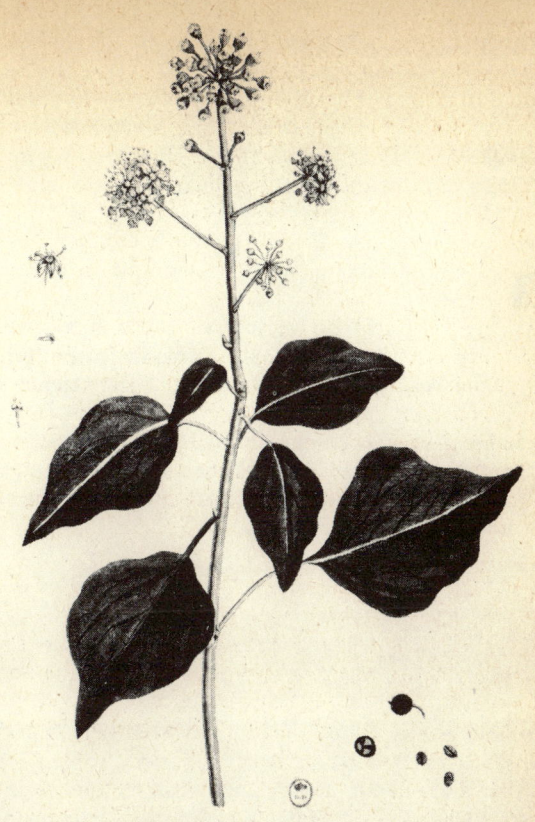

zupfter Blätter oder einfach des Saftes der Blätter auf die befallenen
Stellen hilft ausgezeichnet, besonders, wenn man außerdem noch
Massagen und Dampfbäder nimmt und Gymnastik treibt. Eine aus
Efeublättern und Essig bereitete Lotion zum Einreiben bringt rasche
Linderung und Heilung bei Verbrennungen und Sonnenbrand.
Schließlich helfen Efeublätter ebenso gut wie Salbeiblätter gegen
Hühneraugen. Dazu werden die Blätter zerstampft und in Essig
eingeweicht.

Anwendungsformen: Zu Kompressen oder zum Massieren braucht
man nur ein bis zwei Handvoll frische Blätter ganz fein zu zer-
zupfen und in einen Gazebeutel zu tun, den man auf die Verbrennungen, Geschwüre, bzw. auf die von Cellulitis befallenen

Körperstellen auflegt. Übrigens kann man die Efeublätter, wie auch alle anderen Blätter, mit dem elektrischen Mixer zerkleinern.

Will man lieber eine Einreibung anwenden, sei es gegen Cellulitis oder sonstige Beschwerden, so läßt man zwei Hände voll frische gehackte Blätter in 40%igem Alkohol oder einfach in gewöhnlichem Eau de Cologne ziehen. Dann filtert man und setzt einen Teelöffel reines Glyzerin zu.

Dekokte und gekochte Blätter helfen ebenfalls bei Abszessen, Geschwüren, Brandwunden, auch bei rheumatischen und cellulitären Schmerzen.

Speziell für oberflächliche Verbrennungen und Sonnenbrand bereitet man eine Einreibung aus 500 g zermahlenen Blättern auf 0,5 l Weinessig oder Apfelwein. Man läßt einige Tage ziehen und filtert vor Gebrauch.

Die Beeren, die leicht giftig sind und Hautreizungen oder Blasen verursachen können, sollte man lieber nicht verwenden. In der Antike strich man zerquetschte Beeren täglich auf die Haare, um die schwarze Haarfarbe zu erhalten.

EIBISCH
Echter. Althaea officinalis

Beschreibung: Der Eibisch ist eine mehrjährige Pflanze, die auf leichten, sandigen Böden, an feuchten, etwas kühlen Stellen wild wächst, aber auch häufig angepflanzt wird. Er hat lange weißliche Pfeilwurzeln, die eine schleimigen süßen Saft enthalten. Die zahlreichen Stengel sind gerade, leicht flaumig und können bis 150 cm hoch werden. Die Blätter sind wechselständig, weich, weißlichgrün, geteilt, drei- oder fünflappig, gezähnt. Die Blüten sind ungestielt, rötlich-weiß, in end- oder achselständigen Trauben (Juni/Juli). Die Früchte sind rundlich, mehrfach gezipfelt, quirlig stehend. Verwendet werden Wurzel, Kraut und Blüten.

Malve und Stockrose sind dem Eibisch nahe verwandt und haben ähnliche medizinische Eigenschaften; sie werden daher hier nicht gesondert beschrieben.

Geschichte: Schon Pedacius Dioscorides spricht in seinem umfangreichen mehrbändigen Werk »De medica materia«, in dem über 500 Pflanzen beschrieben sind, vom Eibisch und seiner lösenden, zur Reife bringenden Kraft bei Abszessen und Geschwüren, sowie auch von der lindernden Wirkung bei Schleimhautentzündungen in den Luftwegen und bei Affektionen des Darmes. Auch Galen weist auf seine lösenden und wundheilenden Eigenschaften hin und sagt: »Die Kraft des Eibisch wirkt bei Phlegmonen (= Zellgewebsentzündungen) lösend, lockernd, schmerzstillend und schließlich heilend; außerdem bringt er hartnäckige Geschwüre und Geschwülste, die sich nicht öffnen wollen, zum Reifen.«

Die Salerner Schule spricht von den Malvengewächsen, zu denen auch der Eibisch gehört, und widmet ihnen einige Verse:

»Sie erweicht den Leib durch den heilsamen Saft
Und verdient ihren Namen durch diese Kraft*.
Auch erweckt sie das träge Gedärm zur Tat
Und schafft bei zögernder Regel Rat.«

Nicolas Lémery und Guy Crescent Fagon sagen beide, der Eibisch wirke erweichend, feuchtend, lindernd, heile Brustleiden, rege den Appetit an, helfe gegen Nieren- und Blasenleiden, Brennen beim Urinlassen und bei Nierenkoliken.

Eigenschaften: Der Eibisch wirkt in erster Linie erweichend und lindernd, besonders günstig bei Irritationen und Entzündungen.

Eibisch und Malve sind daher zur Linderung bei Bronchialkatarrhen, Grippe und Reizhusten zu empfehlen. Eibisch, kombiniert mit Königskerze, Klatschmohn und Andorn (Marrubium), ist eine sehr kräftige Arznei gegen Husten und Verschleimung. Ein Dekokt von Wurzeln oder Blättern wirkt, äußerlich und lokal angewendet, erweichend und lösend auf Abszesse, Nagelbettentzündungen (Fingerwurm), Geschwüre, Furunkel, Erysipele. Es eignet sich auch zur Asepsis offener entzündeter Wunden. Dr. Cazin berichtet von zahlreichen Erfolgen bei der Behandlung von Phlegmonen mit Eibischdekokt. Die antiseptische Wirkung von Einläufen auf Eibischbasis bei Darmentzündungen ist wohlbekannt. Solche Einläufe beseitigen auch hartnäckige Verstopfungen. Bei Angina sowie bei Abszessen der Mundhöhle und des Kehlkopfes ist Gurgeln mit Eibischdekokt zu empfehlen, am besten unter Zusatz von geringen Mengen Quecke, Walderdbeere und Odermennig.

In der Volksmedizin war es früher sehr gebräuchlich, zahnenden Kindern ein Stück Eibischwurzel zum Kauen zu geben. Dieses ein-

---

* malva = weich

fache Mittel beseitigte sehr schnell die Gaumenentzündung und erleichterte den Durchbruch der Zähne.

Anwendungsformen: Zum Aufguß nimmt man 1 Eßlöffel Blüten oder Blätter pro Tasse. Mit Honig süßen und mehrmals am Tage trinken.

Zum Dekokt braucht man eine gute Handvoll kleingeschnittener Wurzeln auf 1 l Wasser. Etwa 10 Minuten kochen und dann eine halbe Stunde ziehen lassen. Dieses Dekokt eignet sich zum Gurgeln, Wundenwaschen und für Kompressen. Bei Einläufen muß man einige Eßlöffel Olivenöl zusetzen, besonders in Fällen von hartnäckiger Verstopfung.

Die Wurzeln, Blüten und Blätter, die für Aufgüsse und Dekokte benutzt worden sind, kann man noch zu Umschlägen bei Abszessen, Fingerwurm, Phlegmonen etc. verwenden.

EICHE
(Stieleiche) Quercus robur

Eine umfangreiche Art, die mehrere Unterarten umfaßt; auch ein sehr verbreiteter Baum, der sowohl im Gebirge wie auch in der Ebene vorkommt – Eichen gibt es in fast allen Wäldern. Verwendet werden Blätter, Eicheln, Gallen und Rinde.

Geschichte: Die Eiche war schon in der Antike wohlbekannt. Theophrastus spricht von den Gallen, die sich auf ihren Blättern bilden, und stellt bereits fest, daß sie durch Insekten verursacht werden. Plinius sagt, daß die Eichen für das niedere Volk äußerst wertvoll seien, denn bei Mangel an Getreide lasse sich aus getrockneten Eicheln Brot backen (XVI, 6). An anderer Stelle heißt es: »Auf der Steineiche sprießen außerdem kleine Kugeln, aus denen eine Arznei hergestellt wird ... Am Fuße der Eichen wachsen Steinpilze und andere Pilze, die unsere Feinschmecker zu schätzen wissen ... Auf der Eiche gedeiht außerdem die Mistel; und Hesiod sagt, daß man in den Eichen nicht selten Honig finde, denn dieser Baum werde häufiger als andere von dem honigbildenden Himmelstau benetzt ... Die Asche ihrer Rinde ist unbestreitbar salpeterhaltig.« (XVI, 11.)

Stets wurde der Eiche eine gewisse Ehrfurcht erwiesen, oft sogar in religiöser Hinsicht. Sie war der heilige Baum der alten Germanen, und die keltischen Druidenpriester schnitten von ihr die Mistel mit goldener Sichel.

Eigenschaften: Alle Teile der Eiche werden verwendet, auch die Eicheln und die Gallen. Die Rinde enthält bis zu 20% Gerbsäure und wirkt stark zusammenziehend. Sie darf daher innerlich nur mit Vorsicht angewendet werden, da sie in zu großen Dosen die Verdauungswege erheblich reizt. Die Blätter enthalten u. a. Glukoside und wirken nicht so stark wie die Rinde; sie werden in Form von Aufgüssen verordnet. Die Rinde sollte man nur äußerstenfalls verwenden, also bei Gebärmuttersenkung, Uterusfibrom, Weißfluß, Hämorrhoiden und hartnäckigen Geschwüren. Abgesehen von ihrer zusammenziehenden Wirkung ist sie auch ein Tonikum, ein kräftiges Blutstillungsmittel und sehr schätzbar bei chronische Leberaffektion (z. B. Zirrhose) und Darmentzündung.

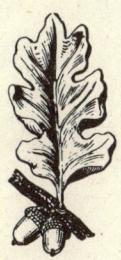

Anwendungsformen: Zur Abkochung, die nur äußerlich gebraucht werden darf, nimmt man die Rinde junger Zweige, 30–60 g auf 1 l Wasser, zum Gurgeln, Einreiben, zu Einläufen etc.

Eichenrinde, zu gleichen Teilen mit Römischer Kamille und Enzian gemischt, ergibt ein Fiebermittel, das früher als »französisches Chinin« bekannt war. Zum innerlichen Gebrauch bereitet man einen Aufguß aus 30 g Blätter auf 1 l Wasser. Dosierung: 2–3 Tassen täglich, zwischen den Mahlzeiten.

Gegen Leberaffektionen: Eine gute Handvoll zerstoßener Eicheln 7 Tage lang in 1 l Weißwein ziehen lassen; dann filtern und mit Honig süßen. Man kann diesen Auszug als Aperitif trinken; doch ist er auch gut zum Gurgeln bei Angina und Halskrankheiten.

EISENKRAUT
Verbena citriodora

Beschreibung: Wir sprechen hier nicht vom offizinalen Eisenkraut (Verbena officinalis), das einen unangenehmen bitteren Geschmack und, um die Wahrheit zu sagen, keinen sonderlichen therapeutischen Wert hat. Hier geht es um das Zitronen-Eisenkraut, das aus Südamerika kommt und nach Nordafrika und Südeuropa eingeführt wurde. Es wird zweimal im Jahr geerntet: einmal zur Zeit der Blüte (Juli) und dann im Oktober. Zum Aufguß nimmt man Blätter, Stengel und gegebenenfalls auch die Blüten.

Geschichte: Eine an Annekdoten und Legenden reiche Vergangenheit besitzt nur das offizinale Eisenkraut. Es war das Kraut des Hexen, das mystische Kraut der Zauberer und Magier, aus dem sie allerlei Salben und Tränke bereiteten. Anscheinend brauchte man sich nur am ganzen Körper damit einzureiben, dann gingen alle Wünsche in Erfüllung, und man wurde unwiderstehlich für das andere Geschlecht.

Das Eisenkraut war der Venus geweiht; daher sein Einfluß auf Herzens- und Liebesgefühle. Die alten Griechen und Römer verehrten es, weil es die schlechte Laune verscheuchte und das Wohlwollen der Götter herbeirief. Und die Druiden (die Priester der alten Kelten) warfen es ins mondbeglänzte Wasser und weissagten danach die Zukunft.

Eigenschaften: Nur das »aromatische« Eisenkraut wird in der Pflanzenmedizin und in der Parfümindustrie verwendet, und zwar wegen des zarten Zitronenduftes seines ätherischen Öls, dessen Grundbestandteil das Citral ist. Es wird auch zur Likörherstellung verwendet; und Eisenkrauttee gehört, wie Lindenblüten-, Pfefferminz-, Orangenblüten- und Kamillentee, zu den klassischen Heiltees.

Dieses Kraut, das auch als Duftendes, Arabisches oder Zitronen-Eisenkraut bekannt ist, fördert die Verdauung, ist magenstärkend, tonisierend, krampflösend, bis zu einem gewissen Grade auch nervenberuhigend und gilt vielerorts als ebenso wirkungsvolles wie angenehmes Schlafmittel. Auch lindert es neuralgische Schmerzen und soll übrigens auch eine gewisse aphrodisiakische Wirkung haben, so daß es bei der Bekämpfung von Frigidität und Impotenz von Nutzen sein könnte.

Anwendungsformen: Eisenkrauttee, in Nordafrika ein Getränk für den täglichen Gebrauch, wird mit 20 g Blätter auf 1 l Wasser bereitet. Man trinkt ihn gewöhnlich nach den Mahlzeiten.

Einen ausgezeichneten Likör kann man auf folgende Art bereiten: 20 g getrocknete Blätter 8 Tage lang in 0,5 l Branntwein (45 %) ziehen lassen; dann filtern, damit er schön smaragdgrün wird, und nach Geschmack mit Rohrzuckersirup süßen.

ENGELWURZ
Angelica archangelica

Beschreibung: Großer Doldenblütler, wird häufig über 2 m hoch. Große gefiederte Blätter; die Teilblätter sind oval, gezähnt, sehr aromatisch. Starker, zylindrischer, gerippter, hohler, violett-grüner Stengel. Die Blüten sitzen an den Enden des verzweigten Stengels; sie bilden große duftende Dolden von grünlich-gelblicher Farbe. Die Pflanze wird von Juni bis September gesammelt.

Geschichte: Die Engelwurz verdankt ihren Namen den magischen Eigenschaften, die ihr in der Antike zugeschrieben wurden. Sie wurde später sogar manchmal »Wurzel des Heiligen Geistes« genannt, und man glaubte, daß sie auch die schwersten Krankheiten durch göttliche Kräfte heilen könnte. Nach Paracelsus war sie bei der großen Pest in Mailand (1510) eine unschätzbare Hilfe.

Engelwurz ist in einer ganzen Anzahl klassischer Arzneien enthalten, z. B. im *Aqua generale, Orvietanum, Balsam des Kommandeurs von Parma,* im *Crollinischen Elixier,* u. a. Sie ist heute noch Bestandteil des Melissengeistes und verschiedener Liköre, z. B. des Chartreuse und Benediktiner.

Eigenschaften: Wie viele Heilpflanzen ist die Engelwurz kein Spezifikum für eine bestimmte Krankheit, sondern besitzt ein breites Wirkungsspektrum. In der Hauptsache jedoch wirkt sie stimulierend, tonisierend, krampflösend, hilft bei Magenbeschwerden und verhindert die Gasbildung im Darm.

Sie ist ein sehr gutes Aufbaumittel für den Gesamtorganismus, das alle Körperfunktionen anregt und besonders in der Rekonvaleszenz den gesamten Stoffwechsel stützt. Nervöse, geschwächte, ältere Menschen, überhaupt alle, die ein gutes Stärkungsmittel brau-

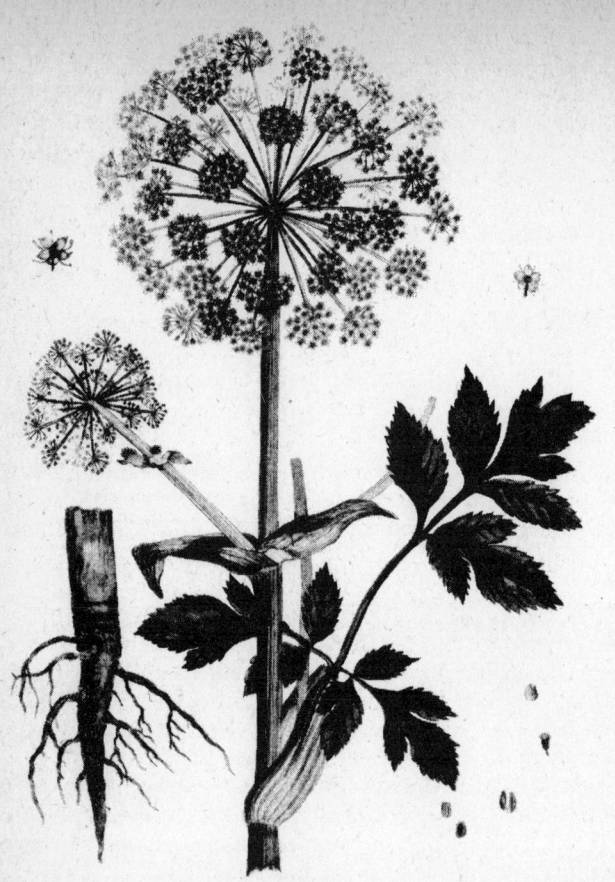

chen, werden ihre wohltuende Wirkung verspüren. Auch bei Affektionen des Atmungssystems (Bronchitis, Lungen-, Rippenfell- und Brustfellentzündung) soll sie helfen, desgleichen bei Nervenkrankheiten, Rheumatismus und solchen Migränen, die ihren Ursprung im Verdauungssystem haben. Im allgemeinen ist sie auch ein gutes Mittel bei Appetitlosigkeit und allen Schwächezuständen.

Anwendungsformen: Die ganze Pflanze: Blätter, Stengel, Blüten, Samen und Wurzel, ist nutzbar.

Zu Aufgüssen nimmt man Samenkörner oder Wurzel, 10–15 g

auf 1 l Wasser. Besitzt man einen Garten, so ist die frische Pflanze vorzuziehen, dann schmeckt der Aufguß besonders gut und wirkt auch stärker. Ein paar Stückchen Stengel steigern die Wirkung noch.

Engelwurzwein, ein stärkendes und appetitanregendes Getränk, wird bereitet, indem man 50 g frische Stengel oder Wurzeln in 1 l gutem süßem Weißwein ziehen läßt. Als Aperitif zu trinken. Zur Herstellung von Engelwurzlikör benötigt man nach einem Rezept Baumés auf 1 l guten Obstbranntwein 4 g Samenkörner und 120 g möglichst frische Stengel. Die Körner werden grob zerstoßen, die Stengel klein geschnitten. Das Ganze kommt in eine Kruke oder in ein großes bauchiges Glas und muß 8 Tage lang ziehen. Dann entfernt man die festen Bestandteile und preßt möglichst viel Saft aus ihnen heraus, den man wieder hinzufügt. Zum Schluß wird mit 0,5 l Rohrzuckersirup gesüßt.

In früheren Zeiten wurde auch empfohlen, zur Vorbeugung gegen Skorbut und zur Vertreibung üblen Mundgeruchs den Engelwurzstengel zu kauen.

ENZIAN
(Gelber) Gentiana lutea

Beschreibung: Dicke, fleischige Pfahlwurzel. Der bis 2 m hohe Stengel trägt große, gegenständige, ovale Blätter mit fünf bis sieben Längsnerven. Die zahlreichen gelben, gestielten Blüten mit sechs bis neun schmalen, verwachsenen Blütenblättern stehen in den Achseln der oberen Blätter. Die Frucht ist eine Kapsel mit vielen kleinen Körnern. Normalerweise wird nur die Wurzel medizinisch verwendet; gelegentlich nimmt man auch die Blätter.

Der Gelbe Enzian ist eine sehr langlebige Pflanze; er kann bis zu fünfzig Jahre alt werden. Er blüht erst mit acht bis zehn Jahren, und man muß die Pflanze erst zur Blüte kommen lassen, ehe man die Wurzel schneidet. Leider wird der Enzian, der nur im Gebirge wächst, immer seltener, und es ist zu befürchten, daß er nach und nach aus seinem natürlichen Lebensgebiet verschwindet, denn das Sammeln ist kaum zu kontrollieren, obwohl er voll unter Naturschutz steht.

Beim Sammeln darf man ihn übrigens nicht mit der Christrose (auch Schwarze Nießwurz genannt, Helleborus niger) oder mit der Grünen Nießwurz (H. viridis) verwechseln, die giftig sind, stark betäubend wirken und Schädigungen an Magen und Darm hervorrufen können. Hat die Pflanze keine Blüten, so muß man daran denken, daß die Blätter des Enzian gegenständig, die der Nießwurzarten aber wechselständig sind.

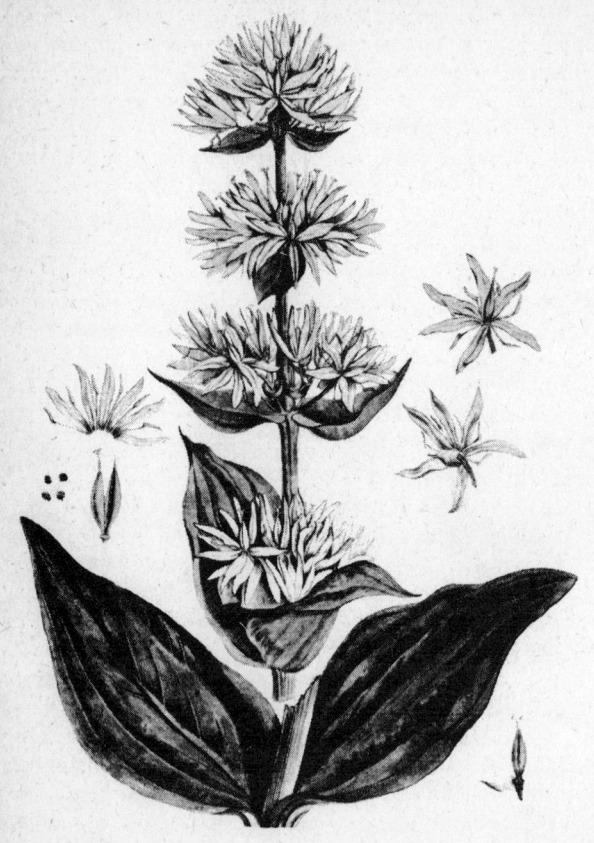

Geschichte: Nach einer von Dioscorides überlieferten Legende geht die Entdeckung des Enzians (d. h. sein erster medizinischer Gebrauch) auf den König Gentius von Illyrien zurück, worauf auch der Name hinweist. Galen sagt, daß die Enzianwurzel ein sehr schätzbares Mittel sei, wenn man abführen, entwässern, reinigen und die bösen Säfte aus dem Körper treiben wolle.

Der arabische Arzt und Philosoph Avicenna verordnete den Enzian häufig, um Harnfluß und Menstruation in Gang zu bringen; auch hielt er ihn für die allerbeste Arznei gegen das Fieber und alle möglichen Giftstoffe.

Im 13. Jahrhundert hat Albertus Magnus ein Verfahren zur Bereitung von Enzianextrakt beschrieben, den er bei Leberstauung und Magenschwäche empfahl. Agricola versichert, es genüge, jeden Tag Enzian einzunehmen, um immer gesund zu bleiben und uralt zu werden.

Alle Gelehrten aus älterer Zeit haben die fieberdämpfende Kraft des Enzian hervorgehoben; und Matthiole, Pauli, Boerhaave haben sich seiner bedient, um Fieberanfälle aller Art zu heilen.

Eigenschaften: Der Enzian, der bekanntlich sehr bitter schmeckt, wird auch heute noch gegen die meisten Leiden gegeben, bei denen er schon vor Jahrhunderten verordnet wurde. Er wirkt in beachtlichem Maße tonisierend, appetit- und verdauungsanregend. Auch bei Anämie ist er zu empfehlen. Sehr kräftig aktiviert er auch die Funktion von Leber und Galle und beseitigt Stauungen in diesen Organen. Seine fieberdämpfende Kraft ist nachgewiesen; man hat schon lange vor der Entdeckung der Chinarinde und des Chinins das Sumpffieber mit Enzian bekämpft. Moderne Forschungen haben diese Eigenschaft bestätigt; man schreibt sie seinem bitteren Glukosid (dem Gentiopikrin) zu, das Infusorien sehr rasch abtötet. Damit wäre die Wirkung des Enzians auf die Hämatozoen, die Erreger des Sumpffiebers, erklärt.

Schließlich fördert der Enzian die Bildung der Leukozyten und stärkt dadurch die körpereigenen Abwehrkräfte. Bei Anämie, allgemeiner Ermüdung und Körperschwäche in der Rekonvaleszenz ist er daher sehr brauchbar.

Anwendungsformen: Von den zahlreichen »klassischen« Arzneien, in denen der Enzian eine Rolle spielt, seien hier nur genannt: das berühmte Orvietanum, der Theriak, das Diascordium, das Salomonische Opiat, nicht zu vergessen der Französische Fiebertrank, eine Mischung aus Enzian, Kamille und Eichenrinde zu gleichen Teilen.

Wer den bitteren Geschmack liebt, kann sich einen sehr guten Aperitif bereiten: 30 g zerstoßene Enzianwurzel in 1 l Weißwein 5 Tage ziehen lassen; dann filtern und nach Geschmack süßen. Das ergibt ein ausgezeichnetes magen- und gallefreundliches Tonikum.

Der Zusatz von je 10 g Rosmarin, Salbei und Anis erhöht noch die Heilwirkung.

Zum Dekokt nimmt man 10–20 g zerstoßene Wurzel auf 1 l Wasser. Blätter und Blüten können in gleicher Menge zum Aufguß genommen werden: Dosierung: 1 Tasse vor jeder Mahlzeit.

ERDRAUCH
(Gebräuchlicher, Echter E.) Fumaria officinalis

Beschreibung: Kleine einjährige Pflanze, auf Äckern und unbebauten Feldern sehr verbreitet, auch in Weinbergen und an Wegrändern, wo sie manchmal in großen Mengen wächst. Weiße, windende, faserige Wurzel. Stengel schlank, zart, darniederliegend, biegsam. Blätter kahl, wechselständig, gestielt, doppelt gefiedert, meergrün bis aschiggrün. Blüten rötlich-weiß, oben purpurn gefleckt, in endständigen Trauben. Man verwendet die ganze Pflanze, die man zur Blütezeit (Mai bis Juni) sammelt. Das Trocknen ist schwierig.

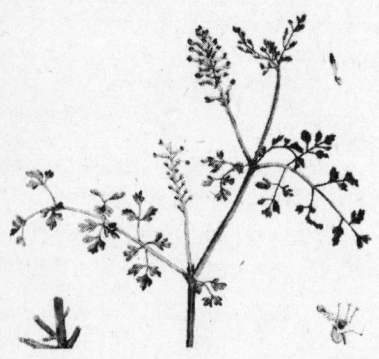

Geschichte: Die Ärzte der Antike benutzten den Erdrauch sehr häufig als Tonikum, zur Blutreinigung und zum Vertreiben von Würmern. Dioscorides sagt: »Sein Saft ist sehr bitter; er klärt die Augen und läßt die Tränen fließen« (wie Rauch oder Qualm – daher der Name Erdrauch).

Die arabischen Ärzte Avicenna und Mesua schrieben ihm allerlei Heilkräfte zu, u. a. bei Augenleiden und Ausschlag im Gesicht.

In der mittelalterlichen Pharmazie taucht er als Leber- und Gallenarznei und als Blutreinigungsmittel wieder auf. Später, im 17. Jahrhundert, verordnet ihn Schroder zur Blutreinigung und gegen Affektionen von Leber, Gallenblase und Milz.

Desbois de Rochefort bezeichnet den Erdrauch in seinem »Cours élémentaire de matière médicale« (»Grundkursus der Medizin«) (1789) als Leberspezifikum sowie als das beste Mittel gegen Herpes und Gallenstauung.

Eigenschaften: Unbestreitbar fördert der Erdrauch die Gallensekretion und die Funktion der Leber, besonders bei Gelbsucht. Er enthält Chlorür, Salpeter, etwas Gerbsäure und Spuren des Alkaloids Fumarin. Die letztgenannte Substanz wirkt stimulierend; unter ihrem Einfluß beschleunigt sich der Puls, der Appetit wird stärker, das Blut wird in erhöhtem Maße mit Nährstoffen angereichert. Aber man muß aufpassen: diese Erscheinungen können ins Gegenteil umschlagen, wenn man die Kur über zehn Tage ausdehnt. Erdrauchaufguß war früher ein sehr beliebtes Tonikum und Blutreinigungsmittel, speziell bei Arteriosklerose, doch auch bei Hautkrankheiten (Flechten, Ekzeme, eitrige Ausschläge usw.). Auch als mildes Schlafmittel wurde er genommen.

Schließlich wirkt der Erdrauch günstig bei Insuffizienz der Verdauungsorgane, allgemeiner leichter Ermüdbarkeit und Appetitlosigkeit.

Anwendungsformen: Es gibt fünf Unterarten des Erdrauchs, die praktisch die gleichen Eigenschaften haben. Auf alle Fälle ist es jedoch wünschenswert, die echte Fumaria officinalis zu verwenden.

Man kann einen Sirup aus ca. 150 g frischem Pflanzensaft be-

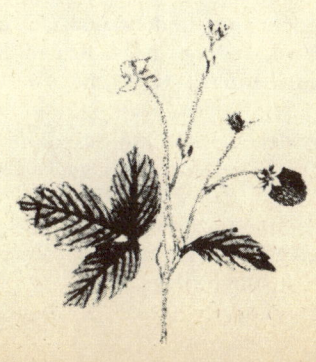

reiten, den man bei kleinem Feuer aufkochen läßt, dann filtert und mit der gleichen Gewichtsmenge Zucker oder Honig versetzt, so daß er andickt. Dosierung: 2–4 Eßlöffel pro Tag.

Erdrauchwein: 30–60 g der frischen Pflanze in 1 l Wein 5–6 Tage ziehen lassen. Filtern und süßen.

Einen Aufguß bereitet man mit 30 g frischen Pflanzenteilen auf 1 Tasse Wasser. Dosierung: 8 Tage lang je 3–4 Tassen pro Tag. Für Kinder reduziert man die Dosis etwas.

Zur äußeren Anwendung bei Augenleiden kann man den frischen, etwas verdünnten Saft nehmen, oder einfach die zu Brei zerstoßene Pflanze auf die Augen legen.

ESCHE
(Gemeine) Fraxinus excelsior

Beschreibung: Die Esche ist ein schöner stolzer Baum mit grau-grüner Rinde, der bis zu 30 m hoch werden kann. Er ist weitverbreitet, liebt jedoch vor allem luftige Standorte, besonders felsige Südhänge. Eine besonders schöne Unterart ist in Süditalien (Kalabrien und Sizilien) sehr häufig und gibt einen dicken Saft, der dort »Manna« heißt und früher als mildes Abführmittel eingenommen wurde.

Man hat festgestellt, daß die Kanthariden (Spanische Fliegen) eine besondere Vorliebe für die Blätter dieses Baumes haben. Die jungen Blätter werden von Mai bis Juni gepflückt und nur in getrocknetem Zustand verwendet.

Geschichte: Theophrastos und Dioscorides haben die Esche beschrieben. Nach ihnen soll sie gegen Schlangengift wirksam sein. Plinius erwähnt sie ebenfalls, doch scheint er sie mit der Eibe zu verwechseln.

Schon lange vor der Entdeckung des Chinins wurde die Rinde der Zweige als Fiebermittel und Adstringens verwendet. Boerhaave schreibt im Jahre 1718, daß Eschenrinde, in doppelter Dosis wie Chinarinde eingenommen, ebenso gut wirkt wie diese. Bauhin und Glauber haben Eschenrinde gegen Steinleiden, chronische Nierenentzündung und Gicht empfohlen.

Eigenschaften: Mit Aufguß aus Eschenrinde läßt sich eine sehr wirksame Entwässerungs- und Entgiftungskur durchführen. Noch vor nicht allzu langer Zeit war in Frankreich auf dem Lande ein erfrischender und harntreibender Tee aus Eschenblättern ständiges Hausgetränk. Eschenblätter sind auch ein altbekanntes Mittel gegen Rheuma, Gicht, Nierensteinkoliken, Harnverhaltung, Wassersucht (Ödeme) und Verstopfung. Frauen, die eine Abmagerungsdiät durchführen, werden bessere Resultate erzielen, wenn sie ihr gewohntes Tagesgetränk durch Eschenblättertee ersetzen.

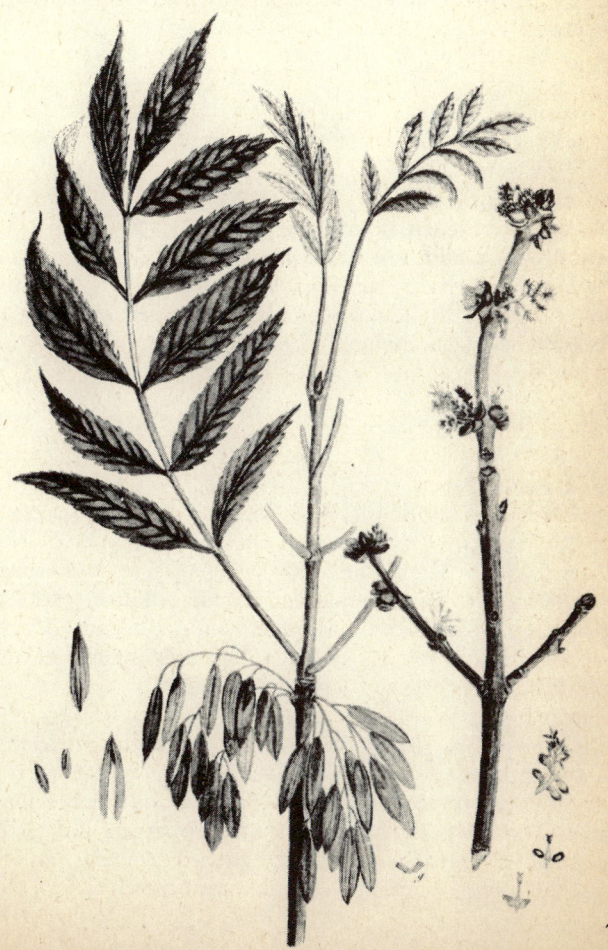

Léon Binct zitiert Forschungsergebnisse, nach denen man ein hohes Alter erreichen kann, wenn man jeden Morgen ein großes Glas eines gemischten Aufgusses aus Eschen-, schwarzen Johannisbeer-, Minzen- und Spierstrauchblättern trinkt, da dieser Vegetabilkomplex ein sehr starkes Diuretikum ist, das die gefährliche Harnsäure und andere Giftstoffe ausschwemmt.

Die harntreibende, antirheumatische, fieberdämpfende und tonisierende Wirkung der Eschenblätter ist allgemein anerkannt. Arthritiker, Rheumatiker, Gichtkranke, Rekonvaleszenten unnd solche, die leicht ermüden, tun sehr gut daran, Eschenblätteraufguß zu trinken, gegebenenfalls auch in Kombination mit anderen Pflanzen des gleichen Wirkungskreises.

Anwendungsformen: Zum Aufguß nimmt man eine gute Handvoll Blätter auf 1 l Wasser. Nach Belieben zu trinken, auch als ständiges Hausgetränk.

Zum Eschenwein läßt man 60 g Blätter in 1 l gutem Weißwein 5–6 Tage lang ziehen, filtert dann und süßt nach Geschmack. Dosierung: 2–3mal täglich 1 Weinglas.

Man kann auch die Samen verwenden, die noch reicher an Aktivstoffen sind. Matthiole behauptet sogar, daß sie »mit Pistazien und Kiefernharz eingenommen, zu Liebesspielen anregen ...«

ESTRAGON
Artemisia dracunculus

Beschreibung: Kleine mehrjährige Pflanze, in Gärten angebaut. Stengel krautig, kahl, rund, aufsteigend. Blätter wechselständig, ganzrandig, lanzettförmig. Man verwendet die ganze Pflanze, und zwar möglichst frisch, da sie beim Trocknen an Aroma und Heilkraft einbüßt. Sammelzeit Mai bis September.

Geschichte: Der Estragon, auch Drachenkraut genannt, stammt aus dem Mittleren Osten. Durch die Kreuzzüge kam er nach Europa. Rembert Dodoens schrieb über ihn und nannte ihn »herbe dragon« (= Drachenkraut), woraus der jetzige Name Estragon geworden ist. Die arabischen Ärzte hielten sehr viel von ihm. Avicenna lobt ihn sehr in seinem »Kanon der Medizin«: »... ein Kraut, sehr nützlich, um die Luft und die Pestilenz aus dem Bauche zu treiben.« Matthiole erwähnt ihn 1548 in seinen »Kommentaren« und sagt, man könne den »targon« als Salat essen; auch gebe er eine gute Saucenwürze ab. Aber erst vom 18. Jahrhundert an kommt er in Frankreich stärker in Gebrauch, immer noch unter dem Namen »targon«, immer noch als Küchenkraut für Salate und Saucen. Dann aber enthält er seinen Adelsbrief durch Jean de la Quintinie, den Direktor der Obst- und Gemüsegärten Ludwigs XIV., der sich für seinen Anbau einsetzt und ihm das beste Aroma unter allen Küchenkräutern bescheinigte.

Im »Traité universel des drogues simples« (1699) schrieb Lémery, der scharfschmeckende Estragon sei ein Kraut, das Herz und Magen heile; er sei reinigend, verdauungsfördernd, schweißtreibend, vertreibe die Winde, rege den Appetit an, fördere den Urinfluß und die weibliche Regel und sei heilsam gegen den Skorbut, und wenn man ihn kaue, mache er den Speichel reichlich fließen.

Eigenschaften: Estragon ist mit Absinth und Wermut nahe verwandt; er gehört wie diese zur Familie Artemisia. Chomel, Cazin und andere berühmte Pflanzenheilkundige haben mit diesem Kraut, das unbestritten appetitanregend, verdauungsfördernd und tonisierend wirkt, ausgezeichnete Erfolge erzielt. Nach Dr. Valnet wirkt er allgemein anregend, verdauungsfördernd, appetitanregend, wohltuend auf den Magen, krampflösend, verhindert Blähungen, ist ein innerlich wirkendes Antiseptikum, vertreibt Eingeweidewürmer und fördert die Menstruation.

Somit ist der Estragon offensichtlich indiziert bei Appetitlosigkeit, Magenschmerzen, empfindlicher Verdauung, Magensäuremangel, Blähungen, inneren Gärungsvorgängen, allgemeiner Ermüdbarkeit und Schwäche, sowie bei rheumatischen Schmerzen.

Anwendungsformen: Meistens als Aufguß von 20–30 g frischen Pflanzenteilen auf 1 l Wasser, 10–15 Minuten ziehen lassen. Dosierung: 3–4 Tassen pro Tag, vor oder nach den Mahlzeiten zu trinken.

Aperitif bereitet man, indem man 30 g frische Pflanzenteile in 1 l gutem Weißwein mehrere Tage lang ziehen läßt.

Einen ausgezeichneten, verdauungsfördernden und tonisierenden Likör erhält man von 50–60 g frischem Estragon auf 1 l 45%igem Branntwein. Gut 14 Tage stehen lassen und dann filtern. Zum Süßen bereitet man einen Sirup aus 600 g Zucker und 0,6 l Wasser.

EUKALYPTUS
Eucalyptus globulus

Beschreibung: Stammt aus Australien, genauer gesagt aus Tasmanien. Ein schöner, schmückender Baum, der sich im Süden Europas gut akklimatisiert hat und an der gesamten Mittelmeerküste gedeiht. Immergrüne, schmal lazettförmige Blätter von graugrüner Farbe. Die Früchte sind 3–5zellige Kapseln. Die Samenkörner sind eiförmig oder rundlich und in befruchtetem Zustand von durchscheinendem Schwarz. Man verwendet lediglich die Blätter, welche das ganze Jahr hindurch gepflückt werden können.

Geschichte: Da der Eukalyptus erst um 1856 in den Pharmakopöen erscheint, hat er noch keine therapeutische Vergangenheit. Man hat ihn vorwiegend gebraucht, um Verschleimungen zu beseitigen, denn er entwässert das Körpergewebe sehr kräftig. Aus diesem Grunde nannte man ihn auch manchmal »Fieberbaum«.

Eigenschaften: Wer sich leicht erkältet, weiß den Eukalyptus zu schätzen, und mit Recht, denn das Eukalyptol, das aktive Prinzip seines Saftes, hat sich als kräftiges Lungenantiseptikum erwiesen. Seine fieberdämpfenden, antiseptischen, lindernden Qualitäten und seine Duftstoffe sind sehr wertvoll bei der Behandlung von Grippe, Husten und anderen Affektionen der Luftwege.

Nicht so bekannt ist, daß der Eukalyptus auch ein sehr aktives Antiseptikum bei Affektionen der Harnwege ist, wie z. B. Weißfluß, Gonorrhoe (Tripper), Colibacillose u. a. Nach Genuß von Eukalyptus nimmt der Urin einen deutlichen Veilchen- oder Liliengeruch an.

Bei hartnäckigen Fieberzuständen erweist sich der Eukalyptus ebenfalls als wirkliche Hilfe. Auch wirkt er krampflösend und lindert daher die qualvollsten Hustenanfälle. Außerdem regt er speziell die Produktion der Magensäure an. Äußerlich angewandt, als Dekokt oder in stark verdünnter Essenz, desinfiziert er Wunden und begünstigt die Vernarbung.

Anwendungsformen: Hauptsächlich werden die Blätter zu Abkochungen verwendet. Ihr ätherisches Öl ist Bestandteil zahlreicher pharmazeutischer Präparate. Die Essenz wird aus den Blättern durch Destillation mittels Verdampfung gewonnen. Sie ist ein starkes Antiseptikum und Bakterizid, das man im Krankenzimmer am besten durch Versprühen einsetzt (10 g auf 1 l Wasser).

Hier ein ausgezeichnetes Rezept für eine Inhalationsflüssigkeit bei Grippe, Bronchitis, Schnupfen und Neben- bzw. Stirnhöhlenentzündung:

Lavendelöl	1 g
Kiefernöl	2 g
Thymianöl	2 g
Eukalyptusöl	4 g
Alkohol, 90 %	150 cl

Dosierung: 1 Teelöffel auf eine Schale kochendes Wasser.

Zum Aufguß nimmt man 1 Eßlöffel getrockneter zerriebener Blätter auf 1 Tasse Wasser. Etwa 1 Minute kochen und dann ca. 15 Minuten ziehen lassen. Um eine schnelle und nachhaltige Wirkung zu erzielen, muß man davon pro Tag 5–6 Tassen zwischen den Mahlzeiten trinken. Man kann mit Lavendel- oder Rosmarinhonig süßen. Ein Schuß Zitronensaft, der reich an Vitamin C ist, erhöht die Wirkung noch.

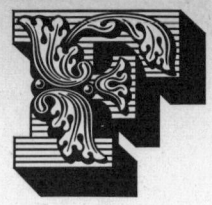

FAULBAUM
Frangula alnus

Beschreibung: Ein sehr verbreiteter Strauch, der etwas an eine junge Erle erinnert. Die Rinde ist glatt, bräunlichrot, mit kleinen grauen Punkten besetzt. Man sammelt die Rinde der jungen Zweige von Mai bis August, zur Blütezeit. Die Rinde muß vor der Verwendung etwa ein Jahr lagern, damit der Austrocknungsprozeß gewisse brechreizerregende Substanzen (Anthrone) zerstört.

Geschichte: Der Faulbaum scheint in der Antike nicht bekannt gewesen zu sein. Er wird erst im Mittelalter von Petrus de Crescentiis erwähnt, der von ihm sagt, »er erweiche auf wundersame Weise den Leib«. Aber Faulbaum wurde damals als Abführmittel wenig gebraucht; man nahm lieber den aus der Levante oder aus Alexandrien kommenden Sennes. Im Jahre 1776 schreibt Lieutaud in seinem »Précis de la matière médicale« (»Abhandlung über die Heilkunde«): »Faulbaum wird hierzulande selten verwendet, denn es gibt genügend andere Arzneien, die bei gleichen Eigenschaften nicht so gefährlich und auch besser bekannt sind.«

Eigenschaften: Der Faulbaum ist ein ausgezeichnetes Abführmittel, das trotz starker Aktivität die Darmschleimhaut nicht reizt und ohne jede Kontraindikation gegeben werden kann, sogar während der Schwangerschaft.

Anwendungsformen: Die Rinde wird als Abkochung gegeben, und zwar in sparsamer Dosierung, 5–10 g auf 1 l Wasser, das man 10 Minuten kochen läßt. Zur besseren Lösung der Wirkstoffe empfiehlt es sich, das Dekokt vor dem Trinken noch einige Stunden abkühlen und ziehen zu lassen. Die Wirkung tritt nicht sofort ein, sondern 8–10 Stunden später; daher ist es ratsam, es abends zu trinken; bei hartnäckiger Verstopfung vor dem Abendessen, sonst nachher. Zur Verbesserung des wenig angenehmen Geschmacks kann man ein paar Messerspitzen Anis, Rosmarin oder Pfefferminze beifügen.

FRAUENMANTEL
Alchemilla vulgaris

Beschreibung: Mehrjährige Pflanze mit wechselständigen, gesägten, sieben- bis elffach gelappten Blättern. Die gelblichgrünen Blüten stehen in Dolden an der Spitze der großen Stengel. Häufig auf Brachland, feuchten Wiesen und in Wäldern. Von Juni bis August zu sammeln.

Geschichte: Der lateinische Name könnte auf die Alchimisten hinweisen, die den Nachttau von den Blüten dieses Krauts gesammelt haben sollen, um damit ihr »Alkahest«, das Universalmittel gegen alle Krankheiten, zu bereiten. Schon in der antiken Medizin war der Frauenmantel im Gebrauch und galt sogar als heilige Pflanze, der man zuschrieb, sie gäbe den Frauen die Jungfräulichkeit zurück und festige die durch Mutterschaften und Alter erschlaffte Brust. Nicolas Lémery sagt in seinem »Allgemeinen Traktat über die Heilkräuter und Drogen« (1699), daß die Alchimisten diese Pflanze aufs höchste rühmen; sie habe übrigens tatsächlich wundheilende und zusammenziehende Kräfte, und man gebe sie in Abkochungen zur Blutstillung, gegen Lungengeschwüre, Schwindsucht und, äußerlich, gegen offene Beine.

Eigenschaften: Die Pflanze hat ihren Ruf als Spezifikum gegen Frauenkrankheiten bewahrt und wird noch heutigen Tages bei Entzündungen der Geburtswege erfolgreich angewendet. In der Volksmedizin werden Umschläge mit der zerstampften Pflanze oder einfach der Saft auf Wunden, Geschwüre, Geschwülste und Abszesse aufgelegt.
Der Frauenmantel, enger Verwandter des Odermennig, ist sehr reich an Tannin (Gerbsäure); daher die zusammenziehende Wirkung. Er wird in der Hauptsache als Tonikum, Blutreinigungsmittel und gelegentlich bei Fieber angewendet. Als Gurgelflüssigkeit zur Pflege des Kehlkopfes und bei Mund- und Rachenaffektionen tut er gute Wirkung. Als Aufguß wird er bei Magen- und Darmbe-

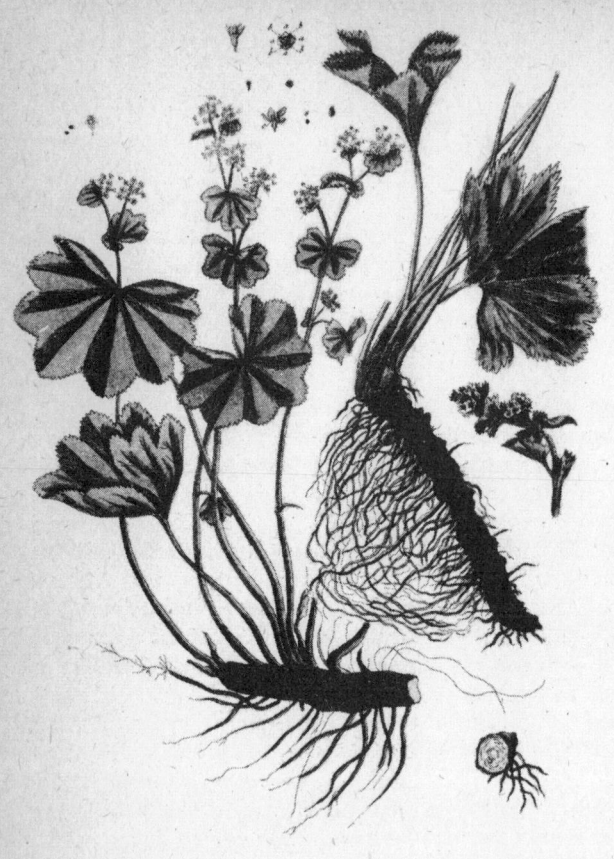

schwerden getrunken. Schließlich darf man seine beruhigende und regulierende Wirkung bei Durchfällen nicht vergessen.

Anwendungsformen: Für Bäder, zum Gurgeln und zu Einläufen läßt man 100 g Pflanzenteile auf 1 l Wasser einige Minuten kochen. Zum Aufguß benötigt man 20–30 g der getrockneten Pflanze auf 1 l Wasser.

Frauenmantel wird auch in der Homöopathie verwandt.

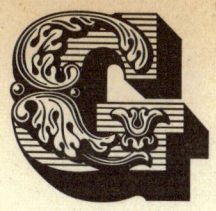

GÄNSEBLÜMCHEN
Bellis perennis

Beschreibung: Das kleine Gänseblümchen ist jedermann bekannt, und man findet es überall – auf Rasenflächen, Wiesen, Feldern. Verwendet werden ausschließlich die Blätter und Blüten. Die gesamte Pflanze enthält einen schleimigen, leicht bitteren Saft.

Geschichte: Der lateinische Name deutet darauf hin, daß es sich um eine ganzjährige Pflanze handelt; und in der Tat ist das Gänseblümchen so ziemlich die einzige Blume, die fast ohne Unterbrechung von Januar bis Dezember blüht. Nach einer alten Überlieferung soll seine Heilkraft um die Osterzeit am stärksten sein. In einer Pharmakopöe von 1665 sagt Jean Schroder, diese Blume wirke wundheilend und schmerzlindernd. Garidel, ein gelehrter Botaniker aus Aix, versichert, daß »vier Unzen Gänseblümchensaft den Leib entleeren«.

Eigenschaften: Wie alle saponinreichen Pflanzen wirkt das Gänseblümchen harntreibend, wundheilend, blutstillend und schleimlösend. Gegen Erkältungen und Bronchitiden hilft es recht gut, sowohl allein als auch zusammen mit anderen schleimlösenden Pflanzen. Es lindert auch den Hustenreiz.

Pflaster und Umschläge mit der frischen Pflanze sind sehr heilsam bei offenen Wunden, Geschwüren und Schlagverletzungen. Die Pflanze bringt, wie versichert wird, Blutungen zum Stillstand, läßt Leberanfälle und Migräne abklingen und wirkt leicht abführend. Schließlich ist noch zu bemerken, daß die frischen Blüten eine sehr wohlschmeckende Zutat für Salate sind. Cazin und Roques berichten, sie hätten hartnäckige Verstopfungen dadurch beseitigt, daß sie den Patienten täglich grünen oder anderen Salat mit Gänseblümchenblüten essen ließen.

Anwendungsformen: Zum Dekokt nimmt man 15–20 g Blüten auf 1 l Wasser. Dosierung: 3–4 Tassen pro Tag, zwischen den Mahlzeiten zu trinken.

GERSTE
Hordeum vulgare

Beschreibung: Dieses Getreide, das aus Rußland, genauer aus dem Kaukasus stammt und aus dem zahlreiche Varianten herausgezüchtet worden sind, wurde schon im frühesten Altertum zu Nahrungs- und Heilzwecken angebaut. Es werden ausschließlich die Körner verwendet, die je nach der Art vom Frühsommer bis zum Herbst geerntet werden.

Geschichte: Das französische Wort »tisane«, ein Oberbegriff für Aufgüsse, Tees, Auszüge, Dekokte aus Pflanzen oder Pflanzenteilen, kommt vom griechischen *ptisana* her, was einfach »geschälte Gerste« bedeutet. Die *ptisana* war bei den alten Griechen so berühmt, das Hippokrates ihr ein ganzes Buch gewidmet hat, das den Titel trägt: »Von der Krankenkost bei hitzigem Fieber«. Diese war einfach ein Brei aus geschälten ungerösteten Gerstenkörnern, der nicht nur als Arznei betrachtet wurde, sondern auch als »ausgezeichnetes Nährmittel voller Saft und Kraft, höchst angenehm für den Magen« (Celsus). Das Orakel von Kos schätzte die Gerste sehr hoch, und Galen rühmte sie als erfrischend, besänftigend und nahrhaft.

Das geläufigste Rezept für die *ptisana* war: ein Teil geschälte Gerstenkörner auf zehn Teile Wasser; kochen lassen, bis die Gerste gut aufgequollen ist, dann ein paar Tropfen Essig und etwas Öl zusetzen.

Die Gerste wurde in der Antike zu den verschiedensten Zwecken verwendet, auch schon zur Malz- und Bierbereitung. Diodorus von Sizilien, ein berühmter Historiker im ersten Jahrhundert n. Chr., Zeitgenosse von Cäsar und Augustus, berichtet, daß die alten Ägypter ein Bier aus Gerste brauten, das ». . . in Geschmack und Aroma dem Weine nicht nachstand«.

Die Gerste wurde auch zur Bereitung eines Heiltrankes benutzt, den man bei Rheuma, Bronchitis, hartnäckigem Husten, Koliken und Fieber gab.

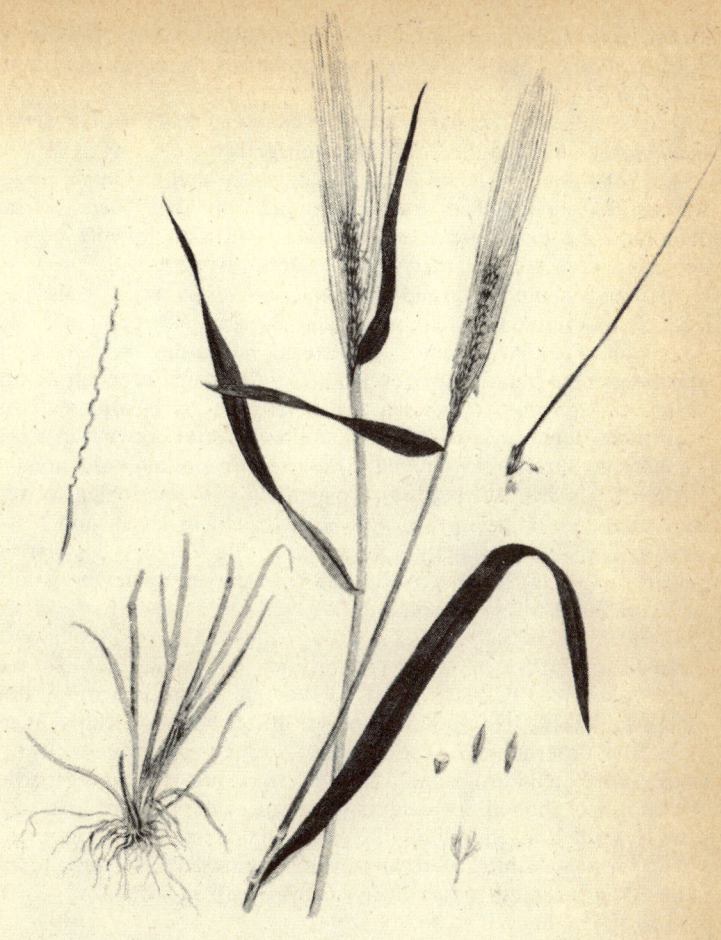

Auch der Gerstenzucker wurde viel verwendet, auch Gerstenbrei mit Sirup, den besonders die Kinder sehr schätzten.

Eigenschaften: In geringem Maße wird Gerste auch heute noch zu Therapiezwecken gegeben, speziell bei Durchfällen auf Grund falscher Ernährung oder verdorbener Lebensmittel. Außerdem ist sie aber auch ein Anregungsmittel für den Kreislauf und ein sogenanntes Broncholytikum, d. h. sie löst Bakterien auf, die in die

Bronchien eingedrungen sind. Man wendet sie auch bei Blutarmut, Angina, Fieber, Magen-, Darm- und Leberzerstörungen mit gutem Erfolg an.

In der Volksmedizin wurden früher Gerstenpflaster bei Geschwüren, Abszessen und anderen Wunden aufgelegt.

Am häufigsten wird die Abkochung aus geschälter Gerste angewendet, da sie lindernd, magenfreundlich und aufbauend wirkt. Will man die beruhigende und erfrischende Komponente besonders aktivieren, so kann man Quecke oder Malve zusetzen.

Was man heute Perlgraupen nennt, sind nichts anderes als maschinell enthäutete Gerstenkörner. Durch diesen Prozeß, der die an Aktivstoffen so reiche Keimhülle entfernt, haben die Gerstenkörner einen Großteil ihrer therapeutischen und regenerierenden Kraft verloren. Man muß daher versuchen, Körner zu bekommen, die noch nicht durch mechanische Behandlung wertlos geworden sind.

Geröstete Gerste ist in hohem Maße kräftigend und verdauungsfördernd, als Frühstücksgetränk eigentlich viel empfehlenswerter als Kaffee. Sie ist völlig frei von Koffein, einem Herz- und Nervengift. Der Pfarrer Kneipp hat seinerzeit die Vorzüge der Gerste und Malz so stark herausgestellt, daß ein weiteres Eingehen darauf an dieser Stelle nicht nötig ist.

Anwendungsformen: Zur Abkochung aus geschälter Gerste nimmt man 30–50 g Körner auf 1 l Wasser. Wenn man will, kann man dem Wasser Honig zusetzen, der aufbauenden, beruhigenden und schlaffördernden Wirkung wegen. Auch Quecke, Malve, Brombeere, Schachtelhalm kann man zusetzen, um die synergetische Wirkung zu erhöhen. Es ist auch noch zu bemerken, daß der tägliche Genuß von Bierhefe, die manchmal noch bei Bäckern zu haben ist, sehr schnell Dermatosen und hartnäckige Furunkulosen heilt. 15 g Bierhefe (frisch oder tiefgefroren), in Milch aufgelöst, wirken rasch und sicher.

GUNDERMANN
Glechoma hederacea

Beschreibung: Bodendeckende Kriechpflanze, sehr verbreitet im Unterholz sowie in Gärten und Obstgärten, wo er unter Bäumen gedeiht. Er gehört zu den aromatischen Lippenblütlern, doch ist sein ausgeprägter Geruch nicht so angenehm wie sonst bei dieser Gattung. Weißliche, dünne, faserige Wurzeln. Stengel niedrig, unverzweigt, vierkantig, rankend. Blätter gestielt, gegenständig, samtig, stumpf gekerbt. Blüten blau oder rötlich, zu dreien oder vieren in den Blattachseln stehend (April bis Mai). Verwendet werden die Blätter und die Spitzentriebe, Ende Juni bis Anfang Juli zu sammeln.

Geschichte: Der Gundermann (auch Gundelrebe, Gundelkraut oder Erd-Efeu genannt) ist eine uralte Heilpflanze, deren frühester Gebrauch sich im Dunkel der Zeiten verliert. Alle alten Autoren, die über ihn schreiben, rühmen seine Wirksamkeit bei Lungenkrankheiten. Galen erwähnt ihn: er ziehe zusammen, erwärme und schmecke scharf, sogar beißend. Theophrastos von Eresos beschreibt ihn ausführlich in seiner »Abhandlung über die Pflanzen«.

Nach Dodoens, Tragus und Schroder reinigt er die Atemwege, lindert den Husten, verteilt Blutergüsse und heilt Wunden.

Zahlreiche Ärzte des 17. Jahrhunderts, z. B. Simon Pauli, berichten, daß sie Lungengeschwüre und Schwindsucht nur mit Gundermann geheilt haben. Es sei allerdings wahrscheinlich, bemerkt Dr. Leclerc dazu, daß diese Tuberkulosen lediglich Bronchialkatarrhe gewesen sind, die ätiologisch nichts mit dem Kochschen Tuberkelbazillus zu tun hatten.

Gundermann wurde auch sehr viel äußerlich angewandt: als Dekokt, als Brei, als Mundwasser zur Reinigung von Geschwüren, um Abszesse zur Reife zu bringen und hartnäckige oder vereiterte Wunden zu heilen. Jean Bauhin, ein berühmter Arzt und Chirurg des 16. Jahrhunderts, verordnete Leibkompressen mit Gundermann, um die Wehenschmerzen bei der Entbindung zu lindern. J. B. Chomel dagegen schreibt in seinem »Abriß über die Naturgeschichte der Heilpflanzen« vom Jahre 1738, Gundermann sei zuallererst eine gute Arznei für die Lunge, die besonders die Bronchien anregt; und er habe bei Asthmaanfällen, chronischem Husten und Katarrhen mit dem Saft dieser Pflanze bedeutende Erfolge erzielt.

Eigenschaften: Unleugbar hat der Gundermann bei allen Lungen- und Bronchienaffektionen eine gewisse Heilwirkung, die auf seinem ätherischen Öl beruht. Dr. Cazin, einer der kompetentesten unter den modernen Forschern der Pflanzenheilkunde, berichtet, er habe bei chronischen Bronchitiden durch die ausschließliche Anwendung eines starken Gundermann-Dekokts ausgezeichnete Resultate erzielt.

Die Heilkräfte des Gundermann sind etwa mit denen von Ysop und Andorn zu vergleichen. Bei Bronchitis, Katarrh, Asthma wird er den quälenden Husten lindern. Mit einem starken Gundermannaufguß, kombiniert mit Ysop, Frauenhaar (Adiantum capellis), Klatschmohn und Brombeere kann man Anginen und Winterbronchitiden sofort kupieren. Der Aufguß und der frisch ausgepreßte Saft sind gegen Entzündungen der Schleimhäute von Hals und Nase zu empfehlen (Nasenspülungen, bzw. Gurgeln).

Anwendungsformen: Man verwendet die ganze Pflanze oder auch nur die Blütentriebe, frisch oder getrocknet, im Verhältnis von 20–30 g auf 1 l Wasser. Dosierung: 3–4 Tassen pro Tag, auch mehr, wenn es nötig ist. Um den etwas bitteren und scharfen Geschmack zu verdecken, empfiehlt es sich, Anis oder ein anderes aromatisches Kraut zuzusetzen. Zum äußerlichen Gebrauch in Form von Breiumschlägen muß man die ganze, gut gereinigte Pflanze in wenig Wasser weichkochen.

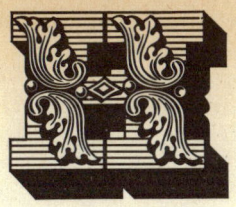

HEIDEKRAUT
(Besenheide) Calluna vulgaris

Beschreibung: Dieses hübsche buschige Kraut ist als Schmuckpflanze sehr beliebt. Man findet es in Waldlichtungen, auf sandi-
gem, kieselreichem Boden. Die winzigen Blüten stehen dachziegel-
artig übereinander und sind in vier Reihen angeordnet. Sie sind
vierzipfelig und sehen aus wie winzige Glöckchen. Heidekraut kann
30–40 Jahre alt werden und bildet dann einen dicken Stamm aus;
das sehr harte Holz wird zur Herstellung von Tabakspfeifen benutzt. Man sammelt die Blütentrauben zu Beginn der Blüte oder
die ganze Pflanze im August und September.

Geschichte: Das Heidekraut wird seit dem Mittelalter medizinisch genutzt. Matthiole, Tragus, Lobel und der Benediktinermönch
Dom Alexandre erwähnen es, und zwar als kräftiges Antiseptikum
für die Harnwege sowie gegen Nieren- und Blasensteine. In der
Antike hieß es Erica (wie man es auch heute noch gelegentlich
nennt), und schon damals wandte man es an, um Kalkabsonderun-
gen (Steine) aufzulösen und herauszutreiben, wie es von Charas
und Lémery eingehend beschrieben wird.

Eigenschaften: Wie bei den meisten Pflanzen, die Flavonoside
(natürliche Polyphenole) enthalten, zeigt sich die pharmakodyna-
mische Wirkung des Heidekrauts speziell beim Blutkreislauf, indem
es durch seinen Gehalt an Vitamin P die Kapillargefäße wider-
standsfähiger macht. Auch krampflösend, harntreibend und antiseptisch wirkt es. Viele Blutreinigungs- und Hustenpräparate enthalten Heidekraut. Ganz unbestreitbar ist es ein kräftiges Diuretikum, das die Harnwege von Entzündungen und Infektionen befreit.
Dr. Leclerc berichtet über Erfolge bei Patienten mit Eiter im Urin.
Trüber, übelriechender Urin wird sehr rasch klar und nimmt den
normalen Geruch wieder an; auch zu geringer Urin kommt schnell

wieder auf sein normales Quantum. Darüber hinaus wirkt es auch sehr günstig bei Entzündungen der Prostata (Prostatitis). Für Gicht- und Rheumatismuskranke ist Heidekraut ebenfalls von Vorteil, besonders in Verbindung mit anderen harntreibenden Pflanzen wie schwarze Johannisbeere, Quecke und Geißbart.

Anwendungsformen: Pierre Lieuthagi gibt in seinem *Livre des bonnes herbes* ein Rezept gegen chronische Blasenentzündung:

zerstoßene Wacholderbeeren	15 g
Heidekraut	15 g
Waldmeister	15 g

in 1 l gutem Rotwein etwa 10 Tage lang ziehen lassen, dann filtern und süßen. Dosierung: 1–2 Weingläser am Tag.

Eine Abkochung bereitet man aus 30 g der blühenden Pflanze auf 1 l Wasser. Mehrere Tassen pro Tag.

Obwohl die Wirkung des Heidekrauts bei Nieren- und Blasensteinen nicht sehr deutlich ist, kann man es doch empfehlen, und zwar seiner harntreibenden Wirkung wegen.

HEIDELBEERE
(Blaubeere) Vaccinium myrtillus

Beschreibung: Kleiner, in Wäldern und im Bergland wachsender krautiger Strauch von 30–60 cm Höhe. Wechselständige, spitzovale, kurzgestielte Blätter. Schwärzlich-blaue Beeren, die im August/September gesammelt werden.

Geschichte: Jedermann kennt Blaubeeren und hat sie schon als Marmelade, Gelee, Saft oder auf Kuchen gekostet. Dioscorides sagt, daß sie zusammenziehend wirken und das Gewebe festigen. Später verordnete sie Rembert Dodoens bei Durchfällen, Ruhr und Cholera. Forestus gab sie gegen Bluthusten, und Lémery sagt ebenfalls, sie zögen zusammen, trockneten aus, erfrischten und seien gut gegen Ruhr und andere Darmkrankheiten mit Durchfällen.

Die Beeren werden übrigens auch heute noch in der Volksmedizin viel gebraucht, in den Vogesen z. B. gegen hartnäckige heftige Durchfälle, fiebrige Darmkrankheiten und allgemein zur Erhaltung des »inneren Friedens«. Eine Abkochung aus den Blättern war früher bei allen Halskrankheiten ein beliebtes Gurgelmittel.

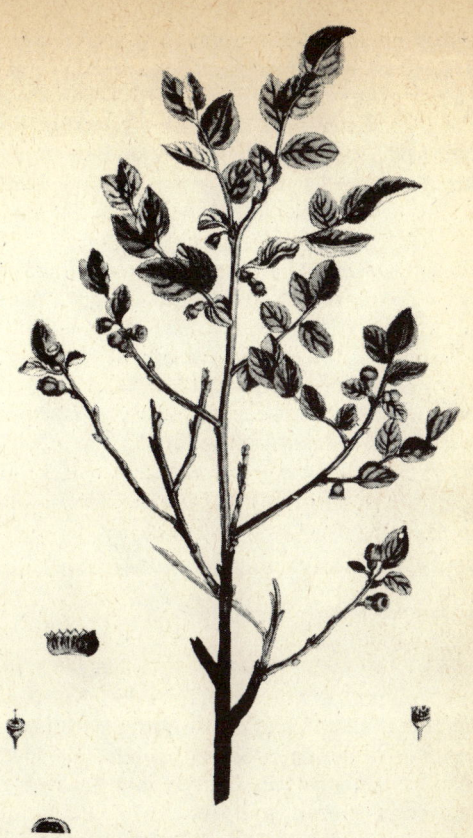

Eigenschaften: Heidelbeeren sind sehr reich an Provitamin A und C, Mineralsalzen, Glukiden und organischen Säuren. Sie enthalten ein Antibiotikum und beseitigen daher Entzündungen und Infektionen. Die Blätter enthalten Gerbsäure und eine zuckerbindende Substanz, so daß sie mit Erfolg zur Senkung des Zuckerspiegels bei Diabetikern verordnet werden können. Die Beeren helfen bei Entzündungen der Verdauungs- und Harnwege (Colibacillose und Cystitis) und bei gewöhnlichen Durchfällen. Mundfäule, Mundschleimhautentzündung und andere Mund- oder Rachenkrankheiten können mit einer Weingeisttinktur aus den Beeren behandelt werden.

Heidelbeersaft ist sehr wohlschmeckend und erfrischend, ganz abgesehen von seiner tonisierenden und stärkenden Wirkung. Zu gleichen Teilen mit Wein und Zucker gemischt ergibt er einen würzigen und heilkräftigen Aperitif.

Die Blätter sind ebenfalls wertvoll; sie wirken ähnlich wie das Heidekraut. Man kann sie anstelle von Beeren als Dekokt bei Magenerkrankungen, Darmentzündungen und Nierenaffektionen geben.

Anwendungsformen: Die Tinktur bereitet man mit 250 g getrockneten, zerstampften Beeren und 1 l 45%igem Branntwein. 3 Wochen lang bei milder Wärme ziehen lassen, von Zeit zu Zeit schütteln. Dann auspressen und filtern. Mit dieser Tinktur pinselt man die erkrankten bzw. wunden Stellen ein.

Zum Dekokt braucht man einen Eßlöffel frischer oder getrockneter Beeren auf die Tasse kochendes Wasser. Alle 3 Stunden einzunehmen.

HIRTENTÄSCHEL
Capsella bursa pastoris

Beschreibung: Kreuzblütler, sehr verbreitet auf Feldern und an Wegrändern; schlanker aufrechter Stengel, 20–30 cm hoch. Sehr kleine, weiße, traubenförmig angeordnete Blüten. Der Name kommt von den dreieckigen Samenkapseln, die in der Form den Taschen ähnlich sind, welche Hirten und Schäfer früher trugen. Das Kraut wächst überall, und das ganze Jahr hindurch. Für den Gärtner ist es ein Unkraut, das er mitleidslos ausrupft. Für den Kräuterkundigen ist es jedoch eine hochwertige Pflanze. Gesammelt wird es von Mai bis August.

Geschichte: Schon im 11. Jahrhundert schrieb der berühmte Arzt Bernard de Gordon, der in Montpellier Medizin lehrte: »Die *Bursa pastoris,* die gewisse Leute als Unkraut ausreißen, ist schier unübertrefflich gegen alle Blutungen.« Im 16. Jahrhundert bezeichnen Tragus und Matthiole es als eine sicher wirkende Arznei für Frauen mit zu starker oder zu lang andauernder Regel. Paracelsus bestätigt ebenfalls die blutgerinnungsfördernde Kraft der Pflanze und verschreibt sie gegen Blut in Stuhl und Harn oder sonstige anomale Blutungen. Auch galt es als stark zusammenziehende Wundarznei.

Eigenschaften: Zahlreiche moderne Forschungsarbeiten haben die Angaben der mittelalterlichen Ärzte bestätigt, insbesondere die blutstillende und -regulierende Kraft. Die ganze Pflanze enthält Aminoalkohole wie Cholin, Acetylcholin, Tyramin und andere Wirkstoffe, darunter auch Flavonoside. Auch heute noch ist das Hirtentäschel ein anerkanntes Hämostatikum; und das in ihm enthaltene Tyramin stärkt den Sympathikus und erhöht den Blutdruck.

Hirtentäschel wird angewendet, um anomale Blutungen zu stillen: gynäkologische, Nasen-, Krampfadern-, Hämorrhoidalblutungen usw. Außerdem ist es eines der sichersten Hilfsmittel bei Unfällen auf Grund von Hämophilie (Bluterkrankheit), da es direkt auf das Blutfibrin wirkt und die Gerinnung begünstigt.

Anwendungsformen: Auf dem Lande bereitet man einen Wein nach folgendem Rezept: 100 g frisches gehacktes Hirtentäschel und 50 g Schachtelhalm 8 Tage lang in 1 l Wein ziehen lassen, dann filtern und süßen. Bei allen Blutungen trinkt man stündlich davon ein Likörglas, bis die Blutung gestillt ist.

Bei übermäßiger Menstruationsblutung ist eine Hirtentäschelkur, 6–8 Tage vor Beginn der Menstruation, ratsam.

Man verwendet den flüssigen Extrakt oder einen Aufguß aus der ganzen getrockneten Pflanze (2–3 Teelöffel pro Tasse, dreimal täglich einzunehmen). Etwas Pfefferminze oder Anis verbessert den nicht sehr angenehmen Geschmack.

HOLUNDER
Sambucus nigra

Beschreibung: Strauch oder Baum, wildwachsend in Hecken, als Unterholz, an feuchten, schattigen Orten, kann bis zu 10 m hoch werden. Die geraden, runden Stengel sind grünlich in den Verzweigungen und enthalten ein weißes, sehr leichtes Mark. Blätter dunkelgrün, unpaarig gefiedert (5–7 Teilblättchen), spitzoval, gezähnt. Blüten sehr klein, gelblichweiß, aromatisch, in endständigen schirmförmigen Rispen. Blütezeit Juni–Juli. Die Früchte sind runde Beeren, zunächst rötlich-violett, in der Reife schwarz. Man verwendet in der Hauptsache die Blüten, manchmal auch die Beeren, seltener die Rinde. Die Blüten sammelt man, wenn sie voll aufgegangen sind; das Trocknen muß sehr rasch und sorgfältig geschehen, damit sie nicht schwarz werden.

Es gibt zwei offizinelle Arten des Holunders, den Schwarzen (S. nigra), von dem hier die Rede ist, und den Zwergholunder oder Attich (Ebulum humile), der kleiner ist und einen stärkeren, unangenehmen Geruch hat. Eine dritte Art ist der Rote Holunder, (S. racemosa); er ist seltener und wird kaum zu Heilzwecken verwendet.

Geschichte: Die therapeutischen Eigenschaften des Holunders sind von alters her bekannt. Sowohl Hippokrates, der »Vater der Medizin« als auch Galen verordneten Holunderbeeren zur Gewebsentwässerung.

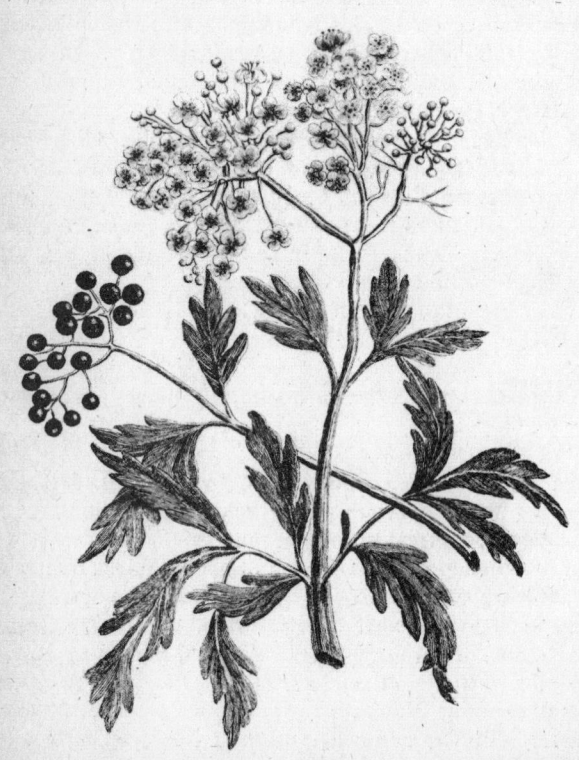

Plinius sagt: »Beeren, Blätter und Wurzeln des Holunders, in altem Wein gekocht, schaden zwar dem Magen, aber sie treiben das Wasser aus dem Unterleib. Die Beeren, die nicht so heilkräftig sind wie die Blätter und Rinde, dienen auch zum Haarefärben. Ein *acetabulus* (= 0,067 l) wirkt harntreibend.« (XXIV, 35)

Apicius, der große Küchenmeister zur Zeit des römischen Kaisers Tiberius, bereitete einen Auflauf aus Holunderbeeren, Pfeffer, Fischlake, Öl, Rosinen und Eiern. (IV, 128)

Tragus gab Abkochungen der Rinde in Wein als Abführmittel. Dodoens und Forestus verordneten dasselbe auch zum Harn- und Schweißtreiben.

Matthiole gibt ein Rezept, für dessen Wirksamkeit bei Stein- und Gallenleiden er sich verbürgt: »Nimm 50 Pfirsichkerne, 100 Kirschkerne, eine Handvoll Attich, 1 Pinte Malvasier, tue alles in einen irdenen Topf und lasse ihn 10 Tage lang in milder Wärme stehen, dann destilliere die Flüssigkeit. Nimm 4 Unzen davon vor jeder Mahlzeit.«

Früher bereiteten die Apotheker einen Medizinalessig nach folgendem Rezept: 2 Unzen getrocknete Holunderblüten auf 2 Pinten guten Essig, 5–6 Tage lang an der Sonne oder am Kamin bei milder Wärme ziehen lassen, dann auspressen und filtern. Dosis: 1–2 Eßlöffel pro Tag. Dieser Essig sollte lösend, schweißtreibend, harntreibend, entwässernd wirken und sogar das Gliederreißen heilen.

Holunderblüten, in Milch gekocht, galten als Vorbeugungsmittel für Gicht, bzw. als schmerzlindernd bei Anfällen.

Eigenschaften: Die Blüten enthalten ein ätherisches Öl, Terpene, Glukoside, Schleimstoffe, Gerbsäure, das Alkaloid Sambucin, sowie Salpeter.

Die Beeren sind reich an diversen Glukosiden, organischen Säuren, Pigmenten und Vitamin C.

Der Aufguß aus den getrockneten Blüten wirkt stark schweißtreibend, so daß man ihn mit Vorteil geben kann, um bei Bauchwassersucht, ödematöser Nierenentzündung und allen Flüssigkeitsansammlungen in den Geweben Entwässerung durch Transpiration hervorzurufen. Auch bei Grippe, Bronchitis, beginnendem Schnupfen, Erkältungen und Entzündungen aller Art sollte man ihn trinken.

Zum äußerlichen Gebrauch dient die Abkochung aus den Blüten. Man nimmt sie zu Umschlägen oder als Badezusatz. Sie wirkt erweichend, beruhigend, lindernd, ist besonders zur Pflege kranker Augen geeignet, vertreibt die Gesichtsrose, ist gut zum Gurgeln bei Angina, Kehlkopfentzündung und üblem Mundgeruch.

Anwendungsformen: Zum Aufguß braucht man eine reichliche Handvoll gutgetrockneter Blüten auf 1 l kochendes Wasser. Dosierung: 2–5 Tassen pro Tag, wenn nötig auch mehr.

Mit den getrockneten Blüten kann man auch Holunderwein bereiten, der nach Cazin besonders bei Wassersucht und Harnverhaltung anzuraten ist. Hier das Rezept: 120–150 g Holunderblüten in 2 l Weißwein ziehen lassen. Täglich einzunehmen; mit 1 Weinglas beginnen, dann 2, 3 und so fort, bis der Harndurchlauf sehr aktiv ist und die Ödeme deutlich zurückgehen. Man muß sich jedoch hüten, die Dosis zu übersteigern, da sich Magenschädigungen einstellen können.

Schließlich noch der Holunderessig: 500 g getrocknete Blüten 8–10 Tage lang in 3 l rotem Essig bei milder Wärme oder an der Sonne ziehen lassen. Dosis: 1–2 Eßlöffel pro Tag bei Gicht- und Rheumatismusfällen.

HOPFEN
Humulus lupulus

Beschreibung: Der Hopfen kommt in ganz Europa wild vor, gewöhnlich in Hecken, an feuchten und waldigen Stellen, wird aber für die Brauereien in Großpflanzungen angebaut. Harte, rauhe, kantige, rankende Stengel. Blätter gegenständig, manchmal auch wechselständig, gestielt, drei- oder fünflappig eingeschnitten. Männliche Blüten klein, weißlich, in Rispen; weibliche Blüten zu schuppigen Zapfen vereinigt. Verwendet werden die Zapfen, die Spitzentriebe, manchmal auch die Wurzeln. Die weiblichen Blüten (Zapfen) werden Ende August und September gepflückt. Das Trocknen ist schwierig.

Der Hopfen gehört zu den Cannabiceen (Hanfgewächsen), zu denen auch der Indische Hanf gehört, aus dem man das Haschisch gewinnt. Der Hopfen hat glücklicherweise dessen fragwürdige Eigenschaften nicht, aber auch er wirkt etwas betäubend und einschläfernd.

Geschichte: Kein griechischer oder römischer Autor erwähnt den Hopfen, und aus der Kulturgeschichte der älteren Zeit ist über seine therapeutischen Eigenschaften nicht viel zu erfahren. Erst Mesua spricht ausführlich über ihn; und bei Matthiole heißt es: »... der

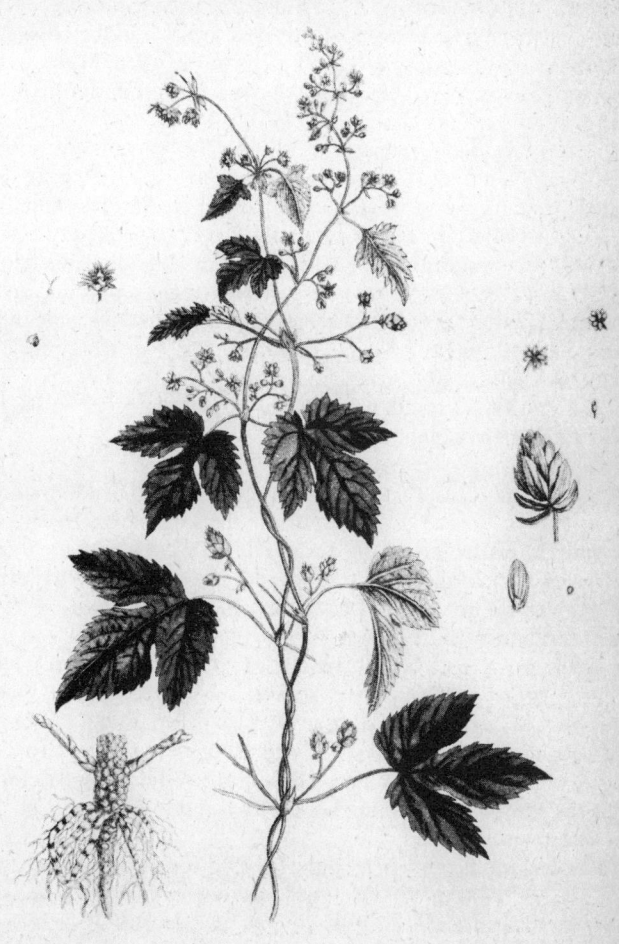

lupulus vertreibt den Zorn, reinigt das Blut von allen galligen Säften und bringt alle Brände und Entzündungen desselben zum Erlöschen. (Denn man darf nicht vergessen, daß Menschen, die einen schlechten Charakter haben, nicht mit Absicht so sind, sondern an zu scharfem Blut leiden!) Sein Saft, mit Zucker dick wie Sirup eingekocht, heilt die Gelbsucht ... kühlt Brennen in der Leber und im Magen ... ist ausgezeichnet gegen das hitzige Fieber, das von zu vielem Blut und galligen Säften kommt ...« Im Mittelalter hielt man ihn für nützlich bei Beschwerden, die von der Leber oder Milz kommen.

Lieutaud schreibt in seinem »Précis de la matière médicale« (1766): »Die jungen Triebe und die noch zarten Spitzen werden in der Medizin verwendet. Diese Teile der Pflanze sind, ebenso wie der Erdrauch, eine Leberarznei von keineswegs geringer Kraft. Es ist wohlbekannt, daß sie auch das Blut reinigen und den Skorbut bekämpfen; auch wirken sie appetitanregend und harntreibend, manchmal sogar abführend. Dieser Eigenschaften halber rühmt man den Hopfen bei juckendem Ausschlag, Flechten und anderen Hautkrankheiten. Menschen, die von Hysterie, Vapeurs (Blutwallungen) und Hypochondrie befallen sind, werden sich besser fühlen, wenn sie Hopfen einnehmen.«

Eigenschaften: Daß der Hopfen eine wirksame Heilpflanze ist, wurde erst zu Beginn des 19. Jahrhunderts durch zahlreiche Analysen und klinische Versuche bestätigt. Erwiesen ist seine deutlich beruhigende Wirkung auf das Nervensystem. In der Pflanzenmedizin verwendet man die Blütenzapfen; diese enthalten Lupulin, einen Stoff, der die Nerven beruhigt und die Sinneslust dämpft. Diese letzte Eigenschaft erklärt die Tatsache, daß starke Biertrinker gewöhnlich wenig sexuellen Appetit entwickeln. Andererseits ist seine einschläfernde Wirkung außerordentlich nützlich bei Schlaflosigkeit aus nervöser Ursache; und einige Forschungsarbeiten haben ausdrücklich seine kalmierende und sedierende Wirkung betont, Eigenschaften, die zur Dämpfung anomaler sexueller Begierden beitragen können.

In normaler Dosis wirkt der Hopfen appetitanregend und fördert die Verdauung. Er ist außerdem ein gutes Tonikum, das bei Blutarmut, Ermüdungserscheinungen, in der Rekonvaleszenz und für ältere Menschen empfehlenswert ist. Der Aufguß aus den Zapfen reinigt Blut und Lymphe auf rasante Weise und schwemmt dabei noch Giftstoffe aus.

Auch als Diuretikum und Gallenheilmittel kann man die Zapfen verwenden; sie bringen die gestörte Funktion der Leber wieder in Ordnung und bewirken die Ausscheidung von Harnsäure und anderen gicht- und rheumatismusfördernden Abfallprodukten.

Es wäre noch hinzuzufügen, daß er auch noch fieberdämpfend, leicht abführend und wurmtreibend wirkt.

Anwendungsformen: Bei allen obengenannten Indikationen ist der Aufguß am geeignetsten: 15–20 g Zapfen auf 1 l kochendes Wasser, 10 Minuten ziehen lassen und mit Honig süßen, um den bitteren Geschmack zu mildern. Zum Aperitif läßt man 50 g Zapfen in 1 l Weißwein 8 Tage ziehen, siebt dann durch und süßt nach. Die jungen Triebe sind eßbar und haben einen feinen, spargelähnlichen Geschmack.

In Nordeuropa und England stopfte man früher die Kopfkissen mit Hopfenzapfen, was bei Kindern und nervösen Leuten ein leichteres Einschlafen bewirken sollte.

HUFLATTICH
(Gewöhnlicher) Tussilago farfara

Beschreibung: Mehrjähriges Kraut, wächst auf feuchten, tonigen Böden, auf Abhängen, in Gräben und am Flußufer. Grader Stengel, einfach, mit einer einzigen Blüte, 10–15 cm lang, mit häutigen Schuppen besetzt. Grundständige Blätter, gestielt, abgerundet, gezähnt, oben hellgrün, an der Unterseite weißlich-flaumig. Blüten strahlenförmig, einzeln, goldgelb; die männlichen Blüten stehen innen in einem Köpfchen, die weiblichen außen am Rande derselben. Die Früchte sind seidig gefiedert, so daß sie über weite Strecken fliegen und für die Verbreitung der Art sorgen. Die Blüten muß man noch in der Knospe sammeln (Februar bis März), denn sie gehen beim Trocknen auf. Verwendet werden vornehmlich die Blüten, manchmal die Blätter, sehr selten die Wurzeln. Der Huflattich hat eigenartigerweise die Blüten vor den Blättern; daher hieß er im Mittelalter auch »filius ante patrem« (»der Sohn vor dem Vater«). Sein deutscher Name weist auf die Form der großen runden Blätter hin, die mit einem Hufabdruck Ähnlichkeit haben. Sein wissenschaftlicher Name kommt vermutlich vom lateinischen »tussis« = Husten und »agere« = verjagen, vertreiben.

Geschichte: Der Huflattich zählte schon immer zu den Brustheilpflanzen, ähnlich wie Malve, Königskerze, Veilchen u. a.

Hippokrates verordnete die Wurzel in Milch gekocht gegen Lungengeschwüre. Dioscorides, Galen und Plinius berichten, daß der Rauch der Blätter sehr segensreich bei Asthma, Bronchitis, Luftröhrenentzündung und allerlei Reizzuständen ist. Diese Angabe wird im Jahre 1665 von Schroder bestätigt, der versichert, Rauch von Huflattichblättern sei sehr segensreich bei allen Lungenkrankheiten; und die Abkochung sei, äußerlich angewandt, unübertrefflich bei hitzigen und entzündeten Geschwüren. Simon Pauli meint, die Abkochung von Blüten in Wein mit Zusatz von ein wenig Mastix und Bleiglätte heile offene ödematöse Beingeschwüre, die sonst leicht brandig würden. Pitton de Tournefort wußte ein ausgezeichnetes Rezept gegen trockenen Husten, das Chomel überliefert hat: »Man nimmt vier Hände voll Huflattichblätter und drei Fingerspitzen Blüten, zwei Hände voll Spitzentriebe von Ysop, eine Unze getrocknete Weintrauben, drei Löffel Narbonneser Honig; das Ganze tut man in einen Topf, gießt vier Pinten kochendes Wasser auf, läßt nur dreimal kurz aufkochen, nimmt den Topf vom Feuer, deckt ihn zu und seiht nach dem Abkühlen durch.«

Die Blätter wurden ebenfalls genutzt; es gibt Berichte, daß der markgräflich-brandenburgische Leibarzt Dr. Hiller mehrere kränkliche und schwächliche Kinder dadurch geheilt hat, daß er ihnen Huflattichblätter, mit Butter und ein wenig Mehl gekocht, zu essen gab.

Nicolas Lémery gibt in seiner »Pharmacopée universelle« das Rezept eines Sirups auf Huflattichbasis: »Man nehme Wurzeln des Huflattichs, ein halbes Pfund; je vier Hände voll Blätter und Blüten derselben Pflanze, zwei Hände voll des Krautes Frauenhaar und eine Unze Lakritze. Das Ganze lasse man in vier Pinten gewöhnlichen Wassers so lange kochen, bis ein Drittel verkocht ist; dann filtere und kläre man und bereite aus der Flüssigkeit mit fünf Pfund besten Zuckers den Sirup nach der Kunst.«

Dodoens schließlich sagt: »Grüne Huflattichblätter, mit Honig verrieben, lindern und heilen die brennende Entzündung, die man St.-Antonius-Feuer nennt (gemeint ist die Gürtelrose).«

Eigenschaften: Der Huflattich ist vor allem eines der besten Brustheilmittel; sehr nützlich bei Bronchitis, weil er den Husten lindert und den Auswurf löst. Er wirkt auch sehr gut bei Asthma, Luftröhrenentzündung und sonstigen krampf- und anfallsbetonten

Hustenleiden.

Wie der Eukalyptus ist der Huflattich ein Ersatz für Tabak; sein Rauch lindert Hustenanfälle, sowohl bei trockenem als auch bei verschleimtem Husten. Starke Raucher, die mit der Zigarette im Mund schlafen gehen und aufstehen, tun gut daran, die Morgenzigarette durch diesen Pseudotabak zu ersetzen; dann werden die Anfälle von Raucherhusten verschwinden, die nicht nur ihren eigenen Hals wund machen, sondern auch die Nerven der ganzen Familie.

Huflattich enthält Gerbsäure, Inulin, Gallen- und Pektinsäure, Öl, Pigmente und viel Schleimsubstanz.

Die Abkochung von Huflattichblättern ist nicht nur lindernd und heilend für die Atemwege, sondern auch von großem Nutzen bei der Tuberkulose und der Schwellungen der Halslymphdrüsen. Cazin sagt, Huflattich sei überhaupt gut gegen Drüsenschwellungen, besonders gegen Husten mit Drüsenbeteiligung. Bei Hautausschlägen, Abszessen und offenen Wunden, die zu geschwüriger Ausartung tendieren, wirken Umschläge mit frischen zerquetschten Blättern sehr günstig.

Anwendungsformen: Man kann auch Blätter, die man mit den Blüten anderer Pektoralpflanzen mischen kann, um den hustenlindernden Effekt zu verstärken.

Zum Aufguß braucht man 20–30 g auf 1 l Wasser. Da der Huflattich streng und bitter schmeckt, muß man Minze, Anis oder Thymian zusetzen. Dosierung: 3–5 Tassen am Tag.

Zum Dekokt, das nur äußerlich zu gebrauchen ist, benötigt man 60–100 g auf 1 l Wasser.

Die getrockneten Blätter kann man, nachdem sie eine leichte Gärung durchgemacht haben, wie Tabak rauchen.

HUNDSROSE
Rosa canina

Beschreibung: Wild wachsender Kletterstrauch, der mehrere Meter hoch werden kann. Zweige aufrecht oder hängend, stark verzweigt, stachelig. Blätter wechselständig, gefiedert (5–7 Teilblättchen). Blüten einzelstehend, gestielt, weiß oder rosa. Den Kindern auf dem Lande liefert sie ein Juckpulver, nämlich die behaarten

Kerne aus den roten Früchten (Hagebutten). Zu medizinischen Zwecken verwendet man die Blütenblätter, die Hagebutten und die Gallen.

Geschichte: Der Name weist auf eine von Plinius überlieferte Legende hin, wonach diese den Biß eines tollwütigen Hundes heilen soll. Nicolas Lémery spricht von den Heilkräften der Hundsrose, und besonders erwähnt er »eine Art Schwamm, so groß wie ein kleiner Apfel oder eine große Nuß von roter Farbe, genannt Hundsrosenschwamm oder *bédégar.* Dieser hat große zusammenziehende Kraft; man destilliert aus ihm ein Augenwasser«. Lieutaud ist der Meinung, daß »die Früchte der Hundsrose, die säuerlich-streng und etwas bitter schmecken, erfrischend, magenstärkend, bei Durchfall stopfend und außerdem harntreibend wirken und wegen dieser Eigenschaften sehr nützlich bei Wassersucht und sogar bei Nierenkoliken sind«.

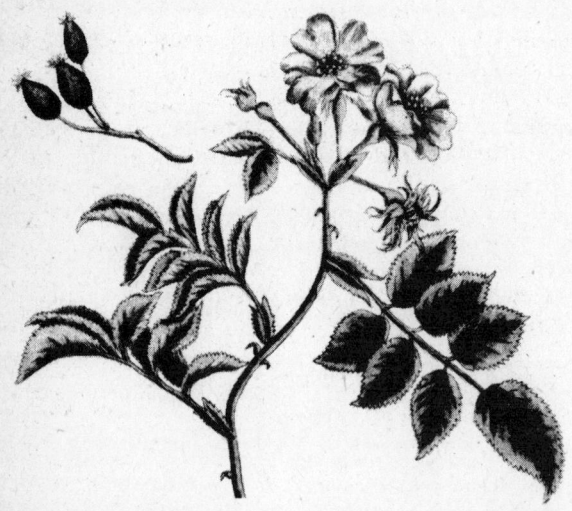

Eigenschaften: Die Hundsrose besitzt ziemlich die gleichen Heilkräfte wie andere Rosenarten auch. Die Früchte wirken harntreibend und zusammenziehend. Sie leisten gute Dienste bei Durchfällen und Blasensteinen; auch reinigen sie das Blut und die sonstigen Körpersäfte. Die Blütenblätter dagegen wirken milde abführend und tonisierend.

Man darf die Hagebuttenmarmelade nicht vergessen, nach Prof.

Binet ein Heilmittel gegen Skorbut und Rachitis, sehr vitaminreich (besonders an Vitamin C) und gerbsäurehaltig, mithin ein ausgezeichnetes Stärkungsmittel für einen anfälligen oder geschwächten Organismus.

Anwendungsformen: Zum Aufguß braucht man 15–20 g Blütenblätter auf 1 l Wasser. Dosierung: 3–4 Tassen pro Tag.

Die Früchte (Hagebutten) werden im Dekokt verwendet, wenn sie schön rot sind. 30–60 g auf 1 l kochendes Wasser; 1 Stunde ziehen lassen, dann durch ein feines Tuch filtern. Mehrmals am Tage zu trinken.

Hier ein Rezept aus dem 18. Jahrhundert für Hagebuttenmarmelade: »Man nehme ganz reife Früchte und entferne sorgfältig die Kerne und Haare. Dann schneide man sie in kleine Stücke und feuchte diese mit etwas Rotwein an, decke das Gefäß zu und lasse 24 Stunden an einem kühlen Ort ziehen. Dann muß man das Ganze in einem Mörser zerstoßen und den Brei durch ein feines Sieb passieren, damit die Schalen zurückbleiben. Sodann wird Zuckersirup zugesetzt, und zwar 750 g auf 500 g Hagebuttenbrei. Man läßt zuerst den Zuckersirup allein aufkochen, dann rührt man den Hagebuttenbrei darunter und läßt nur ganz kurz aufkochen. (Dadurch bleibt das Vitamin C wenigstens zum Teil erhalten.) Vor dem Einfüllen etwas abkühlen lassen.«

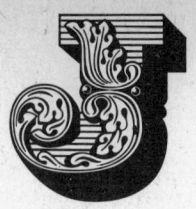

JOHANNISBEERE
(Schwarze) Ribes nigrum

Beschreibung: Häufig in Gärten angepflanzter Strauch, der in Mitteleuropa auch wild vorkommt. Blätter und Früchte haben einen charakteristischen, leicht moschusartigen Duft. Die Beeren sind schwarz und werden, wie auch die Blätter, für eine ganze Reihe von Arzneien genutzt. Sammelzeit: Mai bis Juli.

Geschichte: In der Antike wird die Schwarze Johannisbeere nicht erwähnt. Sie taucht in der Pharmazie erst im 17. Jahrhundert auf. Forestus und Schroder nennen sie als Diuretikum. 1631 gibt Ph. Guybert in seinem »Médecin charitable« (»Der wohltätige Arzt«) das Rezept zu einem heilkräftigen Gelee. In dem auf Befehl Seiner Königlichen Hoheit des Herzogs von Cumberland verfaßten und 1753 in französischer Sprache in Paris erschienenen »Abrégé de la médecine pratique« (»Kurzer Abriß der praktischen Heilkunde«) werden »die wundersamen Tugenden der schwarzen oder wilden Johannisbeere« aufgezählt. Es heißt dort, sie wirke tonisierend, herzstärkend, kräftigend, appetitanregend, harntreibend, löse Steine auf und bekämpfe die Gicht.

Eigenschaften: Über die Früchte der Schwarzen Johannisbeere braucht man nicht ausführlich zu reden. Bekanntlich lassen sich aus ihnen köstliche Marmeladen, Säfte, Liköre und sogar ein Aperitif auf Weißweinbasis bereiten. Die Beeren sind sehr reich an Vitamin C und P sowie an verschiedenen mineralischen Substanzen: ein Öl, diverse Zucker, Pektine u. a. m.

Uns interessieren hier die Blätter. Diese enthalten ätherisches Öl, Tannin (Gerbsäure) und Mineralsalze. Sie wirken stark harntreibend, regen die Nierenfunktion an und bringen bei rheumatischen Schmerzen Linderung.

Cazin hat nachgewiesen, daß die Schwarze Johannisbeere bei

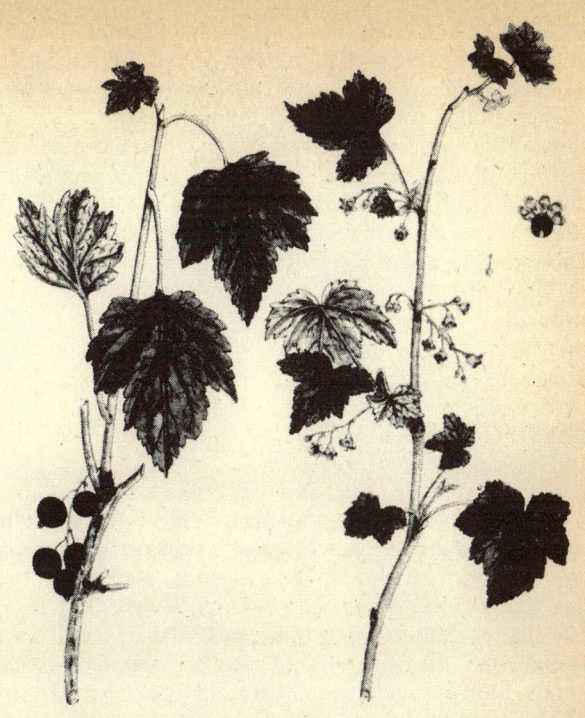

akutem Rheumatismus, Fieberanfällen, Magenschmerzen, Ödemen, Harngrieß und chronischen Durchfällen eindeutig heilend wirkt.

Anwendungsformen: In einer kleinen Abhandlung aus dem Jahre 1712 von P. Abbespy, die in Bordeaux erschienen und nicht mehr auffindbar ist, wurde die beste und einfachste Zubereitung angegeben. Man braucht nur zwei Hände voll frischer Blätter in 1 l Weiß- oder Rotwein mehrere Tage lang ziehen lassen. Dieses Getränk, das man im Spätsommer ansetzen sollte, bleibt lange frisch und kann in allen obengenannten Fällen gegeben werden.

Im gleichen Werk stand auch ein erprobtes Mittel gegen Gicht- und Rheumaknoten (insbesondere bei Rheumatismus deformans): »Man nehme eine gute Handvoll Blätter der Schwarzen Johannisbeere und gleichviel Lorbeer-, Salbei- und Rosmarinblätter, lege alles in einen Deckeltopf oder ein verschließbares Glas, fülle mit gutem Weißwein auf und setze das Gefäß 24 Sunden lang der Sonne oder milder Wärme aus.« Mit dieser Flüssigkeit werden die erkrankten Stellen eingerieben, bis Heilung eintritt.

Zum Aufguß eignen sich junge Blätter am besten, und zwar nimmt man 200 g auf 1 l kochendes Wasser. Will man möglichst rasche und kräftige diuretische oder antirheumatische Wirkung erzielen, so ist es ratsam, Geißbart, Eschenblätter und Pfefferminze zuzusetzen. Man kann sich diesen Aufguß als ständiges Getränk angewöhnen; mindestens sollte man im Bedarfsfall 5–6 Tassen pro Tag trinken.

JOHANNISKRAUT
(Echtes) Hypericum perforatum

Beschreibung: Mehrjährige Pflanze, sehr verbreitet an unbebauten Orten, Feldern, Hecken. Harte, holzige, verzweigte, gelblichbraune Wurzel. Stengel 60–80 cm hoch, steif, kahl, verzweigt. Kleine, gegenständige, stengellose, länglichovale Blätter. Fünfblätterige rotgelbe Blüten in endständigen Rispen (Juni bis August). Eiförmige, drei- bis fünfzipflige Fruchtkapseln, die winzige Körner enthalten. Man sammelt die Rispen zur Blütezeit, jedoch vor der vollen Entfaltung.

Der lateinische Name »perforatum« kommt daher, daß die Blätter mit zahlreichen Drüsen bedeckt sind, die Oleoresin enthalten und, wenn man das Blatt gegen das Licht hält, durchsichtig werden, so daß sie wie kleine Löcher aussehen.

Geschichte: In alten Zeiten glaubte man, das Johanniskraut vertreibe böse Geister und Dämonen; nach der Tradition sollte es nur am 24. Juni, dem Johannistag, zur Mittagszeit gepflückt werden. Schon Galen rühmt die Heilkraft des Hyperiums bei Wunden, Verbrennungen und Geschwüren und sagt, daß die Abkochung ein sicheres Mittel gegen Gicht sei.

Fast alle älteren Autoren betonen einstimmig seine wund- und brustheilenden, blutstillenden und beruhigenden Eigenschaften. Wie beim Gundermann und einigen anderen Kräutern, die den Anhängern der Signaturenlehre (Schule des Paracelsus) lieb und teuer sind, entspricht der rote Saft des Johanniskrauts der roten Farbe des

Blutes, und daher wurde es von diesen Ärzten als Spezifikum für Verwundungen und sonstige durch äußere Einwirkung entstandenen Blutungen angesehen.

Nach J. Chomel gibt man »das Johanniskraut innerlich, um Hindernisse in den Eingeweiden zu beseitigen, um Nieren- und Blasengrieß durch den Urin abgehen zu lassen, um Würmer abzutöten, Blut, das durch einen Schlag oder Sturz gestockt ist, wieder flüssig zu machen, um die hypochondrischen Dünste niederzuschlagen und die angeblich Besessenen zu heilen – daher denn auch dieses Kraut ›Fuga daemonium‹ (Teufelsaustreiber) genannt wird«.

Aber das Johanniskraut, das die Alten wegen seiner angeblich unzähligen Tugenden und Kräfte hochgelobt hatten, ist schließlich in Vergessenheit geraten. Seine guten Eigenschaften, früher so hochgeschätzt, sind untergegangen, und nur noch selten, irgendwo in versteckten Ecken auf dem Lande, nimmt man noch Johanniskrautöl gegen Schlagverletzungen, Schnitt- und sonstige offene Wunden.

Eigenschaften: Nach Cazin ». . . verdient das Johanniskraut weder die pompösen Lobreden der Alten, noch die absolute Indifferenz der Heutigen«. In der Tat ist es ein in mehr als einer Hinsicht schätzenswertes Kraut, aus dem sich sehr viel Nutzen ziehen läßt. Äußerlich angewendet, lindert es den Schmerz bei rheumatischen Schüben, Schlagverletzungen, Blutergüssen, Verbrennungen, Zerrungen und Prellungen. Auch in Form von Öl kann man das Johanniskraut, wie in vergangenen Jahrhunderten, bei Wundschmerzen, offenen Wunden, Verbrennungen, Schnitten und Rissen anwenden; auch bei Gichtanfällen und Verrenkungen wirkt es schmerzlindernd. Aber darüber hinaus ist das Johanniskraut eine gute Hustenmedizin und ein Antiseptikum; es hilft gegen Blutandrang, bei chronischen Lungenleiden, Leberschädigungen und Kreislaufstörungen. Cazin hat es mit Erfolg bei Asthma, offener Tuberkulose, Blutspeien und Cystitis (Blasenentzündung) verwendet, ja sogar bei Leukämie (Blutkrebs).

Anwendungsformen: Johanniskrautöl bereitet man aus den sorgfältig gereinigten, kleingehackten blühenden Spitzentrieben. Man braucht 250 g auf 1 l Olivenöl. Statt Olivenöl kann man auch ein anderes natürliches Pflanzenöl nehmen, etwa Sonnenblumen- oder Maisöl. Man tut das Ganze in ein gut verschließbares Glasgefäß und läßt es 4–5 Tage lang an der Sonne oder bei milder Hitze im Wasserbad stehen. Dann siebt man unter starkem Druck durch, setzt dem

Öl nochmals 250 g Blüten zu, läßt nochmals ebenso lange ziehen und fährt so fort, bis man ein Öl von schöner blutroter Farbe hat. Dann läßt man abklären und filtert nochmals, bis keine Rückstände mehr im Öl sind.

Chomel gibt ein einfacheres Rezept auf Alkoholbasis: »Man nehme frischgepflückte Johanniskrautblüten, tue sie zusammen mit gutem Weingeist (45%igem Alkohol oder Branntwein) in eine Flasche, verkorke fest und lasse sie einen Monat an der Sonne stehen, bis die Mischung eine schöne rote Farbe hat; dann siebe man durch und lasse etwa 1 Drachme auf je ein halbes Pfund dieser Tinktur darin zergehen.«

Die alten Pariser Apotheker wußten einen Johanniskrautlikör zu bereiten, der im 19. Jahrhundert sehr beliebt war. Das Rezept: 25 g Blüten werden in ein gut verschließbares Glasgefäß getan und mit 500 g Branntwein übergossen. Das Gefäß setzt man 15–25 Tage lang der Sonne aus, siebt dann durch und fügt 60 g Zucker zu.

Zum Aufguß oder zur Abkochung braucht man 15–20 g getrocknete Blütentriebe auf 1 l kochendes Wasser. Dosierung: 3–4 Tassen pro Tag.

Es ist auch noch anzumerken, daß das Johanniskraut ein ätherisches Öl enthält, außerdem Gerbsäure, gelbe Flavonpigmente und schließlich ein rotes Pigment (Hypericin) mit photosynthetischen Eigenschaften, ähnlich denen der Bergamotte (einer Zitrusfrucht), welche durch Fixierung des Melanins in der Haut die Sonnenbräunung fördert.

JUDENKIRSCHE
(Blasenkirsche) Physalis alkekengi

Beschreibung: Mehrjährige Pflanze mit aufgerichtetem Stengel, die bis zu 1 m hoch werden kann. Die einzeln stehenden Blüten sprießen am Blattgrund. Sie ist mit ihren rotgelben lampionähnlichen Früchten eine sehr dekorative Pflanze. Der griechische Name *Physalis* bedeutet »Fläschchen«. Im Innern dieses »Fläschchens« befindet sich eine rotgelbe beerenartige Frucht, die wie eine kleine Kirsche aussieht und bitter-säuerlich schmeckt. Man sammelt sie im September.

Geschichte: Die Beeren sind seit langem in der vegetabilischen Medizin bekannt. Bereits Schroder verwendete sie als Diuretikum und zur Auflösung von Nierensteinen.

Eigenschaften: Zu allen Zeiten galt die Judenkirsche als harntreibende, steinlösende und blutreinigende Arznei. Die Indikationen sind Gicht, Rheuma, Arthritis, Wasseransammlungen in den Geweben. Zusammen mit Quecke, Geißbart und Schachtelhalm ergibt

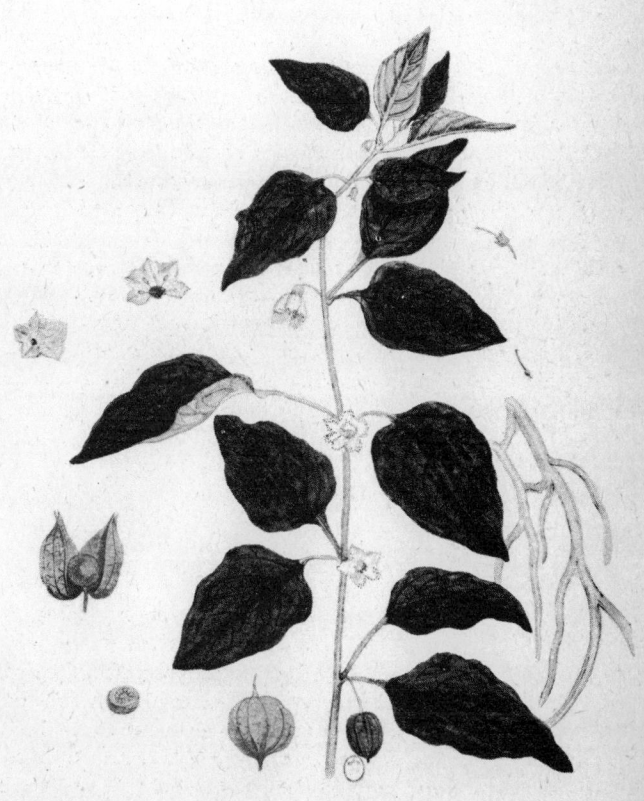

sie einen Aufguß, der in allen obengenannten Fällen stark flüssig-
keitsentziehend wirkt.

Die Beere, aus der man Marmelade kochen kann, ist auch roh
eßbar und enthält mehr Vitamin C als Zitrone und Orange, fast
soviel wie die Hagebutte. Sie erfrischt und reinigt das Blut; die
harntreibende Wirkung ist noch stärker als beim Aufguß.

Anwendungsformen: Die Abkochung aus Judenkirschen (einige
Minuten lang kochen und 15 Minuten lang ziehen lassen) schmeckt
leicht säuerlich und wirkt harntreibend. Für den Aufguß nimmt
man etwa 50 g getrocknete Beeren auf 1 l Wasser. Dosis: 3 Tassen
pro Tag.

Früher bereitete man aus dem ausgepreßten Öl der Beeren Pillen
gegen Gicht. Beliebt war auch ein Aperitif aus zwei Handvoll zerkleinerten Beeren auf 1 l Weißwein, den man 8 Tage stehenließ.
Auch Blätter, Kelche und Stengel sind verwendbar, sie liefern einen
Bitterstoff, der harntreibend und fiebersenkend wirkt.

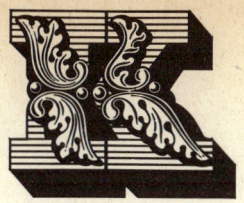

KAMILLE
(Edel-K.) Anthemis nobilis

Beschreibung: Mehrjährige, 30–35 cm hohe Pflanze; in gemä-
ßigten Klimaten sehr verbreitet, wächst auf trockenem, etwas san-
digem Boden. Die Blüte besteht aus einem Kranz weißer Rand-
blütenblätter und einem dichten, halbkugelförmigem Körbchen aus
weißen Zungen- und gelben Röhrenblüten (Gattung Korbblütler
oder Compositae). Die Blüten stehen einzeln an den Enden des verzweigten Stengels. Die Kamille blüht den ganzen Sommer hindurch,
doch muß man die Blüten zu Beginn der Blütezeit sammeln, am
besten im Juni/Juli. Sie sind schwierig zu trocknen.

Die Kamille gehört zu den klassischen Heilpflanzen und war
früher in jeder Familienapotheke als Arznei gegen Verdauungsbeschwerden oder Magenkrämpfe vorrätig.

Es gibt verschiedene Abarten der Kamille, darunter eine, die
vorwiegend als Mittel zur Abwehr von Insekten dient. Wir sprechen hier von der Edel-Kamille, der geschätztesten Art; doch auch
die Echte Kamille (Martricaria chamomilla) ist erwähnenswert.

Geschichte: Schon in der Antike war die Kamille bekannt; und
die arabischen Ärzte verwendeten ein Kamillenöl zum Einreiben
bei Neuralgien und Gliederreißen. Galen, der größte griechische
Arzt nach Hippokrates, sagt, daß sie bei den Weisen Ägyptens wegen ihrer fieber- und hitzedämpfenden Kraft als die Blume des
Sonnengottes galt. Bei den alten Griechen hieß sie *parthenion* und
war das Mittel gegen alle Arten von Wechselfieber. Dioscorides
verschrieb sie gegen Gelbsucht, Gallensteine und Augenleiden sowie, als Einlauf, bei Fieberanfällen.

In neuerer Zeit rühmt sie Lieutaud (1766) besonders als Mittel
gegen Krämpfe, Fieber, Blähungen, Gicht und Reißen. In dem 1876
erschienenen unschätzbaren »Traité pratique et raisonné des
plantes médicales« (Praktische und theoretische Abhandlung über

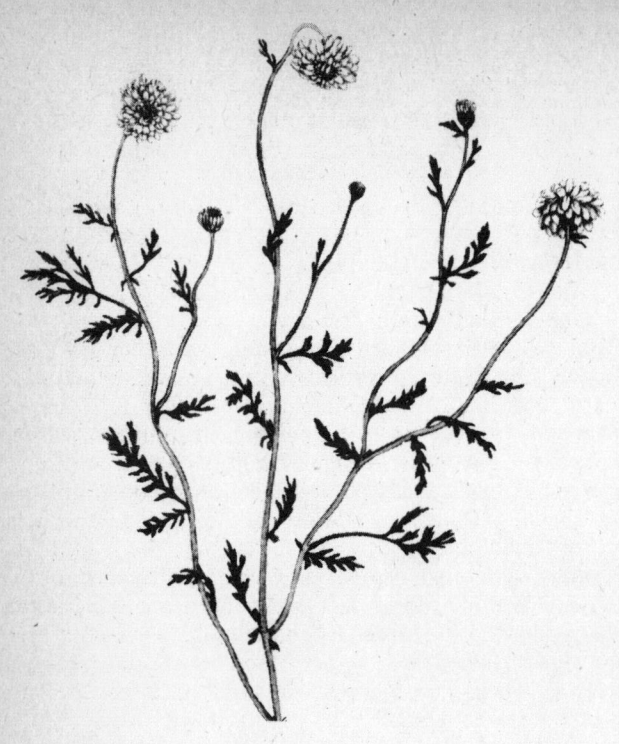

die Heilpflanzen«) des berühmten Doktors Cazin sen. erscheint die Kamille als eine der besten Arzneien gegen Fieber und Verdauungsstörungen. Außerdem, so heißt es dort, sei sie ein allgemeines Stärkungsmittel und wirke beruhigend bei Erregungszuständen.

Eigenschaften: Bei der Analyse findet man als Hauptbestandteile: eine dunkelblaue Essenz, die Azulen (ein wertvolles Antiallergikum) enthält; diverse Terpene, Flavon-Heteroside, Cumarin, eine Kampferverbindung, ein Harz, und Gerbsäure.

Die Kamille wirkt krampflösend und fieberdämpfend. Ihre spezielle, höchst wohltuende Wirkung auf die Verdauungswege ist wohlbekannt. Sie ist eine sehr vielseitige Heilpflanze; außer den bereits genannten Eigenschaften schreibt man ihr auch wurmtreibende und menstruationsfördernde Wirkung zu. Tatsache ist jedenfalls, daß sie bei allen Magenkrämpfen, Verdauungsschwierigkeiten, gastrointestinalen Koliken, Colitis, Blähungen, Appetitlosigkeit, Entkräftung, allgemeiner Müdigkeit, schmerzhafter oder unzureichender Menstruation, Neuralgien, Asthma und periodischem Fieber erhebliche Linderung bringen kann. Äußerlich angewandt, ist sie ein wertvolles mildes Antiseptikum bei Augenleiden (Entzündungen der Bindehaut, der Lider oder der Pupille). Kamillenabkochung hilft auch ausgezeichnet bei Fingerwurm (Panaritium), entzündlichen Hautrissen und Mundfäule.

Einreibung mit Kamillenöl hilft bei Verstauchungen, Schlagverletzungen, Verrenkungen, Wunden aller Art und rheumatischen Schmerzen.

Schießlich ist noch anzumerken, daß Kamillenhaarwäsche dem Haar die natürliche Blondheit erhält, insbesondere, wenn es zum Nachdunkeln neigt.

Anwendungsformen: Kamille kann in verschiedenen Zubereitungen verwendet werden. Beim Aufguß soll man mindestens einen Eßlöffel getrockneter Blüten auf die Tasse nehmen und mindestens 10–20 Minuten ziehen lassen. Man trinkt 1 Tasse nach jeder Mahlzeit und vorm Schlafengehen.

Will man einen tonisierenden Aperitif bereiten, so läßt man 50 g Blüten 10 Tage lang in 1 l kräftigem Weißwein ziehen und filtert dann. Dosierung: 1 Likörglas vor jeder Mahlzeit.

Gewöhnlich nimmt man Kamille allein, aber man kann auch sehr gut Anis, Salbei, Pfefferminze, Linde oder Engelwurz zusetzen. Auch der Aufguß von Kamille mit Boldo ist wohlschmeckend und wirksam.

Abkochungen zum äußerlichen Gebrauch bereitet man mit 20 bis 30 g getrockneten Blüten. Man kann die verwendeten Blüten dann noch direkt auf die Geschwüre, Risse oder Wunden legen und mit einem Gazeverband bedecken. Wenn man diese Abkochung zu Einläufen verwendet, sollte man einen Eßlöffel Olivenöl zusetzen.

Zur lokalen Behandlung von Gicht- und Rheumaschmerzen verfährt man wie folgt: 60 g getrocknete Blüten mit 0,5 l Olivenöl 2–3 Stunden lang im Wasserbad stark erhitzen, dann filtern und 10 g Kampfer zusetzen. Mit dieser Mischung werden die schmerzenden Stellen langsam und längere Zeit massiert.

KAPUZINERKRESSE
Tropaelum majus

Beschreibung: Einjährige Pflanze mit krautigen, glatten Stengeln, zahlreichen runden, fünffach gelappten Blättern. Große gesporne Einzelblüten mit verwachsenem Kelch. Das oberste der fünf Blütenblätter liegt haubenartig auf (daher der Name). Geteilte Frucht aus drei fleischigen gerieften Schalen, deren jede ein eiförmiges Samenkorn umschließt. Die ganze Pflanze einschließlich der Blüten und Früchte wird verwendet. Sammelzeit Juni bis September.

Geschichte: Man kennt die Kapuzinerkresse mit ihren lustigen, wie kleine phrygische Mützen geformten Blüten hauptsächlich als Schmuckpflanze. Weder als Heilkraut noch als Gemüse ist sie sonderlich bekannt. Sie stammt aus Peru und wurde zu Beginn des 17. Jahrhunderts nach Europa eingeführt; damals hieß sie Indische Kresse. Im Jahre 1805 erwähnt sie Cartheuser als Gallenarznei, Diuretikum und Mittel gegen Skorbut. Cazin sen. bezeichnet sie außerdem als Tonikum und Stimulans; sie sei, wie er meint, den einheimischen Kressearten durchaus ebenbürtig.

Eigenschaften: Man weiß erst seit einiger Zeit, daß die ganze Pflanze ausgesprochen bakterizide Wirkstoffe enthält, und daß sie wegen ihres starken Schwefelgehalts ein ausgezeichnetes Mittel gegen Lungen- und Bronchialaffektionen ist. In Deutschland wurde vor einigen Jahren aus der Kapuzinerkresse das Tromalyt entwickelt, ein sehr gut verträgliches Antibiotikum für den innerlichen Gebrauch, das erste, das aus einer höheren Pflanze und nicht aus Schimmelpilzen stammt. Chemisch ist es Benzyl-Isothiocyanat, und sein Vorteil liegt darin, daß es die natürliche Darmflora vollkommen intakt läßt, die durch die klassischen Antibiotika stets mehr oder weniger zerstört wird.

In der empirisch ausgerichteten Medizin ihres Heimatlandes wird die Kapuzinerkresse zur Wundbehandlung verwendet; die französische Volksmedizin schätzte sie früher als Brustheilmittel und Diuretikum, und man behandelte mit ihr die chronische Bronchitis ebenso wie Cystitis, Pyelitis und andere Nieren-Blasen-Affektionen.

Wieder einmal muß man feststellen, daß die alten Indikationen vollkommen mit denen übereinstimmen, die durch klinische Forschungen der jüngsten Zeit herausgearbeitet worden sind; denn nach diesen kann man Grippe, Erkältungen, Nieren- und Blasenaffektionen sehr gut mit der Kapuzinerkresse behandeln.

Andererseits zählt sie durch ihren hohen Gehalt an Phosphorsäure und essentiellem Schwefel zu den Mitteln, mit denen sich vorzeitige Senilität und echte Alterserscheinungen bekämpfen lassen.

Wir wollen auch nicht vergessen, daß sie ein wertvolles Küchenkraut ist, denn die Blüten geben eine ausgezeichnete Salatwürze ab, von ihrer anregenden, sogar leicht aphrodisiakischen Wirkung gar nicht zu sprechen. Und wie der Abbé Rozier in seinem »Lehrbuch des Ackerbaus« vom Jahre 1785 verrät, schmecken die vor dem Aufblühen gepflückten und dann in Essig eingelegten Blütenknospen sogar besser und aromatischer als Kapern.

Anwendungsformen: Man kann die Blätter und Blüten der Kapuzinerkresse als Salat essen, entweder mit Lattich, grünem oder Römischem Salat (was den etwas faden Geschmack dieser Salate aufhöht) oder auch allein. Die jungen Blütenknospen kann man in Essig einlegen wie Gürkchen und sie dann an Stelle von Kapern nehmen.

Alle Teile der Pflanze sind verwendbar. Zum Aufguß nimmt man am besten 10 frische Blüten auf 1 Viertelliter Wasser. Man kann noch ein aromatisches Kraut zusetzen, um den etwas eigenartigen Geschmack zu überdecken. Dosierung: 2–3 Tassen am Tag, jedoch außerhalb der Mahlzeiten.

Hier ein Rezept nach Dr. Leclerc für ein Haarwasser: je 100 g frische Blätter und Samen der Kapuzinerkresse, frische Brennesselblätter und frische Buchsbaumblätter. Fein hacken und 14 Tage in 0,5 l Alkohol (90 %) ziehen lassen. Den Saft ausdrücken, filtern, dann Quellwasser oder Thymianaufguß zusetzen, um den Alkoholgehalt zu senken. Man kann mit ein paar Tropfen eines beliebigen ätherischen Öls parfümieren. Morgens und abends, wenn nötig auch öfter, die Kopfhaut damit einreiben.

KIEFER
(Wald-K., zahlreiche Unterarten) Pinus sylvestris

Beschreibung: Wer kennt nicht diese großen, schönen, immergrünen Bäume, die so balsamisch duften? Es gibt zahlreiche Arten, die so ziemlich überall verbreitet sind, am Meeresstrand wie auf schneebedeckten Bergen. Zu medizinischen Zwecken werden in der Hauptsache die jungen Triebe verwendet.

Geschichte: Das Mittel der Wahl bei Affektionen der Atemwege! Schon Hippokrates gebrauchte es bei Lungenleiden, Halsentzündung und Blutandrang. Theophrastes von Eresos spricht in seinem »Traktat über die Pflanzen« des langen und breiten von den Kiefern und beschreibt mehrere Arten. Avicenna und andere arabische Ärzte bereiteten aus ihr ein Spezifikum gegen Lungenschwindsucht und Lungengeschwüre. Plinius beschreibt im Buch XVI seiner »Naturgeschichte« ausführlich ihre medizinischen Eigenschaften. Palladius sagt in seinem vierzehnbändigen Monumentalwerk »De re rustica« (»Über die Landwirtschaft«) von der Pinie, einer Verwandten der Kiefer: »Piniennüsse, die Samenträger der angebauten Pinie, sehen wie langgezogene Mandeln aus; sie sind ölhaltig und schmecken ähnlich wie Walnüsse.« Die Römer gaben sich mit der Pinienkultur große Mühe; sie ernteten die Nüsse vor der vollen Reife und bewahrten sie geschält auf. Manchmal wurden sie aber auch in der Schale gelagert, und zwar in mit Erde gefüllten Tonkrügen (XII, 7). Die Bewohner von Piemont kochten Piennüsse in Honig und nannte dieses Gericht »aquiceli« (Plinius, XV, 9).

Noch vor Linné hat Gaspard Bauhin in seiner »Histoire des Plantes« (Basel 1658) die Merkmale der Kiefer aufgezählt. Cartheuser schreibt in seiner »Materia medica« (1755) vom Therebentin (Terpentin), das ». . . unter die stärksten schmerzlindernden und harntreibenden Mittel gerechnet werden muß. Innerlich verschreibt man es allerdings selten, und dann nur mit Eigelb verquirlt. In dieser Form heilt es den hartnäckigsten Husten, schleimiges Asthma, schleimig-griesige Nierenentzündung, akuten Tripper und Weißfluß. Es ist auch Bestandteil der meisten Balsame, die Geschwüre zur Reife und Auflösung bringen, auch vieler nervenstärkenden Arzneien«.

Der Pfarrer Kneipp riet, man solle, wenn man durch einen Nadelwald wandert, ein Stückchen Harz essen, denn dieses Harz stärke den Gesamtorganismus und sei bei Brustschwäche und Lungenkrankheit ganz besonders zu empfehlen.

Eigenschaften: Auch heute noch sind frische Kieferntriebe ein Brustheilmittel von Bedeutung, dessen Wirkung bei Lungen- und Bronchienaffektionen unbestreitbar ist. Die therapeutischen Qualitäten von Kiefern- und Tannentrieben sind ungefähr gleich. Beide

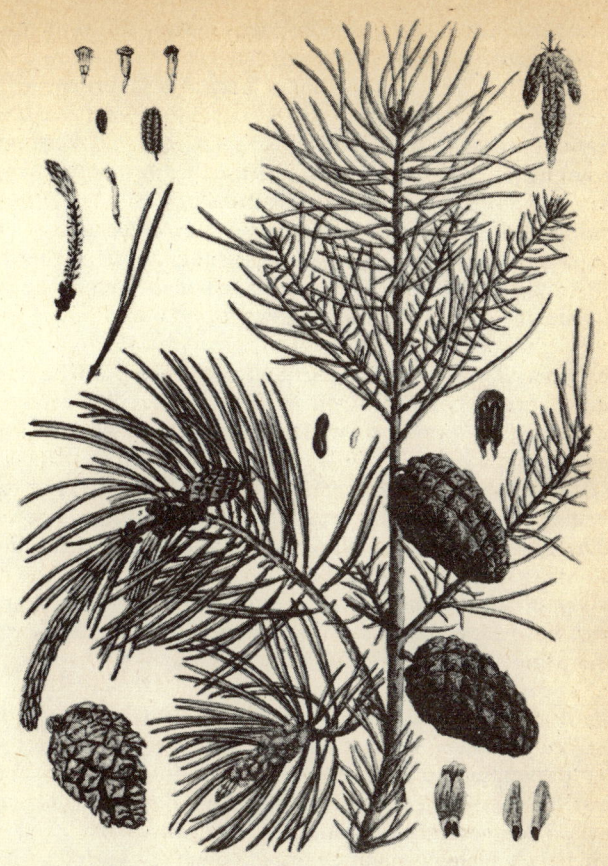

Arten enthalten auf 1 kg Holz über 200 g Harz und sind sehr heilsam bei allen Affektionen der Atemwege: einfacher oder chronischer Bronchitis, Lungenentzündung, Asthma und sogar Tuberkulose. Außerdem helfen sie sehr bei Affektionen der Leber und besonders der Harnorgane, also Nieren-, Nebennieren-, Blasenentzündung, Nieren- und Blasenstein, Harnleiterentzündung und Weißfluß. Kieferntriebe sind außerdem auch ein sehr kräftiges Antiseptikum, das in seiner entgiftenden, desinfizierenden, die Wundheilung begünstigenden Wirkung nicht zu übertreffen ist; darüber hinaus stimulieren und dynamisieren sie die Nebennierenrinde.

Diese letztere Aktion ist besonders interessant, da man mit ihr gegen die sexuelle Asthenie (Impotenz) angehen kann.

Zum äußerlichen Gebrauch nimmt man das ätherische Öl, die Essenz oder die Triebe selber als tonisierenden und stärkenden Badezusatz, der auch bei Rheumatismus, Gicht und bestimmten Hautkrankheiten sehr geeignet ist, ebenso bei Ermüdungserscheinungen der Nerven und Muskeln (Muskelkater).

Zum innerlichen Gebrauch wird immer die Abkochung aus Kiefern- oder Tannentrieben, mit Honig gesüßt, am vorteilhaftesten sein, und zwar sowohl als allgemeines Stärkungsmittel als auch bei Affektionen der Atemwege, Rheumatismus und Gicht.

Anwendungsformen: Man braucht 20–30 g Triebe auf 1 l Wasser. 5 Minuten kochen, dann 15 Minuten ziehen lassen. Dosierung: 3–5 Tassen täglich; bei Bronchitis und heftigen Affektionen der Atemwege auch mehr.

Für den Badezusatz nimmt man 100–120 g Triebe auf 2 l Wasser (Abkochung wie oben), das man dann in die gefüllte Badewanne gießt. Um eine ausreichende Wirkung zu erzielen, muß man mindestens 20 Minuten im Wasser bleiben.

Ein Dampfbad (Sauna) mit ätherischem Kiefernöl oder Terpentinessenz bewirkt erstaunliche, rasche und gefahrlose Gewichtsabnahme; und bei Gicht- und Rheumaanfällen verschwinden dadurch die Schmerzen.

In bestimmten Gegenden zapft man die Kiefern an, um Rohterpentin zu gewinnen, aus dem die Terpentinessenz destilliert wird. Diese ist Bestandteil zahlreicher klassischer Arzneien, zu denen auch das einst berühmte »Haarlemer Öl« gehört, das zwar heutzutage ziemlich in Vergessenheit geraten, aber nichtsdestoweniger sehr wirksam bei allen obengenannten Indikationen ist. Auch das Hydrat des Terpentins, das Terpen, wird gern verwendet, weil es den Schleim in den Bronchien sehr gut löst.

KLATSCHMOHN
Papaver rhoeas

Beschreibung: Dünne, gewundene, faserige Wurzel. Stengel gerade, verzweigt, 50–70 cm hoch, leicht behaart. Blätter gegenständig, gefiedert, behaart, gezähnt. Große endständige Einzelblüte von lebhaftem Rot mit einem schwarzen Fleck am Blütengrund. Der Klatschmohn, ein naher Verwandter des opiumhaltigen Schlafmohns (P. somniferum), wächst verbreitet in Getreidefeldern, wo er durch seine rote Farbe schon von weitem auffällt. Man verwendet Blütenblätter und Kapseln, die von Mai bis Juli gesammelt werden.

Geschichte: Dioscorides sagt, daß fünf oder sechs Mohnköpfe, in Wein halb zerkocht, einen Trank ergeben, von dem der Mensch ruhig wird und schläft. Ein *acetabulos* (etwa 60 g) Mohnkörner, mit Honigwasser getrunken, erleichtere den Leib auf angenehme Weise. Plinius stellt die gleichen Eigenschaften fest: »Neben dem angebauten und dem wilden Mohn gibt es eine Zwischenform, die von selbst in angebauten Getreidefeldern wächst; wir nennen sie *rhoeas* oder *Irr-Mohn.* Manche Leute sammeln ihn und essen die Blütenkelche. Fünf bis sechs Rhoeas-Köpfe, in drei *heminen* Wein gekocht, purgieren und bringen Schlaf.« (XX, 77)

In seinem »Abrège de l'histoire des plantes usuelles« (»Abriß der Naturgeschichte der Gebrauchspflanzen«) stellt Chomel fest, daß der Klatschmohn sehr nützlich bei Brustleiden sei; eine Abkochung aus einem Dutzend Mohnköpfen, einer Handvoll Gerste und einer genügenden Menge Lakritze in drei Pinten Wasser sei von ausgezeichneter Wirkung.

Und doch ist der Mohn, der in alten Zeiten einen so großartigen Ruf hatte, nach und nach in Vergessenheit geraten und spielt heute nur noch als Husten- und Beruhigungsmittel eine gewisse Rolle. *Sic transit . . .*

Eigenschaften: Die frische Blüte strömt, wenn man sie zerreibt, einen lebhaften, sehr charakteristischen Opiumduft aus. Ritzt man die Kapseln an, so schwitzen sie einen weißen, milchigen Saft aus, der genau wie Opium gerinnt. Die Analyse dieses Milchsaftes zeigt jedoch, daß er keine Morphine enthält, sondern lediglich vier Alkaloide (nicht die des Schlafmohns), außerdem einen vegetabilischen Schleim und Anthociane. Trotzdem sollten Patienten, die gegen opiumhaltige Arzneien allergisch sind, auch den Mohn meiden.

Die Pflanze verdient keineswegs, so vernachlässigt zu werden, wie das heute der Fall ist, denn sie ist zweifellos eins der besten Mittel gegen Schlaflosigkeit und sonstige Schlafstörungen. Außerdem ist ihre Wirksamkeit bei Nervosität, Lungenkatarrh, Asthma, Keuchhusten und sonstigem Anfallhusten einwandfrei belegt.

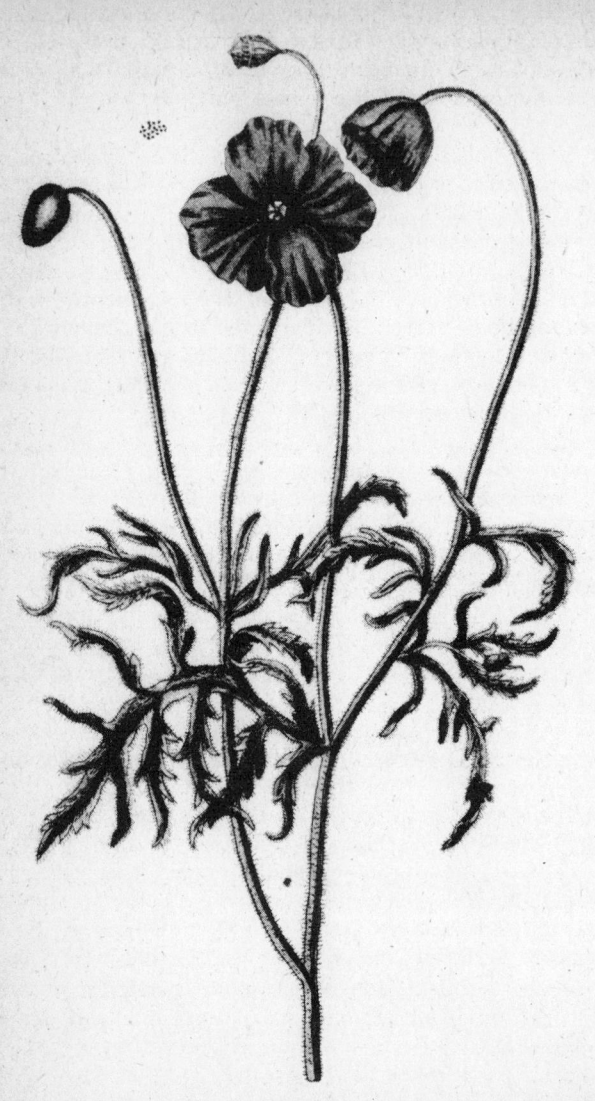

Anwendungsformen: Die alten arabischen Ärzte ließen bei Schlaflosigkeit Mohnkörner, in Honig zerstampft, mehrmals täglich einnehmen. Als Hustenarznei werden die Blüten zu Sirup oder Aufguß genommen (3–4 Fingerspitzen Blütenblätter pro Tasse). Dieser Aufguß wirkt krampf- und schleimlösend und lindert den Hustenreiz.

Auch die schweißtreibenden Kräfte des Mohns sind sehr wertvoll bei allen Affektionen der Atemwege. Gemischt mit Königskerzen-, Malven- und Veilchenblüten, dazu Huflattich und eine Prise Anis zum Aromatisieren, ergeben sie einen hochwirksamen Brusttee.

Gegen Schlaflosigkeit nimmt man vorzugsweise die getrockneten Kapseln, die gepflückt werden müssen, wenn sie noch grünlich-gelb, d. h. noch nicht völlig trocken sind. Aus ihnen bereitet man eine Abkochung, und zwar von 6–8 Stück auf 0,5 l Wasser. Kindern unter 8 Jahren sollte man diesen Aufguß jedoch nicht geben.

KLETTE
(Große) Arctium cappa

Beschreibung: Kindern, die auf dem Lande leben, ist die Klette wohlbekannt, jene hohe, häufig an Wegrändern wachsende großblättrige Pflanze mit den stachligen Kugelfrüchten, die sich an Kleidern und Haaren festsetzen und mit denen man so schön werfen kann. Sammelzeit ist März bis April.

Geschichte: Ähnlich wie der Alant war die Klette im Mittelalter sehr geschätzt wegen ihrer heilenden und lösenden Kräfte, besonders zum äußerlichen Gebrauch bei Hautkrankheiten. In den alten Pharmakopöen heißt es, sie wirke lösend, harntreibend, schweißtreibend, reinigend, auch ein wenig zusammenziehend und wohltätig bei Brustleiden. Man verordnete sie gegen Asthma, Blutspucken, Skrofeln (tuberkulöse Geschwüre), Aussatz und Krätze. Wie es heißt, wurde König Heinrich III. von Frankreich durch eine Klettenarznei von den »furchtbaren Blattern« (der Syphilis) geheilt; seitdem schrieb man der Klette immer wieder eine Heilwirkung bei Geschlechtskrankheiten zu. Sie wurde auch sehr gerühmt als Mittel gegen Gicht, Arthritis und Rheumatismus. Außerdem soll sie den Zuckerspiegel senken, was für Diabetiker interessant ist.

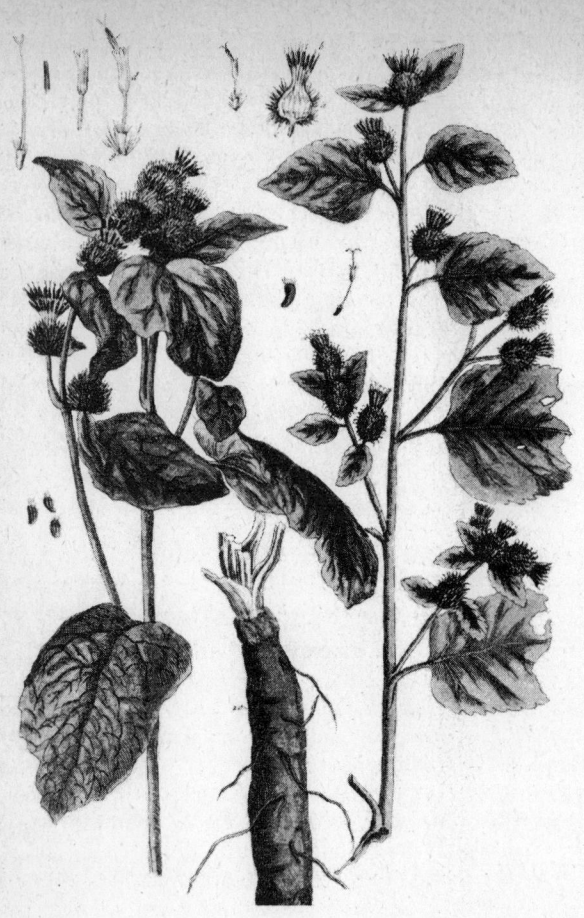

Eigenschaften: Zu Anfang dieses Jahrhunderts wurden in einigen Forschungsarbeiten die Behauptungen der Altvorderen zum großen Teil bestätigt und die harntreibenden, reinigenden, gallefördernden Qualitäten der Klette einwandfrei festgestellt. Die Klette ist gut gegen Rheumatismus, Gicht, allgemeine Arthritis und Hautleiden, die durch Giftstoffe im Blut oder allergische Reaktionen entstanden sind.

Für den äußerlichen Gebrauch empfiehlt sich die Verwendung der frischen, zerkleinerten Wurzeln und Blätter, und zwar gegen

Furunkeln, Flechten, Akne, hartnäckige Ekzeme, Herpes (Rose) – überhaupt alle Hautkrankheiten.

Anwendungsformen: Eine Klettensalbe bereitet man, indem man frische Blätter im Mörser zerreibt und sie dann 24 Stunden lang bei milder Wärme in einem gut verschlossenen Glasgefäß mit Olivenöl ziehen läßt. Dann filtert man und preßt aus dem Rückstand noch möglichst viel von dem darin enthaltenen Öl aus. Das Mittel soll möglichst frisch verbraucht werden; bei täglicher Anwendung wird man innerhalb von 3–4 Tagen deutliche Besserung erzielen.

Ein wirksames Mittel gegen Kahlköpfigkeit ist der Aufguß aus 30 g frischer Klette in 1 l Wasser; zur Konservierung füge man einige Eßlöffel reinen Alkohol hinzu. Mit dieser Tinktur reibt man die Kopfhaut morgens und abends kräftig ein. Anscheinend ist das in der Klette enthaltene Inulin die hier wirkende Substanz. Auch aus der frisch gezogenen Wurzel bereite man einen Aufguß: 50–60 g auf 1 l Wasser. Dosierung: 5–6 Tassen pro Tag.

Abgesehen von ihrer therapeutischen Wirkung ist die Klette auch ein gutes Wildgemüse; die jungen Triebe schmecken roh oder gekocht ganz annehmbar. In manchen Gegenden Frankreichs und Japans kocht man die Wurzel, die ähnlich wie Schwarzwurzel schmeckt.

KÖNIGSKERZE
(Kleinblütige) Verbascum thapsus

Beschreibung: Diese hohe, zweijährige Pflanze mit gelben, in Kolben stehenden Blüten und wolligen Blättern ist ziemlich überall verbreitet, besonders auf unbebauten Flächen, Aufschüttungen, Bahndämmen, an trockenen und steinigen Orten. Der aufrecht stehende Stengel trägt große, dicke, weißliche, etwas wollige Blätter. Die Blüten werden von Juli bis September gesammelt.

Geschichte: Diese Pflanze spielt in der Geschichte der Therapie eine große Rolle. Nach Hippokrates heilt sie fast alle Verwundungen. Plinius empfiehlt sie gegen alle Lungenleiden; auch in der berühmten Pharmakologie des Jean Schroder (1665) gilt die Abkochung der Blätter und Wurzeln als das Mittel der Wahl bei Lungenaffektionen, Koliken. Das Königskerzenöl soll, äußerlich gebraucht, Hämorrhoiden heilen. Lémery weist ebenfalls auf diese Indikation hin und betont die schmerzlindernde Wirkung. Auf dem Lande wird sie heute noch geschätzt, weil sie den Husten stillt, den Schleim in den Bronchien löst und allgemein lindernd wirkt.

Eigenschaften: Sie kommt bei Bronchialkatarrh zur Anwendung; Dr. Leclerc schreibt in seinem berühmten Werk über die Pflanzenheilkunde: »Ich habe bei manchem alten Asthmatiker erlebt, daß seine Qualen durch die leicht narkotisierende Wirkung einer Königskerzeninfusion gelindert wurden.«

Frische Blüten, in Milch abgekocht, erweisen sich anscheinend auch bei Tuberkulose als heilsam. Äußerlich wendet man die Königskerze gegen Furunkeln, Panaritium (Fingerwurm) und Hämorrhoiden an; hierzu werden frische Blüten und Blätter in Milch dick eingekocht.

Anwendungsformen: Insonderheit als Hustenmittel ist die Königskerze beliebt. Zum Aufguß nimmt man 10–20 g Blüten auf 1 l Wasser; man muß die Flüssigkeit jedoch sorgfältig durch ein feines Tuch seihen, um die feinen Härchen zu entfernen, die im Hals kratzen würden. Mit Honig süßen.

Die Königskerze gehört zu den vier klassischen Brustheilkräutern. Rezepte solcher Mischungen findet man im letzten Abschnitt dieses Buches.

20 g frische, gereinigte Blüten, die man etwa 10 Tage lang in 0,25 l Olivenöl ziehen läßt, ergeben einen ausgezeichneten Wundbalsam. Dosierung: 2–3mal täglich auftragen bei Abszessen, Furunkeln, Fingerwurm, Geschwüren, Verbrennungen, Flechten.

KORIANDER

Coriandrum sativum

Beschreibung: Wildwachsend in den Mittelmeerländern. Dünne, spitze, windende, gefaserte Wurzel. Runder, gerippeter, kahler Stengel, 70–90 cm hoch. Gegenständige gefiederte Blätter mit ovalen oder abgerundeten Teilblättern, mittellang gestielt, feingezähnt. Weiße oder rosa Blüten in endständigen, 5–8strahligen Dolden. Runde, gerippte, kugelförmige Schalenfrucht. Sammelzeit: September.

Die frische Frucht strömt, wenn man sie zerstampft, einen unangenehmen wanzenähnlichen Geruch aus (daher der Name, der vom griechischen *koris* = Wanze kommt). In Wirklichkeit handelt es sich um den Geruch des orientalischen Kümmels (Carvi), dessen ätherisches Öl in der Hauptsache aus Cumarinaldehyd besteht.

Geschichte: Koriander wurde schon im alten Ägypten zur Zeit der Ramessiden angebaut; in mehreren Gräbern wurden Koriandersamen gefunden. Gersten- und Hirsefladen, die Grundnahrungsmittel des Landes, wurden mit Koriander gewürzt. Herodot überliefert, daß die Ägypter auch Fleisch und Fisch kräftig mit Koriander würzten.

Archestratos, ein berühmter griechischer Küchenmeister, würzte seine Saucen mit Koriander, und Apicius nennt Koriander in zahlreichen Rezepten. Xenokrates, ein Schüler Platos, behauptet, daß bei Frauen, die Koriander essen, die Regel aussetze, und zwar einen Tag für jedes Korn (zitiert bei Plinius, XX, 82). Varro, Poet und Gelehrter im alten Rom (116–27 v. Chr.) sagt, daß eine Mischung aus zerstoßenem Koriander, Kümmel und Essig verhindere, daß Fleisch bei großer Hitze verdirbt.

J. F. R. Cartheuser schreibt in seiner »Materia medica« (1765): ». . . diese Körner gehören zu den besten Arzneien für Magen und Kopf, weswegen man sie nicht selten gegen Magenschwäche, Bauchgrimmen, Blähungen, Schwindel vom Magen her, beginnenden Grauen Star, hartnäckigen Schnupfen und Gedächtnisschwäche verordnet.«

Eigenschaften: In Spanien und den meisten anderen Mittelmeerländern ist Koriander als Gewürz für Braten, Saucen und andere Gerichte ebenso beliebt wie Pfeffer, Kümmel, Muskat und sonstige pflanzliche Aromata. Auch bei manchen Magenlikören wird Koriander zugesetzt, z. B. bei dem berühmten Chartreuse, beim Izzara, Melissengeist, Magenbitter u. a.

Koriander hat ganz ähnliche Eigenschaften wie die sogenannten »heißen« Gewürze der Alten (Anis, Fenchel, Garten- und wilder Kümmel), d. h. er hat vor allem magenheilende, krampflösende und entgasende Wirkung.

Koriander würzt nicht nur, er regt auch die Verdauung an, vertreibt anomale Luftansammlungen im Darm und wirkt beruhigend bei Krämpfen und nervöser Erregung. Die griechischen Ärzte, darunter Hippokrates, verordneten die Körner gegen Fallsucht und sonstige Nervenleiden, auch zur Linderung von Gebärmutter-

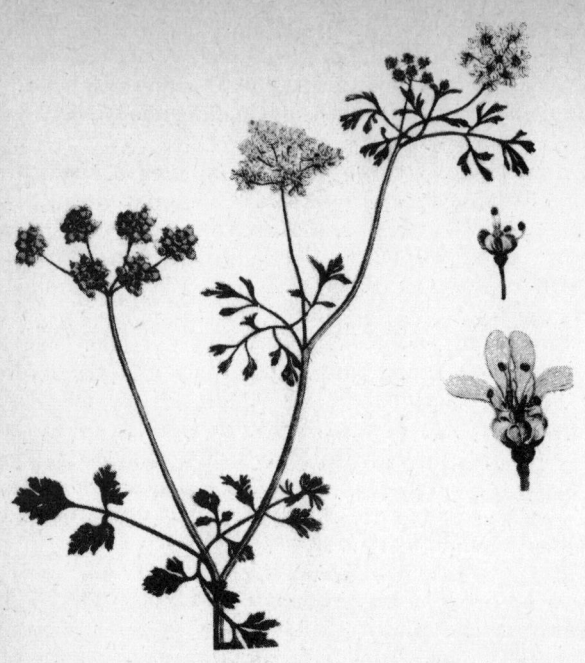

schmerzen. Man weiß heutzutage, daß der Glaube an die Heilkraft des Korianders bei den meisten dieser Indikationen durchaus gerechtfertigt war. Doch geht man nicht so weit, ihn für ein Aphrodisiakum zu halten, wie es im 17. Jahrhundert Du Four de la Crespélière tat, der in seinen *Poésies amoureuses* schrieb:

> ». . . er geilt, man mag's für sicher halten,
> Die jungen Kerle und die Alten.«

Dr. Leclerc verordnete Koriander bei gewissen Fieberzuständen, Grippe, zerebraler Erschöpfung und allgemeiner Schwäche. In geringen Mengen wirkt Koriander ähnlich wie Alkohol: er euphorisiert, erregt und stimuliert. In hohen Dosen ist die Wirkung genau entgegengesetzt: er deprimiert, ermüdet und bewirkt eine Benommenheit, die zum Kollaps führen kann.

Anwendungsformen: Zum Dekokt nimmt man einen gehäuften Teelöffel Korianderkörner auf eine Tasse kochendes Wasser. 30 Minuten ziehen lassen. Dosierung: 1 Tasse nach jeder Mahlzeit.

KORNBLUME
Centaurea cyanus

Beschreibung: Wie der Klatschmohn in Getreidefeldern üppig verbreitet. Im Gebirge kommt eine rotbraune Abart vor, die auch als Gartenschmuck angepflanzt wird. Die Kornblume aus der Familie Centaureae ist einjährig, hat einen verzweigten Stengel, pelzige Blätter und tiefblaue Blüten. Sie wird vor der vollen Reife, von Mai bis August, gesammelt.

Geschichte: Der Sage nach hat sie ihren Namen von dem Centauren Chiron, einem Sohne Saturns, der dem Gott der Heilkunde, Äskulap, Unterricht über die Heilkräuter gab und die Kräfte der Kornblume entdeckte.

Die Apotheker des 17. Jahrhunderts bereiteten aus der Kornblume ein linderndes und stärkendes Augenwasser, in dem sie zerstampfte Blüten in Tau oder geschmolzenem Schnee ziehen ließen und dann im Wasserbad destillierten. Das war das »Brillenbrechwasser«, so genannt, weil es die Sehkraft derart stärkte, daß man nachher seine Brille zerbrechen konnte.

Aber die Kornblume hat auch noch andere interessante Eigenschaften: sie wirkt zusammenziehend, harntreibend, verdauungsfördernd und ist ein mildes Anregungsmittel für die Galle.

Kornblumenaufguß empfiehlt sich in allen Fällen, wo die Verdauung nicht richtig funktioniert oder Leber und Nieren zu langsam arbeiten. Auch bei rheumatischen Schüben ist er angezeigt.

Die Asche der Pflanze ist sehr reich an Salpeter und ergibt, mit Weißwein vermischt, eine wirksame Arznei gegen Arthrosen (siehe Besenginster), Ödeme und Altersbeschwerden.

Anwendungsformen: Zum Aufguß nimmt man einige Fingerspitzen getrockneter Blüten auf eine Tasse kochendes Wasser (oder 15 g auf 1 l). Dosierung: 2 Tassen pro Tag. Man kann auch 30 g Blüten 8–10 Tage lang in 1 l Weißwein ziehen lassen. Das ergibt einen guten Aperitif.

Zum äußerlichen Gebrauch bereitet man eine Abkochung aus den Blüten, die als Augenbad und zur Spülung bei Mundfäule, Zahnfleisch- und Halsentzündungen dient.

Ein Schönheitswasser zur Gesichtspflege bereitet man, indem man bei milder Wärme die folgenden Ingredienzen in Quell- oder Regenwasser 48 Stunden lang ziehen läßt:

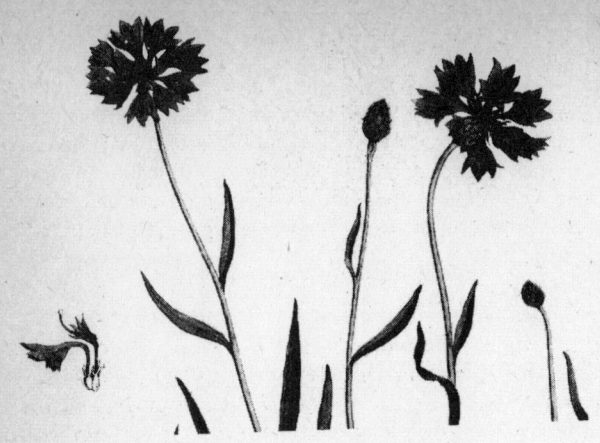

Kornblumenblüten	15 g
Schöllkrautblüten	5 g
Butterblumenblüten	5 g
Rosenblütenblätter	10 g
Mohnblütenblätter	5 g

Zur Konservierung fügt man nach dem Filtern einige Kubikzentimeter 90%igem Alkohol zu.

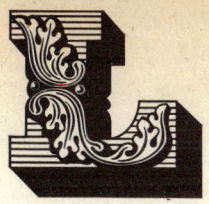

LABKRAUT
(Echtes) Galium verum

Beschreibung: Das Gelbe oder Echte Labkraut ist stärker verbreitet als die anderen Unterarten. Es wächst auf Feldern, an
Hecken, Weg- und Straßenrändern und blüht den ganzen Sommer
hindurch. Sonderbarerweise bringt es (worauf schon der Name
hindeutet) Milch zum Gerinnen; man braucht nur ein paar blühende
Spitzentriebe hineinzutun. Die langen, spröden Zweige sind mit
winzigen widerhakigen Borsten besetzt und bleiben daher leicht an
den Kleidern hängen. Man sammelt es während der Blüte, von Juni
bis September.

Geschichte: In der Antike nahm man es bei Magenkrankheiten,
nervösen Störungen, Krämpfen, und benutzte es äußerlich als
Wundbalsam (die zerstampfte Pflanze wurde als Pflaster aufgelegt).
Tabernaemontanus empfiehlt in seinem Kräuterbuch vom Jahre
1588 den Saft des Labkrauts gegen Krätze und Milchschorf bei
Kleinkindern. Man hielt das Labkraut auch für ein gutes Wundheilmittel und behandelte Verletzungen, Geschwüre, Flechten und
andere Hautschäden äußerlich mit dem frischen Saft. Hier ein altes
ländliches Rezept für eine Salbe, die fast alle Hautkrankheiten
sicher heilt: 100 g frische, zerstampfte Pflanzenteile, 50 g pulverisierte Ulmenrinde, mit 500 g Schweineschmalz verknetet mehrere
Stunden lang milde erhitzen, dann abkühlen lassen.
Das Labkraut hatte auch einen ausgezeichneten Ruf als Arznei
gegen Nervenkrankheiten, Fallsucht und allerlei Krämpfe. Im Jahre
1698 schrieb Lémery darüber: »Man schätzt es gegen die Fallsucht,
doch darf die Pflanze nur einige Stunden in kaltem Wasser ziehen.
Es heißt, daß sie als heißer Aufguß nicht so gut wirkt.«
Außerdem ist im Volk die Ansicht verbreitet, die auch von manchen Autoren geteilt wird, daß das Labkraut eine beträchtliche anti-
karzinogene (krebsbekämpfende) Wirkung hat. Man braucht diesen

Glauben nicht gänzlich von der Hand zu weisen, denn es steht fest, daß die Pflanze einige spezifische Stoffe enthält, darunter ein Enzym.

Eigenschaften: Es ist kaum verwunderlich, daß das Labkraut trotz seiner interessanten Eigenschaften in Vergessenheit geraten ist, wie nur allzu viele andere Heilpflanzen auch. Jedenfalls wirkt es krampflösend, blutreinigend, schweißtreibend und begünstigt die Wundheilung, ähnlich wie der Waldmeister. Es ist nicht so unbedeutend, wie es den Anschein hat; man wird damit bei Magenschmerzen nervösen Ursprungs, Krämpfen, Hysterie und nervösen Störungen gute Erfolge erzielen.

Anwendungsformen: Die ganze blühende Pflanze oder auch nur die Spitzentriebe verwendet man zum Aufguß, und zwar 30–60 g auf 1 l Wasser. Man trinkt davon mehrere Tassen am Tage.

LAVENDEL
(Echter) Lavendula augustifolia

Beschreibung: Holziger Wurzelstock. Zahlreiche schlanke, gerade verzweigte Stengel von 60–70 cm Höhe. Gegenständige Blätter, schmal, lanzettförmig, weißlich-grün. Kleine, blauviolette, endständige Blüten in Scheinähren. Blütezeit Juni bis September. Verwendet werden die blütentragenden Spitzen kurz vor der völligen Reife.

Es gibt mehrere Unterarten des Lavendels, die alle wegen ihres ätherischen Öls angebaut werden, das in der Parfümindustrie häufig verwendet wird.

Geschichte: Bei den alten Griechen hieß der Lavendel *nardus.* Plinius beschreibt ihn unter dem Namen Pseudo-Nardus. Galen hat sie im VIII. Buch seiner »Naturheilkunde« behandelt. Der Nardus sei, so meint er, ein sehr wertvolles Kraut; als Aufguß getrunken, sei er gut für Magen und Leber. Die Äbtissin Hildegard von Bingen widmet ihm einige Seiten, auf denen sie seine antiseptische und blutreinigende Wirkung rühmt.

Nach Matthiole ist der Lavendel die ideale Pflanze, um Affektionen und Krankheiten des Gehirns zu bekämpfen, wie Nervosität, Krämpfe, Lähmungen, Schlaganfälle. Auch gegen Magen-, Leber-

und Milzkrankheiten sei sie zu brauchen; besonders die Abkochung, und zwar zusammen mit Andorn, Zimt, Fenchelwurzel und Spargel sei sie sehr gut gegen die Gelbsucht. Weiter sagt er, daß ein Trank aus den destillierten Blüten, zwei Löffel täglich, ein souveränes Herztonikum sei. Jean Schroder versichert 1665, daß der Lavendel ein sicheres Mittel gegen Nervenleiden seelischen Ursprungs sei (Krämpfe, Schwindel etc.), auch gegen Blähungen, Bauchkoliken und Lungenaffektionen, wie etwa Katarrh.

Im 18. Jahrhundert galt der Lavendel als eines der »Kopf-Spezifika«, und Nicolas Lémery bezeugt, daß er Gehirn und Nerven stärkt: ». . . man nimmt ihn bei Schlaganfällen, Lähmungen, lethargischen Zuständen, fallender Sucht und Gliederreißen. Er vertreibt die Winde, bringt bei Frauen die Monatsregel in Gang, wirkt Zersetzungsprozessen entgegen, macht schwitzen und treibt dadurch die bösen Säfte aus. Man kann ihn innerlich und äußerlich gebrauchen.«

Bei den Römern wurde der Lavendel als Badezusatz und Hautpflegemittel benutzt. Die sprachliche Wurzel seines Namens ist das lateinische *lavare* = waschen.

Noch unsere Großmütter legten kleine Beutel mit Lavendel zwischen die Wäschestöße im Leinenschrank, um die Insekten, besonders Motten, abzuwehren; überdies gab er der Wäsche einen frischen, lieblichen Duft, wesentlich angenehmer als Naphthalingeruch.

Eigenschaften: Heutzutage wird der Lavendel mehr als Toilettenwasser und Parfüm benutzt, als Arznei dagegen kaum noch. Aber abgesehen von seinem frischen, lieblichen Aroma ist der Lavendel auch ein ausgezeichnetes Nerventonikum und wirkt außerdem krampflösend, antiseptisch und harntreibend, verhindert die Gasbildung im Darm und ist magenfreundlich. Man stellt also wieder einmal mit Überzeugung fest, daß unsere Altvordern recht gehabt haben und daß ihre durch Erfahrung gefundenen Indikationen fast völlig mit denen übereinstimmen, die moderne Forscher erarbeitet haben.

Lavendel beruhigt tatsächlich die Nerven, und man empfiehlt ihn daher bei Krämpfen, Erregungszuständen und Nervosität. Nicht gesichert ist die antiseptische und schleimlösende Wirkung auf Lunge und Bronchien bei Grippe oder sonstigen Erkältungen.

Jedenfalls ist der Lavendel ein sehr gutes allgemeines und spezielles Herztonikum, beruhigt die überreizten Nerven und lindert Krampfanfälle oder unterdrückt sie ganz.

Auf Magen und Darm wirkt er ebenfalls günstig, indem er die Verdauungssekretion und die Peristaltik (Bewegung des Darms) anregt. Henri Leclerc, Jean Valnet und andere moderne Pflanzenheilkundler geben zahlreiche Rezepte auf Lavendelbasis an, mit denen Verbrennungen, Stiche, Wunden (auch stark vereiterte, und Verletzungen im gynäkologischen Bereich) behandelt werden können. Bei Asthma, Lungenaffektionen, Grippe, Kehlkopfentzündung, Keuchhusten sind Lavendelinhalationen sehr nützlich.

Anwendungsformen: In der Hauptsache als Dekokt: 15–30 g auf 1 l Wasser; einige Minuten kochen und dann ziehen lassen. Bei infektiösen Erkrankungen mit Fieberausbrüchen (Masern, Windpocken etc.) empfiehlt Dr. Leclerc folgende harn- und schweißtreibende Mischung:

Lavendelblüten	10 g
Butterblumenblüten	5 g
Borretschblüten	5 g
Ginsterblüten	5 g
Blüten des wilden	
Stiefmütterchens	5 g

1 Eßlöffel dieser Mischung pro Tasse kochendes Wasser. Dosierung: 3–4 Tassen täglich.

Ein ausgezeichnetes Wundmittel und Antiseptikum zum äußerlichen Gebrauch: 100 g Lavendelblüten, 100 g blühende Spitzentriebe des Johanniskrauts und 30 g Kamille in 500 g 90%igem Alkohol 14 Tage ziehen lassen, dann filtern. 10 g Kampfer und nach dessen vollständiger Auflösung 300 cl Wasser zusetzen, um den Alkoholgrad zu senken. Vor Gebrauch gut schütteln.

LEIN
Echter (auch Öl- oder Faserlein), Linum usitatissimum

Beschreibung: Dünne, einfache, faserige Wurzel. Stengel 50 bis 70 cm hoch, gerade, kahl, rund, an der Spitze verzweigt. Blätter stengellos, glänzendgrün, abstehend, lanzettförmig, spitz. Blaue, gestielte Blüten, endständig oder in den Blattachseln (Juni bis Juli). Die Frucht ist eine kugelförmige Kapsel mit 5 Abteilungen, deren jede ein längliches, blankes Samenkorn enthält. Verwendet werden Samen und Zweige.

Geschichte: Diese zierliche Pflanze mit den hübschen, rein blauen Blüten ist eine der ältesten Kulturpflanzen. Auf den Wandbildern ägyptischer Gräber ist neben der Getreidesaat und -ernte auch das Pflanzen und Bearbeiten des Leins dargestellt. Von Anbeginn wurde das im Leinsamen enthaltene Öl verarbeitet, sowohl in der Medizin wie auf vielen anderen Gebieten, besonders zur Herstellung feiner Malfarben.

Der medizinische Gebrauch des Leinöls war schon in der Antike üblich; es war ein beliebtes Mittel zur Erweichung und Auflösung von Geschwülsten. Mesua hat einige Rezepte auf Leinbasis hinterlassen, die in den Pharmakopöen der vergangenen Jahrhunderte immer wieder erschienen. Auch Nicolas von Alexandrien, Jean Bauhin, Sydenham und viele andere haben das Leinöl oft medizinisch verwandt.

Eigenschaften: Die Körner enthalten ein schnelltrocknendes, an ungesättigten Fettsäuren reiches Öl, das außerdem noch Pektin, Vitamin F und verschiedene andere Substanzen, darunter das Enzym Linamarase enthält.

Leinsamen ist schleimbildend, erweichend, lindernd und harntreibend. Ein Brei zum Auflegen auf Quetschungen, Geschwüre, entzündete Wunden, überhaupt immer da, wo es zu lindern und zu reinigen gilt, ist ein altes Hausmittel. Auch bei dem sogenannten Senfpflaster spielt das Leinsamenmehl eine Rolle; hierzu wird es mit einem Fünftel Senfmehl vermischt und bei Bronchitis, Rippenfellentzündung und anderen Lungenaffektionen aufgelegt. Diese Mischung ist verträglicher als das reine Senfmehl, ein Schrecknis für erkältete Kinder und auch für empfindliche Erwachsene.

Schon seit alter Zeit sind Leinsamenkörner ein probates Mittel bei Verstopfung und Darmträgheit, da der Schleim, den sie enthalten, abführend, erweichend und lindernd wirkt. Sie sind auch von Nutzen bei Entzündungen des Verdauungssystems und der Harnwege.

Anwendungsformen: Aufguß und Auszug sind von gleicher Wirkung. Zum Aufguß nimmt man 15–20 g Körner auf 1 l kochendes Wasser; man darf aber nur einige Minuten lang ziehen lassen, damit die Flüssigkeit nicht zu dick und klebrig wird.

Zum Auszug tut man 3–4 Eßlöffel Körner und 20 g Süßholz (Lakritze) in 1 l heißes Wasser und läßt die Nacht über ziehen. Dosierung: 2–4 Tassen pro Tag.

LILIE
(Weiße) Lilium candidum

Beschreibung: Eine ausführliche Beschreibung ist nicht nötig, da die Lilie in ganz Europa wohlbekannt ist. Sie stammt aus dem Orient, hat sich aber in allen Gärten akklimatisiert. Wegen ihrer reinen Schönheit galt diese Blume schon in alten Zeiten als heraldisches Symbol des Königtums. Verwendet werden die Zwiebel und die frischen Blüten (Juli). Achtung: alle wildwachsenden Lilienarten stehen unter Naturschutz!

Geschichte: Die gewöhnliche Lilie, einst »Rose der Juno« und »St.-Antonius-Lilie« geheißen, war schon den alten Griechen gut bekannt, und ihre therapeutische Vergangenheit scheint bis ins älteste Ägypten hinabzureichen.

Dioscorides rühmte ihre Kraft und wendete sie vorwiegend äußerlich an: zur Heilung von Brandwunden, Schnittverletzungen, alten Geschwüren; um die Gesichtshaut zu reinigen und zu verjüngen; zur Linderung und Heilung von Entzündungen der Unterleibsorgane; und gegen das »Feuer des heiligen Antonius« (die Gürtelrose) gab er einen Auszug aus Lilienblättern und -samen. Plinius sagt, sie habe ähnliche Eigenschaften wie die Rose, was die Gesichts- und Hautpflege anlangt; und die Schule von Salern bestätigt seine Angaben:

»Mit Lilie und Honig fügst du zerschnittene Nerven
zusammen;
Und heil wird die Hand, die fast schon verkohlt in den
Flammen.
Sie löscht in vergrämten Gesichtern die Falten
Und läßt den Brand in der Wunde erkalten.«

Nach Chomel ist das Lilienwasser »die Königin der Arzneien gegen alle Krankheiten des Halses, alle inneren Entzündungen, Rippenfellentzündungen, Krankheiten der Nieren und der Blase, Kolik und Ruhr; desgleichen ein Labsal für die Haut«.

Auch abgesehen von ihrem therapeutischen Wert galt die Lilie als heilig und war das Emblem der Heiligen Familie. Ihre Symbolik wird in einer Chronik der Stadt Nangis (Département Seine et Marne) aus dem 12. Jahrhundert erklärt: »Die Könige von Frankreich pflegen in ihrem Wappen das Bild der dreiblättrigen Lilie zu tragen, um damit aller Welt zu verkünden: Glaube, Weisheit und Ritterlichkeit sind, durch die Vorsehung und die Gnade

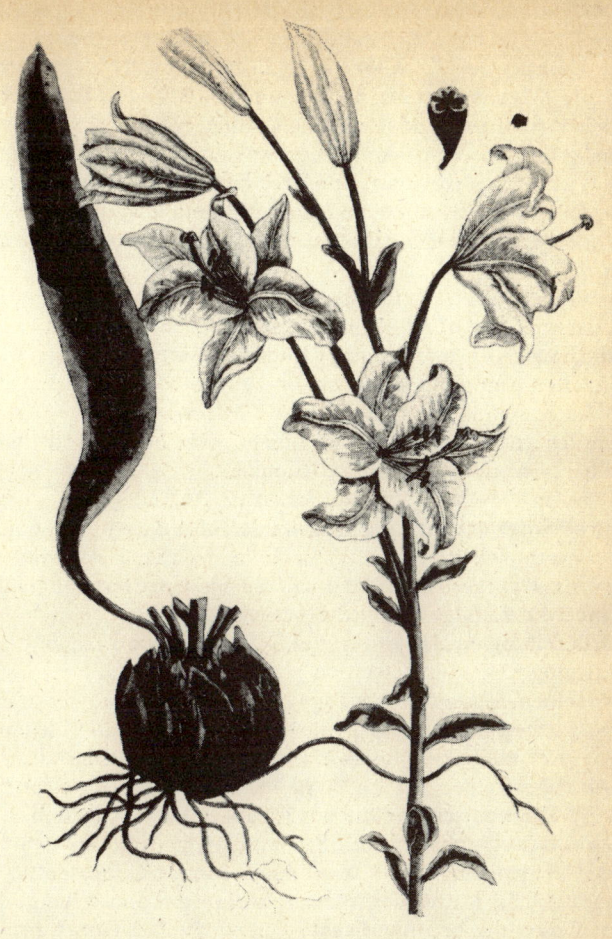

Gottes, in Unserem Königreich verbreiteter als in irgendeinem anderen.«

Eigenschaften: Die Lilie hat in der Volksmedizin stets eine wichtige Rolle gespielt, und zwar sowohl die Blüte, aus der Öl gepreßt und »Lilienwasser« destilliert wurde, als auch die Zwiebel, die zu Pflastern verarbeitet wurde.

Nach Leclerc beschleunigen die in Branntwein eingeweichten Blütenblätter, auf offene Wunden gelegt, die Vernarbung.

Die Zwiebel der Lilie enthält eine erweichende und reifungsfördernde Schleimsubstanz. In Wasser oder Milch zu Brei gekocht, bringt sie Abszesse und Panaritien (Fingerwurm) schneller zum Reifen. Auch bei Furunkeln, Karbunkeln, Phlegmonen, entzündeten Wunden, Geschwüren und Frostbeulen ist sie von Nutzen.

Das Öl der Lilie lindert und heilt Verbrennungen, aufgesprungene oder entzündete Haut und ist auch zu Darmeinläufen geeignet.

Das »Lilienwasser« (»Eau-de-lys«), das aus den Blüten destilliert wird, hat großen Ruf als Hautpflegemittel; insbesondere hält es die Gesichtshaut frisch und beseitigt Runzeln, Falten, kupfrige Verfärbungen. In Form von Augentropfen heilt es entzündete Lider und Bindehäute.

Innerlich gebraucht wirkt das Lilienwasser beruhigend und lindernd bei Nieren- und Blasenaffektionen.

Anwendungsformen: Gegen Abszesse, Furunkeln und Panaritium (Fingerwurm) wird eine in Wasser oder Milch zu Brei zerkochte Lilienwurzel aufgestrichen und mit einem Gazeverband bedeckt. Man muß die Auflage ziemlich oft erneuern.

Zur Bereitung des Öls braucht man 500 g frische Lilienblüten auf 1 l Olivenöl. Die Blüten werden zerdrückt; dann läßt man sie im geschlossenen Glasgefäß 2–3 Tage lang an der Sonne oder in einem mäßig warmen Wasserbad in dem Olivenöl ziehen. Nach dieser Zeit passiert man die Flüssigkeit unter starkem Druck durch ein Sieb, um das in den Blüten enthaltene Öl herauszupressen. Man kann die Prozedur mehrmals wiederholen und dabei immer neue Blüten in dasselbe Öl tun; das Präparat wirkt dann um so stärker.

Das Lilienwasser erhält man durch einfachen Aufguß: 100 g Blüten auf 0,5 l kochendes Wasser; mehrere Stunden lang ziehen lassen. Dosierung bei innerlichem Gebrauch: 1–2 Tassen pro Tag.

LINDE
Tilia cordela (Winterlinde), Tilia platyphyllis (Sommerlinde)

Beschreibung: Dieser wohlbekannte Baum muß nicht erst beschrieben werden. Er ist überall verbreitet, in Gärten, Parks und Wäldern. Er erfreut nicht nur durch seine Schönheit, sondern liefert uns auch einen klassischen Heiltee, der auch heute noch in den meisten Familien geschätzt wird. Man erntet die Lindenblüten im Juli. Gewöhnlich läßt man die Kelchblätter daran, doch sind diese therapeutisch wertlos.

Geschichte: Dieser Baum war bereits in der Antike wohlbekannt; Lindenblüten galten als Beruhigungsmittel für Nerven und Herz, außerdem als krampflösend. Theophrastus beschreibt die Linde ausführlich: es gäbe, so sagte er, zwei Arten, eine männliche und eine weibliche, die verschieden aussähen, aber die gleichen Eigenschaften hätten.

Ovid spricht im X. Buch seiner »Metamorphosen« von der Linde und preist ihren erfrischenden Schatten. Plinius empfahl die Rinde gegen Ermüdung, Rötung oder Entzündung der Augen. Zu Beginn der Neuzeit hat Schroder in seiner »Pharmakopöe« (1665) mitgeteilt, daß er sie gegen Kopfschmerzen sowie bei Fallsucht und Schlaganfällen zu verordnen pflege. Gegen Nasenbluten gab er ein Pulver aus den Samen.

Michael Ettmüller gibt in seinen »Opera pharmaceuticochymica« (1668) an, daß eine Abkochung aus Lindenblättern Unterleibsschmerzen ebenso stille wie den ständigen nervösen aber erfolglosen Drang zum Harnlassen (gemeint sind offenbar Prostatabeschwerden). Nach Simon Pauli ist die Schleimschicht der mittleren Rinde des Baumes, in Wegerichwasser gelöst, ein ausgezeichnetes Arkanum bei Verbrennungen. Und schließlich heißt es bei Chomel: »Die Abkochung von Lindenholz, besonders der jungen etwa zweijährigen Zweige, wirkt sehr günstig bei Wassersucht. Zu diesem Zwecke werfe man eine Handvoll kleingeschnittener Zweige in zwei Pinten kochendes Wasser und lasse so lange kochen, bis drei Viertel der Flüssigkeit verdampft sind. Diese Menge gebe man dem Kranken, nachdem man sie geseiht hat, in zwei bis drei Portionen zu trinken.«

1765 weist J. F. R. Cartheuser auf die nervenberuhigende, kopfschmerzstillende und schlaffördernde Wirkung der Linde hin.

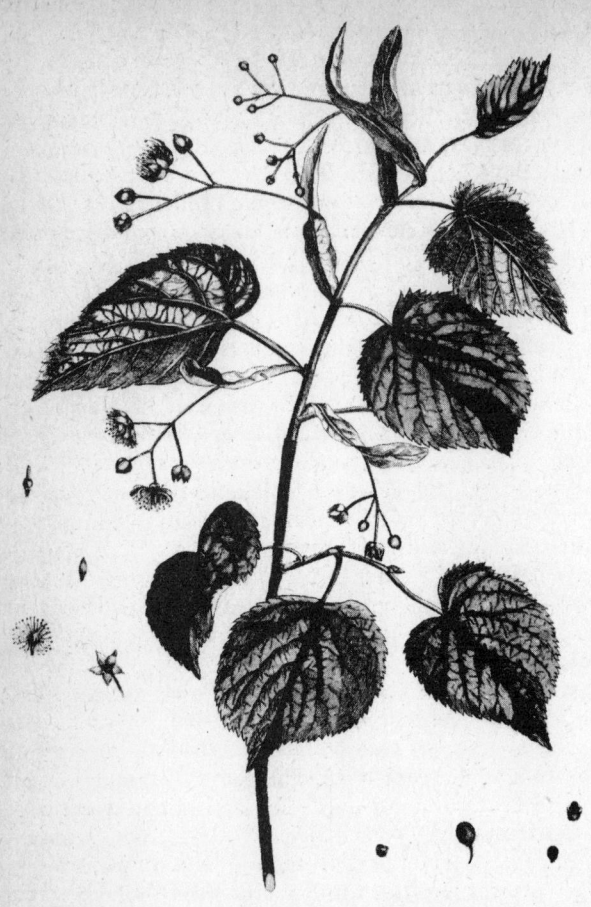

Eigenschaften: Es gibt mehrere Lindenarten, die unterschiedlich duften, doch haben sie alle ungefähr dieselben therapeutischen Qualitäten.

Die Blüten geben ein angenehm duftendes ätherisches Öl ab, das neben anderen Wirkstoffen Glukoside und Gerbsäure enthält. Auch in der Rinde sind verschiedene Wirkstoffe, darunter Polyphenole und Cumarine. Bei dieser Gelegenheit wäre die erstaunliche Wirkung des Splintholzes der Linde zu erwähnen, genauer gesagt das einer wildwachsenden Unterart, die im Roussillon (einer Landschaft im Südosten Frankreichs) heimisch ist, und das sich als überragendes Mittel zur Entfernung organischer Abfallstoffe erwiesen hat. Die Abkochung dieser Rinde hat erstaunliche Resultate bei Blasen-, Nieren- und Gallensteinleiden ergeben; die scheußlichen kolikartigen Schmerzen klingen sofort ab. Rheumatismus, Gicht, Ischias, Harnstoffablagerungen, Eiweißverluste und Diabetes können durch eine längere Kur mit diesem Dekokt zum Verschwinden gebracht werden, und viele Kranke sollen durch diese einfache und billige Kur von ihren Leiden befreit worden sein.

Auch in jüngster Zeit sind zahlreiche Forschungen über die Linde durchgeführt worden. Dadurch wissen wir heute, daß sie ganz unbestreitbar blutdrucksenkende und krampflösende Wirkstoffe enthält. Auch auf ihre entspannende, kardiotonische und gallefördernde Wirkung muß hingewiesen werden.

Lindenaufgüsse sind überall da angebracht, wo man einen beruhigenden, leicht schlafförderndem Effekt erzielen will; besonders also bei Krampfzuständen, verschiedenen Neurosen, Herzschmerzen, nervösem Erbrechen, Schlaflosigkeit und Schlafstörungen. Bei Erkältungen, Muskelversteifungen, fieberhaftem Schüttelfrost, Ischialgien, Grippe, Schnupfen und anderen winterlichen Unpäßlichkeiten sind Lindenblüten durch ihre schweiß- und harntreibende Wirkung von großem Nutzen.

In manchen ländlichen Gegenden nimmt man bei Sonnenstich, starker Migräne oder hohem Fieber ein heißes Bad mit Zusatz von Lindenabkochung (zwei gute Handvoll Blüten auf 1 l Wasser). Das ist ein erprobtes Mittel, das gewöhnlich sofort Erleichterung verschafft, ganz abgesehen von dem tonisierenden Effekt, den die Lindenblüten auf die Haut ausüben. Überhaupt ist Lindenblütendekokt zur Haut- und besonders zur Gesichtspflege sehr zu empfehlen.

Ähnlich wie Baldrian, Klatschmohn, Orangenblüten und Passionsblumen wirken Lindenblüten auch schlaffördernd, ohne dabei zu schreckhaftem Erwachen zu führen; sie haben auch keine unangenehmen Nebenwirkungen, wie sie bei chemotherapeutischen Schlafmitteln häufig auftreten.

Anwendungsformen: Der klassische Lindenblütenaufguß braucht nicht erst eingehend beschrieben zu werden. Ein paar Fingerspitzen mehr schaden nichts, denn die Linde ist, wie die meisten Pflanzen, völlig unschädlich.

Will man ein Schlafmittel haben, so muß man noch die obengenannten Pflanzen in gleicher Menge zusetzen, außer dem Mohn, dessen Opiatwirkung weniger harmlos ist.

LÖWENZAHN
Taraxacum officinale

Beschreibung: Dieses mehrjährige Kraut findet man überall auf Feldern, an Wegrändern usw. Lange Pfeilwurzeln, ungefähr fingerdick, außen rötlichbraun, innen weiß und milchig. Blätter grundständig, lange, tief gesägt. Große, gelbe, endständige Einzelblüte auf einem 10–30 cm langen Schaft (Mai bis September). Die Früchte sind kleine längliche Kapseln, gestielt und oben gefiedert, die vom Wind über große Entfernungen getragen werden – die früher bei Kindern so beliebte »Pusteblume«. Verwendet wird die ganze Pflanze, sowohl die Wurzel als auch die jungen Blätter. Man sammelt die Wurzel um die Mitte des Sommers und die Blätter von Mai bis Juni.

Löwenzahnblätter geben einen ausgezeichneten Salat, dessen Geschmack man noch mit gebratenen Speckwürfeln und gerösteten, mit Knoblauch eingeriebenen Brotkrusten aufhöhen kann.

Geschichte: Löwenzahn ist nicht nur zum Salat da; er ist eine seit uralten Zeiten hochgeschätzte Heilpflanze. Blätter und Wurzel waren schon immer eine volkstümliche Medizin bei Magen- und Gallenbeschwerden; sie wirken blutreinigend und (wie der französische Name »pissenlit« verrät) stark harntreibend. Olivier de Serres hat in seinen landwirtschaftlichen Schriften bereits darauf hingewiesen, daß eine Brühe aus Löwenzahnblüten sehr gut gegen die Gelbsucht sei. Auch nach Pierre Matthiole ist »der Löwenzahn ein Kraut, das jenen hilft, die an Gelbsucht leiden«. Der berühmte holländische Arzt van Swieten verschrieb Löwenzahn gegen Leber- und Milzstauungen, auch bei geschwollenem Hals nach Fieber. Er empfahl ihn als Aufguß in Molke, mit Zusatz von Kerbel, Erdrauch und Kresse. Bei Lieutaud (»Matière médicale«, 1766) steht der Löwenzahn vornean in der Reihe der leberheilenden und blutreinigenden Kräuter.

Eigenschaften: Der Löwenzahn enthält einen bitteren Wirkstoff sowie Indulin, Tannin (Gerbsäure), Triterpene, Mineralsalze und noch eine ganze Reihe weiterer aktiver Substanzen. Er ist Ausgangsmaterial für zahlreiche Tinkturen, Extrakte und allerlei Lösungen. Aufguß und Abkochung aus der Wurzel gelten als kräftiges Bittertonikum, Diuretikum, Gallenstimulans und Blutreinigungsmittel.

Wer an der Leber oder Gallenblase leidet, sollte im Sommer eine Löwenzahnkur machen, denn es gibt kaum etwas Besseres für Leber und Galle. Klinische Beobachtungen haben bestätigt, daß der Löwenzahn die Leber- und Gallenfunktion ausgezeichnet in Gang bringt und alle Schmerzen (Gallenkoliken, Steinkoliken, Stauungsschmerzen etc.) beseitigt. Auch ist die Überlieferung von der blutreinigenden Wirkung dieses Krautes durchaus berechtigt, und man erzielt mit ihm schöne Erfolge, wenn es darum geht, Krätze, Ekzeme, Furunkeln und andere unschöne Hautleiden zu vertreiben.

Mit dem Löwenzahn hat man auch Erfolg bei Gelbsucht, diversen Leber- und Blasenstörungen, Kreislaufstörungen, Verstopfung, Appetitmangel, Arteriosklerose, Diabetes, Magenaffektionen, Gicht, Rheumatismus und mangelnder Nierenfunktion.

Anwendungsformen: Löwenzahnsalat macht man aus den zarten Blättern und jungen Trieben, die noch nicht so bitter und vor allem nicht so hart sind wie die älteren. Aber um wirklich Erfolg zu haben, muß man vierzehn Tage lang mittags und abends eine Portion Löwenzahnsalat verspeisen.

Zum Aufguß nimmt man 30–60 g frische oder getrocknete Blätter auf 1 l Wasser.

Zum Dekokt nimmt man die feingehackten Wurzeln, 50–60 g auf 1 l Wasser, und läßt einige Minuten kochen. Vom Aufguß oder Dekokt trinkt man täglich 3–6 Tassen, die man mit Rosmarin- oder anderem Honig süßen kann.

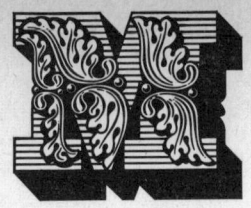

MAIGLÖCKCHEN
Convallaria maialis

Beschreibung: Eine überall bekannte, in Wäldern wild wachsende Pflanze; sie gilt in Frankreich als (unpolitische) Glücksblume zum 1. Mai. Die pharmazeutischen Wirkstoffe sind in den Blüten enthalten. Achtung: das Maiglöckchen steht unter teilweisem Naturschutz, d. h. die Entfernung unterirdischer Teile ist verboten!

Geschichte: Das Maiglöckchen war einst in der Volksmedizin sehr beliebt und wird in den Kräuterbüchern des 16. Jahrhunderts häufig erwähnt.

Paracelsus hat einmal gesagt: »Alles ist Gift, und nichts ist Gift.« Er meint damit, daß es von der Dosierung abhängt, ob etwas heilt oder schadet. So ist es auch beim Maiglöckchen und vielen anderen Pflanzen. In kleinen Dosen ist es ein stark wirkendes Herztonikum; in stärkeren Dosen wirkt es toxisch und lähmt den Herzmuskel.

Nach Matthiole, dem ersten, der seine Eigenschaften klar beschrieben hat, »... stärkt es das Herz, das Gehirn und alle edlen Organe des Körpers. Deshalb kann es bei Lähmungen, Fallsucht, Krämpfen, Schwindel und Herzklopfen heilsam wirken«. Der gleiche Autor gibt ein Rezept zur Bereitung von Maiglöckchenwein: frische Maiglöckchen-, Rosmarin- und Lavendelblüten in altem Wein an der Sonne ziehen lassen und alsdann im Wasserbad destillieren. Das Destillat, das er »Goldwasser« nennt, verwendete er in allen obengenannten Fällen. Darüber hinaus schrieb man dem Maiglöckchen noch eine weitere Wirkung zu: es sollte die Impotenz beheben. Dazu sagt Chomel: »Auch kann man den Geist dieser Blüten durch Infusion herausziehen, und dann belebt er jene Männer neu, die ihre besten Kräfte bei den Frauen erschöpft haben.«

Cartheuser erwähnt das Maiglöckchen in seiner »Materia medica« und betont seine Wirkung bei Schwindel, Schlaganfällen, Melancholie, Gedächtnisschwäche, Lähmungen, nervösem Herzklopfen sowie anderen Gehirn- und Nervenkrankheiten.

In einer Pharmakopöe des 18. Jahrhunderts hat Charal einige Rezepte auf Maiglöckchenbasis hinterlassen, und zwar Pulver gegen Fallsucht, Schnupfen und Kopfschmerzen.

Eigenschaften: Ebenso wie Digitalis und Weißdorn (Crataegus) ist das Schneeglöckchen unbestreitbar ein kräftiges Herztonikum und ein wirksames Krampflösungsmittel; außerdem wirkt es leicht harntreibend und abführend.

Die gesamte Pflanze enthält ähnliche Glukoside wie Digitalis, dessen Hauptwirkstoff das Convallotoxin ist. Bei akuten Herzaffektionen und als ständiges Herztonikum wird das Maiglöckchen hauptsächlich in Form von Extrakten und Tinkturen verwendet. Die getrockneten, pulverisierten Blüten heilen den Schnupfen und machen die Nasennebenhöhlen frei. Cazin versichert, er habe mit diesem Pulver, das er wie Tabak schnupfen ließ, manche schwere Sinusitis (Nebenhöhlen- oder Stirnhöhlenentzündung) geheilt und schwere, hartnäckige Kopfleiden gebessert*.

Anwendungsformen: Am einfachsten ist der Aufguß: 5–10 g frische oder getrocknete Blüten auf 1 l Wasser.

Pulver bereitet man, indem man die gut getrockneten Blüten im Mörser fein zerstößt. Zur Entlastung der Nebenhöhlen nimmt man 3–4mal täglich eine Prise. Dieses Pulver wird auch gegen epileptische und sonstige Krämpfe empfohlen.

MATE
Ilex paraguensis

Beschreibung: Der Mate ist ein 10–15 m hoher Baum, der wie die Stechpalme zur Familie der Aquifoliaceae gehört. Er wächst in Südamerika, genauer gesagt in Peru und Paraguay.

Geschichte: In den europäischen Pharmakopöen erscheint der Mate erst seit verhältnismäßig kurzer Zeit, doch die Inkas tranken ihn schon lange vor der Ankunft der spanischen Konquistadoren unter Pizarro. Durch die Jesuiten wurde er in Europa eingeführt; daher nannte man ihn früher auch »Jesuitentee«. Er ist ein sehr gesundheitsförderndes Getränk, und bei genauer Analyse seiner zahlreichen pharmazeutischen Wirkstoffe wurden höchst beachtliche Heilkräfte festgestellt.

---

* Schnupftabak mit Maiglöckchenzusatz war um die Jahrhundertwende in Deutschland sehr beliebt. (d. Übs.)

Eigenschaften: Mate ist vor allem ein kräftiges Diuretikum und Antiseptikum, außerdem ein Allgemeintonikum, ein Spezifikum gegen Skorbut und eine Stimulans für Herz und Nerven. Bekanntlich macht er munter ohne unangenehme Nebenwirkungen, denn er enthält nicht die Alkaloide Theobromin und Koffein, die beide die längerem Gebrauch toxisch wirken.

Mate ist sehr reich an Vitamin C, Chlorophyll und Gerbsäure, enthält außerdem Magnesium, Sodium, Kalzium, Kalium und Eisen (nach Jean Schunck de Goldefiem). Sowohl als Frühstücksgetränk an Stelle von Kaffee oder Tee als auch während des Tages als ständiges Erfrischungsgetränk kann man den Mate lange Zeit ohne irgendwelche Nebenwirkungen oder Gegenindikationen trinken, da er keinerlei Giftstoffe enthält. Er ist jedermann zu empfehlen. Besonders für Sportler, Handarbeiter, Kranke, ältere Menschen, Frauen, die auf Abmagerungsdiät sind, blutarme und leicht ermüdende Menschen gibt es kaum ein besseres Getränk. Er eliminiert alle Toxine, begünstigt die Muskel- ebenso wie die Gehirntätigkeit, macht munter und regt das Nervensystem an; außerdem wirkt er auch noch verdauungsfördernd.

Anwendungsform: Mate ist zwar nicht unbekannt, sollte aber wesentlich häufiger getrunken werden. Zum Aufguß werden die getrockneten und leicht angerösteten Blätter genommen. Man erhält guten Mate ohne Schwierigkeiten in Kräuterhandlungen, Reformhäusern, Drogerien und Apotheken. Er wird genau wie Tee zubereitet, je nach Geschmack stärker oder schwächer, gesüßt oder ungesüßt.

MELISSE
(Zitronen-M.) Melissa officinalis

Beschreibung: Mehrjährige Pflanze mit dünnen, runden faserigen Wurzeln. Stengel glatt, verzweigt, 50–70 cm hoch. Blätter gegenständig, gestielt, oval, gezähnt. Kleine weiße oder rötlichviolette Blüten (Juni bis Juli). Verwendet werden die Blätter und die blütentragenden Spitzentriebe, die im Juni/Juli zu sammeln sind. Die ganze Pflanze strömt einen angenehmen Zitronenduft aus.

Geschichte: Unter den zahlreichen aromatischen Kräutern hatte die Melisse schon in der Antike einen besonderen Platz; und der griechische Arzt Nicandros hat in seinem Werk »Theriak und Alexipharmaka« (1577 in Paris gedruckt) ihre Anwendung empfohlen. Auch Serapion spricht von ihr: »Die Melisse erfreut das Gemüt, hilft der Verdauung, macht die Leitungen des Gehirns frei, stärkt das stockende oder geschwächte Herz, besonders bei nächtlichen Anfällen und Flattern, vertreibt alle unangenehmen Einbildungen aus dem Gehirn, insonderheit solche, die den Menschen melancholisch machen.« Avicenna und die anderen arabischen Ärzte sagten ähnliches und verordneten dieses Kraut bei den gleichen Indikationen.

Nach Paracelsus ist sie das allerbeste Kraut gegen die meisten Krankheiten; und ein Auszug von Melisse in Rheinwein gibt Kranken, Müden und Alten Gesundheit und Kraft zurück.

Lémery meint, ihre Name komme vom griechischen *meli* (Honig), und die genäschigen Bienen liebten dieses Kraut besonders.

Die *Melissa officinalis* ist besonders durch den berühmten Karmeliter-Melissengeist bekannt geworden, dessen Ursprung ins 17. Jahrhundert, etwa um 1630, zurückgeht. Damals bereiteten die barfüßigen Karmelitermönche des Klosters in der Rue de Vaurigard in Paris (nahe dem Palais du Luxembourg) dieses Arkanum. Später, in der Französischen Revolution, verbot der Konvent die geistlichen Orden und vertrieb die Mönche aus ihren Klöstern.

Chomel schreibt sogar: »Der Melissengeist hat sich einen Ruf erworben, der, wie ich glaube, dem des ›Wassers der Königin von Ungarn‹ (s. Rosmarin) gleichkommt; manche ziehen ihn sogar diesem vor.«

Eigenschaften: Die Melisse wirkt in der Hauptsache beruhigend, krampflösend, tonisierend. Melissengeist hat in dieser Hinsicht einen guten Ruf, weil er besonders Herzrhythmusstörungen so gut reguliert; aber er wirkt ebenso ausgezeichnet bei Schwindelanfällen, nervösen Störungen, physischer Insuffizienz, Ermüdungserscheinungen, Magenstörungen und mangelnder Harnproduktion. Besonders für nervöse, empfindliche, erregte oder depressive Menschen ist die Melisse ein natürlicher Tranquilizer und heilsames Tonikum. Von größtem Nutzen ist sie auch bei Verdauungsschwierigkeiten und Magenschmerzen nervösen Ursprungs.

Und schließlich wird man gut daran tun, die Melisse in der Rekonvaleszenz oder nach einer anstrengenden Kur anzuwenden, erstens, weil sie als allgemeines Herztonikum bei Flattern, Arrhythmien und diversen Krampfzuständen gute Dienste leistet, und zweitens, weil sie den psychischen Tonus wieder in Ordnung bringt.

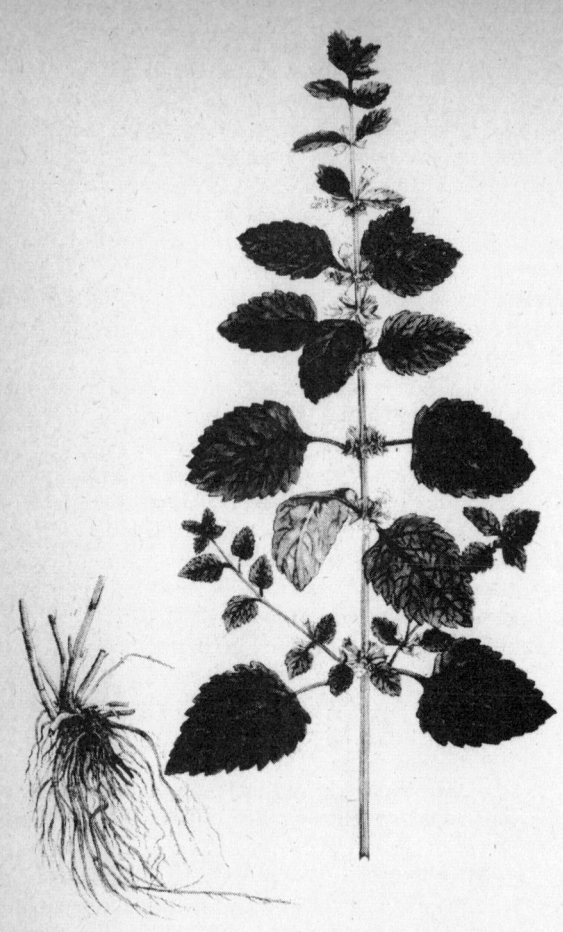

Anwendungsformen: Als Aufguß ist die Melisse sehr angenehm einzunehmen. Auf 1 l kochendes Wasser nimmt man 20 g blütentragende Spitzentriebe. Dosierung: 2–3 Tassen pro Tag.

Zum Melissenwein läßt man 60 g Pflanzenteile in 1 l gutem Weißwein mehrere Tage lang ziehen und filtert dann. Das ergibt einen wohlschmeckenden Aperitif.

Der echte Melissengeist ist ein Destillationsprodukt; aber man kann sich auch mit einem einfachen Auszug helfen. Hier ein altes Rezept:

frische Melissenblätter	eine Handvoll
Wurzel der Engelwurz, getrocknet	15 g
Zitronenschale	30 g
Muskatnuß	10 g
Koriander	60 g
Gewürznelken	5 g
Zimt	10 g

Die getrockneten Bestandteile grob zerstoßen, dann das Ganze in 1 l 45%igen Branntwein schütten, bei milder Wärme 8 Tage ziehen lassen, dann filtern. Bei auftretenden Beschwerden 1–2 Eßlöffel mit Zucker einnehmen.

MISTEL
(Laubholz-M.) Viscum album

Beschreibung: Parasitärer immergrüner Strauch auf Apfelbäumen, Ulmen, Eichen, Linden, Birken, Weiden (eine andere Art auch auf Kiefern). Holziger Stengel, dessen üppige Verzweigung eine Kugelform bildet. Blätter einfach, ungezähnt, dick, gegenständig, gelblichgrün. Kuglige, perlengroße Frucht, die eine klebrige Masse enthält. Verwendet werden Zweige, Blätter und Früchte.

Die Mistel ist eine merkwürdige Pflanze, die aus dem Rahmen der für die Pflanzenwelt gültigen Gesetze fällt. Sie kümmert sich nicht um den normalen jahreszeitlichen Zyklus, sondern hat ihren eigenen Rhythmus. Zum Sommeranfang kommen die Blüten heraus, öffnen sich aber erst im nächsten Februar, März oder April. Die Beeren bilden sich außerordentlich langsam. Wenn sie reif sind, werden sie von Amseln und Drosseln gefressen; die Kerne werden mit dem Kot der Vögel abgesetzt und fallen mehr oder weniger zufällig auf die Äste des Wirtsbaumes, der ihnen »Tisch und Bett« gewährt. Die Mistel richtet sich auch nicht nach dem Gesetz der Schwerkraft, denn sie kann nach jeder Richtung wachsen; auch scheint sie der Photosynthese nicht unterworfen zu sein, denn sie wird auch im Dunkeln grün.

Es ließen sich noch andere seltsame Züge der Mistel anführen, ganz abgesehen davon, daß sie in alten Zeiten eine heilige Pflanze war und die Druiden, die Priester der alten Kelten, sie mit goldenen Sicheln von den Eichen schnitten. Auch in der germanischen Göttersage spielt sie eine wichtige Rolle, bei der ihre Ausnahmestellung unter allen Pflanzen deutlich herauskommt.

Geschichte: Der therapeutische Gebrauch der Mistel geht sehr weit zurück, ebenso wie ihr Ruf als Heilmittel gegen Epilepsie, Schwindelanfälle und Gicht. Dioscorides versichert, sie erweiche zusammen mit Weihrauch alte Geschwüre und bösartige, schwer zu heilende Geschwülste. Plinius, der sich dabei auf Theophrast bezieht, bestätigt das und sagt, sie sei eine sichere Arznei zur Auflösung von Geschwülsten. Galen behauptet, diese Pflanze »vertreibe böse Säfte aus den tiefsten Tiefen des Körpers«. Die Zweige der Mistel werden als lösendes Mittel bei fast allen Krampfanfällen

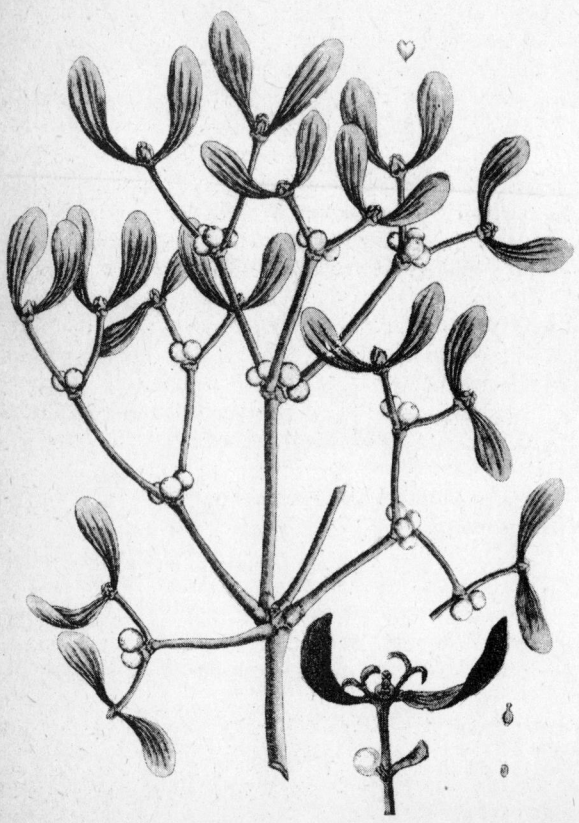

gerühmt. Paracelsus, Cartheuser, Desbois de Rochefort und viele andere berichten von großen Heilerfolgen mit der Mistel.

Eigenschaften: Die alten Heilkundigen waren keineswegs im Irrtum, wenn sie die Mistel unter die krampflösenden Mittel einordneten; moderne Forschungen haben erwiesen, daß diese Ansicht wohlbegründet war. Die Mistel enthält zahlreiche Komponenten, darunter diverse Alkaloide, Glukoside und das Viscotoxin. Man hält sie heute wegen ihrer gefäßentspannenden Wirkung für ein ausgezeichnetes Mittel gegen Bluthochdruck und Arteriosklerose und ein speziell das Nervensystem ansprechendes Beruhigungsmittel.

So kann die Mistel mit Erfolg eingesetzt werden bei nervösen anfallartigen Störungen, Krämpfen, Epilepsie, krampfbetontem Husten (Keuchhusten, Asthma) und allen Beschwerden, die auf Bluthochdruck und Arteriosklerose beruhen. Die schon in den ältesten Zeiten betonte Heilwirkung der Mistel besonders bei Geschwüren, auch bösartigen, wie es scheint, ist in jüngster Zeit durch Forschungen in der Schweiz bestätigt worden, die erwiesen haben, daß der Mistelsaft eindeutig krebsbekämpfend wirkt*.

Anwendungsformen: Arzneien auf Mistelbasis sind Auszüge in Wein sowie Dekokte. Die frische Pflanze wird gehackt, und man läßt 40 g 6 Tage lang in 1 l Weißwein ziehen. Dosierung: 1 Glas pro Tag. Es schmeckt etwas bitter.

Zum Dekokt nimmt man 30–40 g auf 1 l Wasser. 5 Minuten kochen und dann 15 Minuten ziehen lassen. Mit Honig süßen und etwas Anis zusetzen. Dosierung: 2 oder 3 Tassen pro Tag, außerhalb der Mahlzeiten. Die angegebenen Mengen dürfen nicht überschritten werden, da die Mistel bei übermäßigem Genuß Herzschädigungen hervorrufen kann.

---

* Es handelt sich um das in Arlesheim bei Basel entwickelte Präparat *Iscador*, das von anthroposophisch orientierten Ärzten in der prä- und postoperativen Krebstherapie mit bemerkenswertem Erfolg eingesetzt wird und auf Anregungen Rudolf Steiners, des Begründers der Anthroposophie, zurückgeht. (d. Übs.)

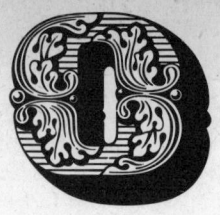

ODERMENNIG
(Gewöhnlicher) Agrimonia eupatoria

Beschreibung: Sehr verbreitet an Wegen und Abhängen, auf Wiesen, in Wäldern. Mehrjährige Pflanze mit rötlichem, samtigem Stengel, wird 50–80 cm hoch. Sie gehört zur gleichen Familie wie der Frauenmantel (Alchemilla vulgaris). Die gezähnten Blätter sind 3- oder 4paarig gefiedert. Die zahlreichen gelben Blüten stehen in Trauben längs des Stengels. Die Samen haben widerhakige Stacheln, die sich fest an die Kleidung bzw. ans Fell von Tieren heften. Die Pflanze wird von Juni bis August gesammelt.

Geschichte: Wie bei vielen anderen Heilpflanzen reicht die Geschichte des Odermennig weit zurück. Schon die alten Ägypter kannten ihn: im Papyrus Ebers (6. Jahrhundert v. Chr.) wird er bereits als Augenarznei erwähnt.

Der wissenschaftliche Name geht auf Mithridates Eupator (Mithridates den Großen), König von Pontus, zurück, der ihn als Arzneimittel bekannt gemacht haben soll. Dioscorides empfiehlt den Odermennig, um den Organismus von allen bösen Säften zu reinigen. Etwas später, im 9. Jahrhundert, empfiehlt Strabus Odermennig-Pflaster zur schnelleren Heilung von Wunden. Matthiole sagt, daß er ein gutes Mittel gegen die Blutarmut sei, und Boerhaave verschrieb ihn zum Gurgeln bei Angina.

Eigenschaften: In der Tat besitzt der Odermennig unbestreitbare Heilwirkung bei allen Hals-, Mund- und Rachenaffektionen. An ihn sollte man bei Angina, Halskrankheiten, Mundfäule oder Geschwüren der Mundschleimhaut denken. Menschen, die berufsmäßig vor der Öffentlichkeit sprechen oder singen, sind gut beraten, wenn sie zur Vorbeugung täglich mit Odermennig gurgeln. Er enthält Gerbsäure und ein ätherisches Öl, die beide zusammenziehend und wundheilend wirken. Aber der Odermennig ist auch ein Diuretikum

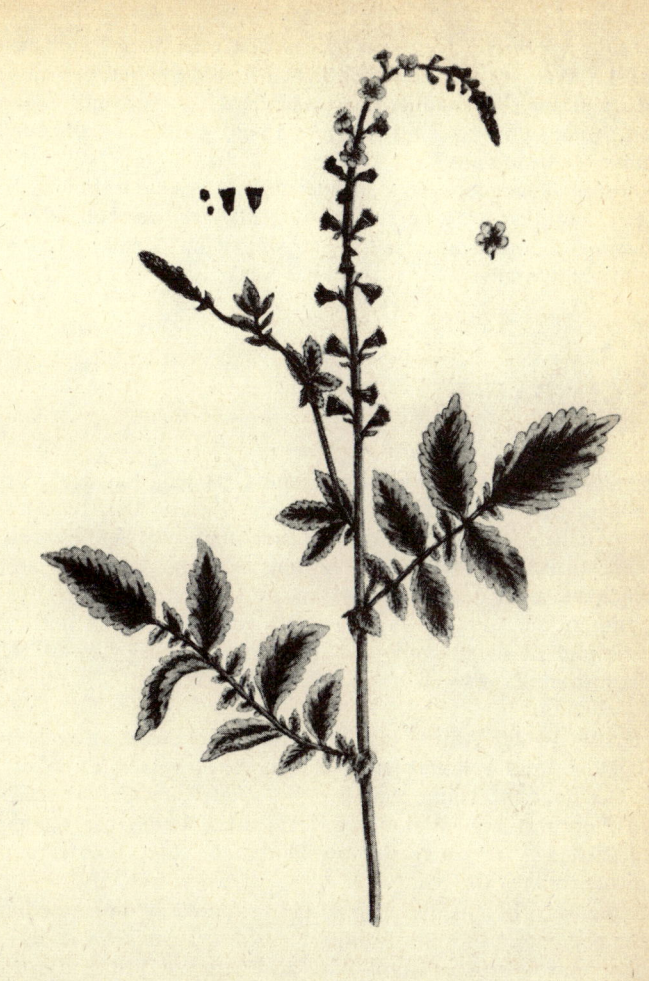

und wird daher bei Koliken und sonstigen Krankheiten der Nieren sehr geschätzt.

Anwendungsformen: Zum Gurgeln nimmt man 50 g Pflanzenteile auf 1 l Wasser. Für den innerlichen Gebrauch bereitet man einen Aufguß aus der gesamten, gutgesäuberten Pflanze mit Blättern und Blüten, und zwar nimmt man 15–20 g auf 0,5 l Wasser. Dosierung: Mehrmals am Tage 1 Tasse.

In gewissen Gegenden, wo der Odermennig besonders reichlich vorkommt, kennt man einen Tee aus den Blättern, der bei Leber- und Magenaffektionen, aber auch bei Asthma und Rheumatismus sehr wohltätig sein soll.

ORANGENBAUM
Citrus aurantium

Beschreibung: Unter den verschiedenen Orangenarten wird für den medizinischen Gebrauch allgemein die Bittere Orange oder Pomeranze (Citrus vulgaris) bevorzugt. Sie stammt aus dem Fernen Osten und wird heute in großem Umfang in allen Mittelmeerländern angebaut, auch der Blüten wegen, von denen 1 Tonne etwa 1000 g Blütenessenz liefert! Auch Früchte und Schalen werden in Pharmazie und Likörfabrikation (z. B. beim Curaçao) verwendet. Zu medizinischen Zwecken benutzt man die Blüten.

Geschichte: In der Antike war die Orange noch nicht als Heilmittel bekannt und gelangte auch erst ziemlich spät nach Westeuropa. Der deutsche Name Apfelsine (= Apfel aus China) weist auf ihre Herkunft hin. Wahrscheinlich jedoch waren die sagenhaften goldenen Äpfel im Garten der Hesperiden (der Töchter des Atlas) nichts anderes als Orangen.

Matthiole weist bereits darauf hin, daß »... die Parfümhersteller sich ihrer bedienen ... man destilliert aus ihnen ein Wasser, das, abgesehen von seinem köstlichen Duft, auch sehr nützlich in allerlei Arzneien ist, die man gegen jene penstilenziösen Fieber braucht, so das Gesicht mit Beulen und Pusteln überziehen. Denn ein Trank aus 6 Unzen Pomeranzenblüten macht den Patienten derart schwitzen, daß alle bösen Säfte durch die Haut austreten. Und nicht nur, daß dieser Trank schwitzen macht, er stärkt auch gewaltig das

Herz«. Pierre Borel, ein gelehrter Arzt aus Castres (Südfrankreich, Dept. Tarn), schreibt um 1620, daß ein Wein mit Orangenschalen Eingeweidewürmer und andere Schmarotzer vertreibe. Auch gegen Hysterie, Krämpfe, Magenübel und Verdauungsschwäche, Fieber und erregte Nerven verordnete er ihn.

Lémery schreibt: »Die Pomeranzenschale ist sehr schätzenswert zur Stärkung des Magens. Auch kräftigt sie den Körper, so daß er bösen Säften besser widerstehen kann, und bringt bei den Frauen die Regel in Gang ... auch die Blüten der Pomeranze sind gut für Kopf und Magen, gegen Hysterie und Würmer ...« Jean-Baptiste Chomel versichert, daß eine Drachme getrocknete pulverisierte Pomeranzenschale, in einem beliebigen Likör eingenommen, die Wehen der Gebärenden weniger schmerzhaft mache.

Endlich wurden die Orangenschalen außer zu medizinischen Zwecken auch sehr häufig in der Küche, besonders zum Würzen von Saucen benutzt.

Eigenschaften: Blätter und Blüten des Pomeranzenbaumes (der Bitteren Orange) enthalten Substanzen, die verdauungsfördernd, schweißtreibend, schlaffördernd und krampflösend wirken.

Das Orangeblütenwasser verdient durchaus den Ruf, den es von alters her besitzt. Es beruhigt die Nerven, lindert Magen- und Kopfschmerzen, hilft gegen Schlaflosigkeit (besonders wenn sie nervöse Ursachen hat) und überhaupt gegen die meisten neuro-vegetativen Störungen. In hohen Dosen wirkt es sogar betäubend, so daß man sich damit etwas vorsehen muß.

Orangeblüten wird man auch bei Angstzuständen, Krämpfen, nervöser Erregung und Neurosen anwenden und immer dann, wenn es darum geht, den Organismus zu kräftigen und gleichzeitig zu beruhigen. Cazin berichtet von ausgezeichneten Erfolgen bei Neurosen durch Anwendung einer 1:1-Mischung aus pulverisierten Orangenblättern und pulverisierter Baldrianwurzel mit Zusatz einer genügenden Menge Sirup aus Pomeranzenschalen.

Anwendungsformen: Die Blätter, die Schalen der Frucht und besonders die Blüten werden zum Aufguß verwendet, und zwar 10–15 g auf 1 l Wasser. Dieser Aufguß ist bei allen obengenannten Indikationen nützlich, außerdem noch bei Migräne, Fieber und Husten. Um das Diphenyl, ein stark giftiges Insektizid und Konservierungsmittel, von der Schale zu entfernen, ist es angezeigt, die Oberfläche mit einem in 90 % Alkohol getauchten Wattebausch abzureiben, dann mit heißem Wasser abzuspülen und abzutrocknen. Noch besser ist es natürlich, nur solche Früchte zu verwenden, die ausdrücklich als unbehandelt ausgewiesen sind. Hat man selbst Gelegenheit, Orangenblüten zu sammeln, so muß man die grünen Kelchblätter wegwerfen und nur die Blütenblätter behalten. Nach dem Trocknen, das schnell und sorgfältig durchgeführt werden muß, nehmen die Blüten allmählich eine merkwürdige rostfarbene Tönung an.

Einen ausgezeichneten Aperitif erhält man, wenn man 100 g Schalen 6 Tage lang in 1 l Wein ziehen läßt, dann filtert und nach Geschmack süßt.

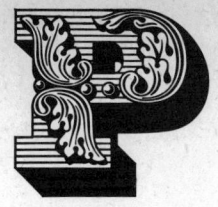

PAPPEL
(Schwarzpappel) Populus nigra

Beschreibung: Die Pappel ist ein schöner, spindelförmiger Baum, der bis zu 30 m hoch werden kann. Sie gedeiht überall, besonders aber an Flußufern und in feuchte Wiesen und Wäldern.

Geschichte: Schon seit dem Altertum werden die Knospen der Pappel ihrer wundheilenden Kraft wegen hochgeschätzt. Galen, dessen Name mit der Pflanzenheilkunde eng verbunden ist (»Galenische Medizin«) hat bereits auf die Pappelknospen hingewiesen. Auch Theophrastos erwähnt die drei Pappelarten in diesem Zusammenhang. Nach Plinius »... besitzt die Schwarzpappel große Heilkräfte. Ihr Samen, in Essig eingelegt, ist gut gegen die Fallsucht. Dieser Baum liefert auch geringe Mengen Harz, das man zu Pflastern nimmt. Die Blätter, in Essig gekocht, geben ein gutes Einreibemittel gegen die Gicht«. (XXIV, 32)

Der Dichter Ovid, einer der geistvollsten Männer zur Zeit des Kaisers Augustus, spricht von der Pappel im Buch X seiner »Metamorphosen«: die Heliaden, Töchter des Sonnengottes Helios, wurden in Pappeln verwandelt.

Viel später erst taucht das berühmte »Unguentum populeum« auf, einer der klassischen blutstillenden Wundbalsame, der außerdem noch den Schlaf fördern sollte. Guybert, damals Dekan der medizinischen Fakultät der Pariser Universität, gibt in seinem Werk »Le médecin charitable« (1631) das folgende Rezept: »Nimm 9 Unzen Knospen der Schwarzpappel, 10 Unzen Schweineschmalz, je 6 Unzen guten Essig und gutes Rosenwasser, je 4 Unzen Blätter von Bilsenkraut, Nachtschatten und Hauswurz sowie 3 Unzen grünen Salat.« Jahrhundertelang wurde dieser Balsam, manchmal mit einigen landschaftlichen bedingten Abwandlungen, von vielen Ärzten verwendet. Tragus setzte noch Natternkraut und Spitzentriebe der Himbeere zu. Antoine Baumé schrieb: »Dieser Balsam wirkt beruhigend und schmerzstillend. Man gebraucht ihn mit Erfolg, um Schmerzen und Entzündungen zu vertreiben. Er stillt das quälende Jucken der Hämorrhoiden, er hilft bei Rissen in den Brustwarzen, Verbrennungen und bösen Geschwülsten. Man kann ihn auch dem Klistier zusetzen, das man appliziert, um Schmerzen und Entzündungen bei Hämorrhoiden und inneren Koliken zu stillen . . .«

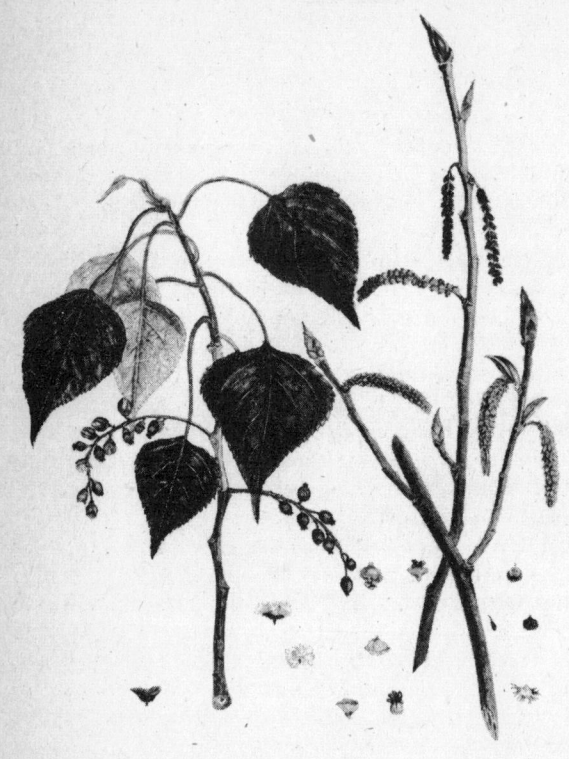

Eigenschaften: Pappelknospen enthalten laut Analyse: ein ätherisches Öl, Gerbsäure, Chrysin, Salicin, Populin, Kalkphosphate, Salizylsäure und noch andere Wirkstoffe. Unbestreitbar wirkt die Salyzilsäure (der aktive Bestandteil im Aspirin) sedierend bei allen Schmerzzuständen.

In der Hauptsache werden die Knospen der Pappel verwendet, entweder im Aufguß oder in einem tonisierenden Wein oder auch in Salbenform. Man sammelt sie kurz nach dem Aufbrechen, d. h. im März und April.

Bei innerlichem Gebrauch wirken Pappelknospen harntreibend, entfernen überschüssige Harnsäure, die Hauptursache rheumatischer Schmerzen, und wirken antiseptisch bei Lungen- und Bronchialaffektionen, wobei sie auch den Schleim verflüssigen und damit das Abhusten erleichtern. Darüber hinaus wirken sie noch wundheilend und tonisierend.

Zum äußerlichen Gebrauch, bei Neuralgien und Schmerzen verschiedener Ursachen, sind Einreibungen zu empfehlen; auch bei Gichtanfällen und Rheumaschüben. Bei Abszessen, Geschwüren, Panaritien (Nagelbettentzündung, Umlauf), Furunkeln usw. wirken sie lösend und heilend.

Mit der Salbe (Balsam) kann man bei Verstauchungen, Verenkungen, Ischias, Lumbalgien und auch bei Hautaffektionen wie Ausschlag, Frostbeulen, aufgesprungener Haut etc. reelle Erfolge erzielen; und gegen Hämorrhoiden ist sie ein echtes Spezifikum.

Zum Schluß sei noch erwähnt, daß die Abkochung ein gutes Tonikum für die Kopfhaut ist, das auch schwachen oder nachlassenden Haarwuchs fördert.

Anwendungsformen: Für den innerlichen Gebrauch ist das Dekokt dem Aufguß vorzuziehen. Man nimmt 25–30 g Knospen auf 1 l Wasser und läßt einige Minuten kochen. Dosierung: 4–5 Tassen täglich; oder als Tisch- und Hausgetränk.

Zum Aperitif läßt man 100 g gehackte Knospen 8 Tage lang in 1 l Weißwein ziehen. Dann filtern und süßen.

Hier das klassische Rezept aus den »Eléments de pharmacie« von Baumé (1795): »Das *Unguentum populeum* bereitet man in zwei Phasen. Zu Winters Ausgang sammelt man Knospen des Pappelbaumes; man braucht etwa 700 g. Die wirft man in einen Tiegel mit 3 Pfund flüssigem Schweineschmalz. Man rühre die Mischung einige Zeit kräftig durch, dann gieße man sie in ein Gefäß, das man fest verschließen kann. Hernach mache man sich daran, Blätter von folgenden Pflanzen zu sammeln, von jeglichem 90 g: Klatschmohn, Belladonna, Bilsenkraut, Quendel, grüner Salat, Klette, Brombeere und 450 g vom Nachtschatten. Nun muß man alle diese Blätter in einem Mörser aus Porzellan zerstoßen und sie sodann zu der Mixtur aus Schmalz und Pappelknospen in den Tiegel tun. Dann muß das Ganze mehrere Stunden erhitzt werden, wobei man recht oft umrühre, damit möglichst viel des Wassers in den Blättern verdampfe; schließlich seihe man das Ganze durch ein Leintuch, wobei kräftig zu pressen ist. Dann lasse man es erstarren und schütte die Flüssigkeit ab, so oben stehen bleibt. Nunmehr ist der Balsam fertig zum Gebrauch.«

PASSIONSBLUME
Passiflora incarnata

Beschreibung: Eine schöne Kletterpflanze, die 3–9 m hoch wird; mehrjährig, mit holzigem gerieftem Stengel und grüngrauer Rinde. Die Blätter sind angenehm grün; der Blattstiel hat zwei Drüsen, die ein honigseimartiges Sekret absondern. Aus den Blattachseln sprießen Ranken, mit denen sich die Pflanze anklammert. Große, stark duftende Blüten, einzeln an langen Stielen hängend. Fünf Kelchblätter, Blütenkrone fünfblättrig gezipfelt, weiß, prachtvoll in mehreren Schichten stehend, wie bei einer gefüllten Tulpe, wahrlich ein schöner und eigenartiger Anblick.

Die beblätterten Zweige und die Blüten werden im Mai und Juni gesammelt.

Geschichte: Die Passionsblume hat noch keine eigentliche Geschichte, denn sie wird erst seit knapp hundert Jahren therapeutisch genutzt. Im Jahre 1867 hat ein amerikanischer Arzt zuerst auf ihre schlaffördernde Wirkung aufmerksam gemacht. Die Pflanze stammt aus dem Süden der Vereinigten Staaten (von Virginia bis Florida), wo sie in Gebüschen und an trockenen Stellen stark verbreitet ist. In Südeuropa hat sie sich gut akklimatisiert und wird als Schmuckpflanze gern angebaut.

Der Name Passionsblume beruht auf einer religiösen Imagination; fromme Christen glauben, in der Blüte die Werkzeuge der Passion Christi zu sehen: Die Blütenkrone entspricht der Dornenkrone, die drei Säulen des Fruchtknotens entsprechen den Kreuznägeln, die Staubfäden den Hämmern usw.

Eigenschaften: Die nervenberuhigende und krampflösende Wirkung der Passionsblume ist außerordentlich stark. Tinktur und Extrakt sind wesentliche Bestandteile zahlreicher Beruhigungs- und Schlafmittel. Unleugbar ist die sedierende Wirkung der Passionsblume auf das sympathische Nervensystem sehr wertvoll bei der

Bekämpfung psychischer Erregungszustände und Anomalien, auch neurotischer Schlafstörungen. Man kann mit dieser Pflanze recht gut Barbiturate und andere starke chemische Schlafmittel ersetzen, denn solche produzieren leicht zerebrale Vergiftungserscheinungen und haben dann bei Erwachen ein unangenehmes Abstumpfungsgefühl zur Folge.

Andererseits behebt die Passionsblume Angstzustände, nervöse Störungen im Klimakterium und Hysterien. Ungeachtet einer gewissen narkotischen Wirkung ruft sie keinerlei Depressionen hervor, sondern fördert einen natürlichen Schlaf ohne unerwünschte Nebenwirkungen.

Anwendungsformen: Zum Aufguß benötigt man 15–20 g der frischen oder getrockneten Pflanze auf 1 l Wasser. Dosis: 1 Tasse vor dem Schlafengehen. Man kann auch 60 g gehackte Pflanzenteile 6 Tage lang in 1 l Weißwein ziehen lassen und davon 1 Likörglas vor dem Schlafengehen trinken.

Es ist von Vorteil, wenn man dem Aufguß noch die eine oder andere Pflanze von ähnlicher Wirkung zusetzt: Hopfen, Klatschmohn, Baldrian oder Lindenblüte. Es gibt noch eine Abart der Passionsblume (P. coerulea), aber diese kommt hier nicht in Betracht.

Schließlich ist noch anzumerken, daß die P. incarnata mehrere Wirkstoffe enthält, darunter gewisse Alkaloide aus der Gruppe der Harmanen, doch genügen diese nicht, um die pharmakodynamischen Eigenschaften der Pflanze zu erklären. Interessant ist ferner, daß gewisse ähnliche Wirkstoffe auch in bestimmten Hutpilzen auf Neuguinea und in den mexikanischen halluzinogenen Pilzen von der Gattung Psilocybus und Stropharia vorkommen. (R. Heim)

PETERSILIE
Petroselinum crispum

Beschreibung: Zweijährige Pflanze, die in fast jedem Kräutergarten zum Küchengebrauch angebaut wird. Dicke, weißliche, konische, faserige Wurzel. Stengel kahl, verzweigt, gerippt, bis zu 80 cm hoch. Kleine, weiße, leicht gelbliche Blüten in mehrstrahligen Dolden (Juli bis August). Samen und Wurzeln werden im Herbst gesammelt. Die Blätter werden in frischem Zustand verwendet. Die therapeutischen Eigenschaften der Petersilie gehen beim Trocknen nach und nach verloren. Sie soll übrigens für gewisse Vogelarten, besonders für Papageien, giftig sein.

Geschichte: Man kennt heute die Petersilie in der Hauptsache als Speisewürze und Aromatikum. In der Geschichte der Medizin taucht sie jedoch schon sehr früh auf und hat einen glänzenden Ruf. Die Ägypter zur Zeit der 20. Dynastie bestatteten ihre Toten mit Kränzen aus Eppich und Petersilie, was an manchen Mumien noch festzustellen ist. Die alten Griechen kannten sie unter dem Namen *petroselinon* (vgl. Dioscorides III, 77). Theophrastos, Galen, Avaroes und Constantinus Africanus rühmen bereits ihre wohltuend harntreibende Wirkung bei allen Nieren- und Blasenaffektionen. »Eine andere Abart des Eppich«, schreibt Plinius (XX, 47), »wächst an steinigen Orten; manche nennen sie *petroselinon.*« Palladius bemerkt ebenfalls, daß »die Petersilie steinigen Boden liebt«. Apicius Celius, Erfinder zahlreicher Saucen und raffinierter Küchentechniken, gab in seinem ersten Buch »Der fleißige Koch« das Rezept eines aromatischen Salzes mit Ingwer, Thymian und Eppichsamen, ». . . oder wenn man Eppich nicht verwenden will«, so schreibt er, »nehme man statt dessen drei Unzen Petersilie«.

Im Mittelalter wurde sie bereits in den Gärten der großen Herren angebaut; von ihr ist im *Capitularium* die Rede, jener Verordnung Ludwigs des Frommen (Sohn Karls des Großen), nach der in den kaiserlichen Domänen von Aquitanien und Südfrankreich etwa siebzig verschiedene Gemüse und Kräuter angebaut werden mußten, die als »unentbehrlich« bezeichnet werden.

In den antiken Pharmakopöen und wiederum in der Renaissance steht die Petersilie unter den »fünf appetitanregenden Kräutern« zusammen mit Hopfen, Spargel, Fenchel und Eppich.

Alle Pflanzenheilkundigen aus alten Zeiten waren sich darüber einig, daß die Petersilie stimulierend, harntreibend und schweißtreibend wirkt.

Eigenschaften: Vielfach Analysen haben die nährenden und heilenden Qualitäten dieses an Mineralsalzen und Vitaminen so reichen Küchenkrautes bestätigt. Die chemische Zusammensetzung ist sehr kompliziert; man findet einen starken Gehalt an Eisen, Kalzium, Magnesium, Phosphor und Mangan sowie zahlreiche Spurenelemente in geringen Quantitäten. Der Gehalt an Vitamin C ist beträchtlich; aus 100 g der frischen Pflanze lassen sich 60 mg Vita-

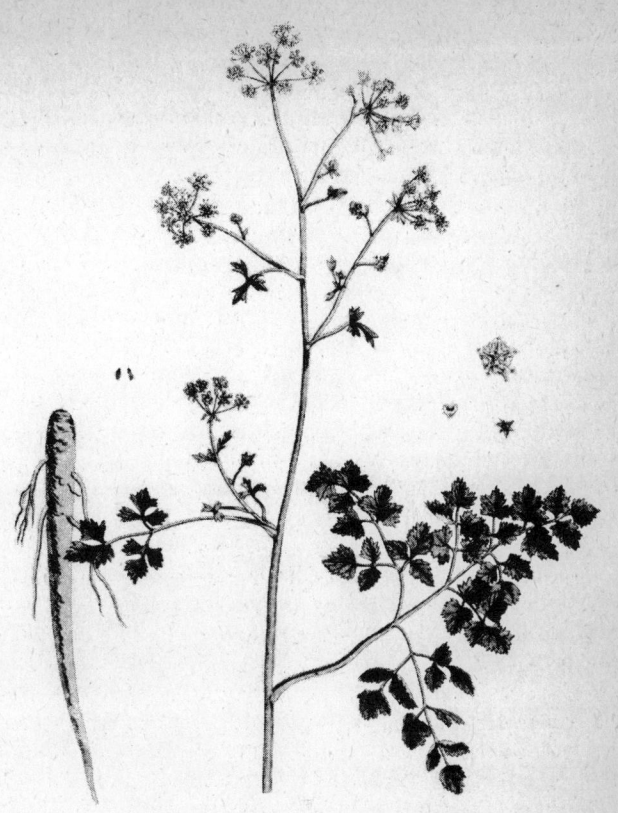

min A und 250 mg Vitamin C gewinnen. Prof. Léon Binet hielt sie für eine ganz außergewöhnliche Pflanze; seiner Meinung nach wirkt sie unbestreitbar verjüngend und begünstigt das Erreichen eines hohen Alters. Lucie Randoin, Leiterin des Instituts für Ernährungsphysiologie, schrieb: »Ohne Übertreibung kann man sagen, daß die Petersilie eines der wertvollsten und gesündesten Nahrungsmittel ist, welche die Natur uns geschenkt hat.«

Sowohl die kraus- als auch die glattblättrige Petersilie haben diese Eigenschaften; sie wirken tonisierend, harntreibend und erhöhen die natürliche Widerstandskraft gegen Skorbut und Rachitis. Nach Dr. Cazin wirkt die Petersilie als Diuretikum schlechthin erstaunlich; bei Ödemen entfernt sie das überschüssige Wasser sehr schnell aus dem Zellgewebe. Er versichert auch, mit dem frisch ausgepreßten Saft Tripper, Weißfluß und andere Affektionen der Harnwege geheilt zu haben. Er ist auch davon überzeugt, daß Petersiliensaft in der Dosis von 1 Eßlöffel frühmorgens beim Erwachen auch Nierenleiden, Rheuma und Gicht heilt.

Man sollte Petersilie schon in der Küche reichlich verwenden; und darüber hinaus in Form von Aufgüssen und Frischsaft speziell bei Leber-, Nieren- und Blasenkrankheiten.

Anwendungsformen: Zum Aufguß nimmt man gewöhnlich eine gute Handvoll frischer Pflanzenteile auf 1 l Wasser.

Den Saft kann man entweder mit dem elektrischen Entsafter auspressen oder einfach, indem man die Pflanze im Prozellanmörser zerstößt. Dann fügt man ein wenig Wasser hinzu und preßt den Brei durch ein Leintuch.

Das ätherische Öl verwendet man in der Dosis von 2–3 Tropfen täglich (gegen Tripper).

Zum Aperitif läßt man 60 g frische Petersilie in 1 l Weißwein (etwa vom Typ Graves) mehrere Tage lang ziehen.

Man sollte wildwachsende Petersilie nur dann ernten, wenn man sie ganz genau kennt. Sie ist leicht mit dem gefährlichen Schierling zu verwechseln.

PFEFFERMINZE
(Echte) Mentha piperita

Beschreibung: Mehrjährige Pflanze, stammt aus England. Lange, kriechende, faserige Wurzeln. Stengel zahlreich, aufrecht, leicht flaumig behaart, mit axillären Verzweigungen, 40–60 cm hoch. Blätter gegenständig, gestielt, gesägt, dunkelgrün. Kleine rötliche oder violette Blüten in endständigen Ähren (Juli bis September). Nur die trockenen Blätter werden verwendet; gesammelt wird während der Blütezeit. Das Trocknen ist schwierig. Es gibt zahlreiche wilde und hybride Ab- und Unterarten der Pfefferminze: Poleiminze, Rundblättrige Minze, Hainminze, Roßminze, Wasserminze, Ackerminze, Quirlige Minze, Edelminze; doch wird zu pharmazeutischen Zwecken und in der Likör- oder Parfümherstellung vorwiegend die Echte Pfefferminze (meist kurz Minze genannt) verwendet, denn sie ist viel aromatischer und auch reicher an Menthol (Minzenkampfer) als die anderen Arten.

Geschichte: Die Minze war bereits den alten Ägyptern und Hebräern bekannt, die sie sehr schätzten, weil sie ein Gefühl der Frische vermittelt. Sie hat schon früh die Aufmerksamkeit der Menschen erregt und ist eine der ältesten bekannten Pflanzen. Beweis dafür sind z. B. die Wände des Horustempels zu Edfu, die mit Rezepten in Hieroglyphen zur Bereitung verschiedener kultischer Duftstoffe bedeckt sind; dort stößt man mehrfach auf die Minze. Sie spielte auch in den griechischen Mysterien eine Rolle: Pluto (Hades), der in Liebe zu Mentha, der Tochter des Cocytes, entbrannt war, wurde ihretwegen seiner Gattin Proserpina untreu. Als sie ihren Mann mit seiner Geliebten überraschte, verwandelte sie das Mädchen in einen Strauch, der dann Mintha (Menthe = Minze) hieß. Ovid erwähnt diese Episode im X. Buch seiner »Metamorphosen«.

Die Minze spielt schon in der »Materia medica« des Hippokrates eine Rolle; auch bei Nicandros, Galen und Dioscorides ist sie belegt. Die Römer sprechen ebenfalls von ihr, besonders Apulejus und Columella, der sie in seiner Abhandlung »De re rustica«, (XI, 3) erwähnt.

Plinius übernimmt als fleißiger Abschreiber die Aussagen der Griechen und versichert: »Die Minze hat einen Duft, der den Geist erweckt, und einen Geschmack, der Appetit und Magensäfte anregt. Man glaubt übrigens, daß sie das Sperma gerinnen läßt und dadurch die Empfängnis verhütet... Eine Prise getrockneter, zu Pulver zerriebener Minze in Wasser lindert Magenschmerzen; längere Zeit in dieser Form eingenommen, vertreibt sie die Würmer aus den Eingeweiden.« (XX, 50–53)

Zweifellos in Erinnerung an die Strafe, die Plutos Geliebte Mintha getroffen hat, glaubte man früher auch, daß die Minze die Liebesleidenschaft abkühle.

Seit dem 16. Jahrhundert sind die medizinischen Eigenschaften der Minze genauer bekannt; und ihr Gebrauch wird von zahlreichen Ärzten dieser Epoche empfohlen, wie z. B. von Schroder, Tragus, Tabernaemontanus, Fuchs, Dodoens und noch anderen.

Eigenschaften: Die Pfefferminze gehört, wie Linde und Kamille, zu den volkstümlichsten Aufgußpflanzen. Auch gehört sie zum edlen Geschlecht der aromatischen Lippenblütler, deren charakteri-

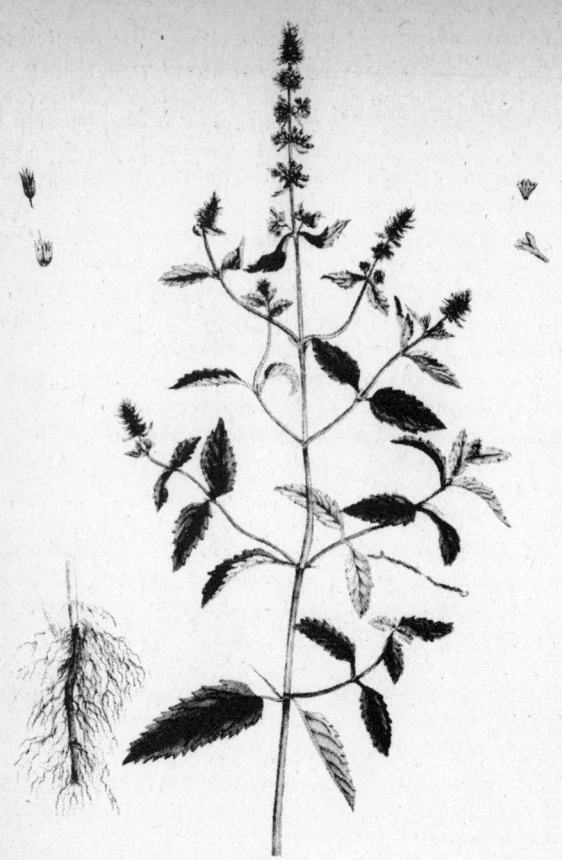

stische Qualitäten sie in hohem Maße besitzt: Sie wirkt stimulierend, stärkend und krampflösend.

Moderne Ärzte übernehmen die Indikationen der vergangenen Jahrhunderte. Nach ihrer Überzeugung hat die Pfefferminze eine ausgesprochen tonisierende und stimulierende Wirkung, ist magenfreundlich, krampflösend, antiseptisch und verhindert die Bildung von Darmgasen. Sie treibt alle Unreinheiten aus dem Blut und verjüngt dadurch die Gesichtshaut. Sie ist in hohem Maße antiseptisch und bakterizid, so daß sich keine Toxine im Verdauungstrakt ansammeln und die Abfallstoffe nicht in Fäulnis und Gärung geraten.

Allerdings müssen wir die verbreitete Legende zerstören, daß die Minze in hohen Dosen als Aphrodisiakum wirkt. Dagegen verbindet sie mit allgemein stärkender und tonisierender Aktion eine beruhigende und regulierende Wirkung auf das Nervensystem, so daß sie Nervösen, Neurotikern, an Affektionen des Sympathikus, Migräne, nervösem Erbrechen, Schluckauf, Lymphstörungen und allgemeiner Schwäche Leidenden aufs beste empfohlen werden kann.

Sie besitzt außerdem ernst zu nehmende Lösungs- und Wundheilungskräfte, weshalb sie in der Volksmedizin als Pflaster oder Umschlag bei Anschwellung der Brüste, Blutergüssen, Ekzemen, Furunkulosen, Geschwüren und Abszessen verwendet wurde, ja sogar bei Krätze und anderen ernsthaften Hautleiden.

Schließlich sei noch erwähnt, daß die Minze schlechten Mundgeruch vertreibt und außerdem bei Gicht und Rheumatismus Linderung bringt.

Anwendungsformen: Am einfachsten ist der Aufguß: 15–20 g trockene Blätter auf 1 l kochendes Wasser. Dosierung: 2–3 Tassen pro Tag. Die Pfefferminze gewinnt, wenn man andere Kräuter zusetzt, deren Wirkungen sich gegenseitig erhöhen. Sie ist Bestandteil zahlreicher Mischtees, besonders wird sie Kräutern zugesetzt, die unangenehm schmecken.

Inhalationen von Pfefferminze und Eukalyptus, besonders ihrer ätherischen Öle, eignen sich sehr gut dazu, verhärteten Nasenschleim zu lösen.

Hier ein Rezept aus früheren Zeiten für ein Öl zum Einreiben, das Schmerzen lindert, Spannungen löst und gleichzeitig den Haut- und Muskeltonus stärkt:

frische Minze	2 Handvoll
Olivenöl	1,5 l

Man läßt die Mischung an der Sonne oder bei milder Wärme sieben Tag lang ziehen. Dann filtert man unter gleichzeitigem starkem Auspressen der Blätter und füllt in eine gut verschließbare Flasche ab.

Alle Minzenarten haben ähnliche, mehr oder weniger ausgesprochene Eigenschaften, und jede Art hat ihr eigenes Aroma. Im Handel ist nur die Echte Pfefferminze; aber gewisse wildwachsende Arten sind äußerst balsamisch und wunderbar von Aroma und Geschmack, so daß sie vorzuziehen wären. Poleiminze (M. pulegium) z. B. ist äußerst lieblich und behält ihr Aroma, das eine leichte Zitronenkomponente hat, sogar in getrocknetem Zustand.

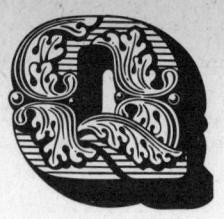

QUECKE
(Kriechende) Agropyrum repens

Beschreibung: Mehrjähriges Gras, häufig in Feldern und Gärten, wo es sich sehr schnell verbreitet. Kriechender, sehr langer Wurzelstock (Rhizom); Stengel rund, schlank, knotig. Weiche, lanzettförmige, gerade Blätter mit Scheiden, an der Oberseite etwas samtig. Blüten ährenförmig, zart, endständig. Verwendet wird das Rhizom (oft fälschlich als Wurzel bezeichnet). Sammelzeit: September.

Es gibt noch weitere Queckenarten, die gleiche Heileigenschaften haben.

Geschichte: Die harntreibende Kraft der Quecke war schon im 1. Jahrhundert nach Chr. bekannt. Dioscorides verwendete sie bereits, um die Nieren zu reinigen und den Urinfluß anzuregen. Plinius hielt sie für eine der besten Arzneien gegen Gallensteine.

In seinem »Traité universel des drogues simples« (»Allgemeine Abhandlung über die Naturheilmittel«) vom Jahre 1669 sagt Nicolas Lémery, die Quecke bringe den Urin sehr gut in Fluß, aber wirke auf den Leib etwas zusammenziehend; und sie werde als Dekokt verordnet, um Verstopfungen zu beheben, den Urin anzuregen und um Gallensteine, Nieren- und Blasengrieß zu vertreiben.

Eigenschaften: Forschungen in neuerer Zeit haben die günstige Wirkung dieses Grases auf die Diurese (Urinabgang) und damit die heilende und reinigende Wirkung auf entzündete Harnwege bestätigt. Dieser Effekt ist auf zwei Grundbestandteile der Quecke zurückzuführen: einen schleimigen Stoff, das Tricitin, und ein starkes Antibiotikum, das Agropyrin. Das erste wirkt lindernd, das zweite aseptisch.

Die Abkochung des Queckenrhizoms erfrischt nicht nur, sondern wirkt harntreibend und angenehm lindernd bei Blasenentzündungen und allen anderen schmerzhaften, hartnäckigen Affektionen der

Harnwege. Sie ist auch bei Gicht und Rheumatismus sehr zu empfehlen, da sie die Harnsäure und andere Giftstoffe durch die von ihr bewirkte Diurese entfernt.

Man erhält einen sehr wirksamen Mischaufguß, wenn man der Quecke noch die Blätter der Schwarzen Johannisbeere und des Geißbarts zusetzt. Die Wirkung tritt, wie bei den meisten Heilpflanzen, erst nach einiger Zeit ein, ist aber sicher und anhaltend. Man schreibt dieser Mischung auch ein gewisse Wirkung bei Grippe, Gelbsucht, Gallensteinen und Nierengrieß zu.

Anwendungsformen: Außer der Abkochung gibt es wenig Verwendungsmöglichkeiten. Für diese läßt man 30 g gehackten Wurzelstock in 1 l Wasser kurz kochen. Vor dem Gebrauch läßt man die Flüssigkeit noch einige Stunden ziehen. Dosierung: mindestens 6 Tassen pro Tag.

Die Quecke wird auch heute noch viel verwendet; sie ist unersetzbar und kann ausgezeichnete Dienste leisten, insbesondere bei solchen Patienten, die sich an fragwürdige chemische Diuretika gewöhnt oder durch deren übermäßigen Gebrauch Schädigungen erlitten haben.

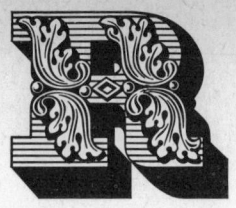

RAINFARN

Chrysanthemum vulgare (früher Tanacetum vulgare)

Beschreibung: Diese mehrjährige Pflanze ist sehr verbreitet auf Wiesen, unbebauten Plätzen und an Wegrändern, wo es ein bißchen feucht ist. Sie wird manchmal über einen Meter hoch, und in der Blütezeit (Juli bis September) erkennt man sie leicht an den kleinen gelben Blütenknöpfchen, die in dichten flachen Dolden stehen. Die ganze Pflanze strömt einen charakteristischen, leicht kampferigen, aromatischen Duft aus (daher auch der manchmal gebrauchte Name »Wohlriechender Rainfarn«), und man benutzte sie früher zur Abwehr von Insekten im Bettzeug, in Wäscheschränken und in der Stallstreu. Sammelzeit Juli bis Oktober. Verwendet werden Blüten und Blätter.

Geschichte: Der Rainfarn scheint in der Antike nicht bekannt gewesen zu sein. Er wird zuerst von der Äbtissin Hildegard von Bingen erwähnt, die um 1150 zwei Abhandlungen über Heilpflanzen schrieb, worin es heißt, der Rainfarn sei gut gegen einfachen und fiebrigen Husten, Verdauungsstörungen und Schmerzen bei der Regel.

Cisalpini versichert, Rainfarn mit Wegerichwasser heile das Fieber und beschleunige die Menstruation. Leonhart Fuchs meint. Rainfarnblüten in Milch gekocht seien ein wunderbares Mittel, um die Würmer aus den Eingeweiden zu vertreiben. Matthiole verrät uns, daß Rainfarn die Winde aus Magen und Bauch vertreibt; und Simon Pauli schreibt, die Blüten seien sehr nützlich bei Hysterie, Fallsucht und Schwindelanfällen. Pierre-Jean Chomel erklärt 1712, » . . . der Rainfarn stärkt Magen, vertreibt saures Aufstoßen, tötet die Würmer in den Eingeweiden ab, beruhigt die Nerven, stärkt das Hirn. Auch beseitigt er Hindernisse in den Harnwegen und ist daher von Nutzen bei Wassersucht, Gelbsucht und Bleichsucht.«

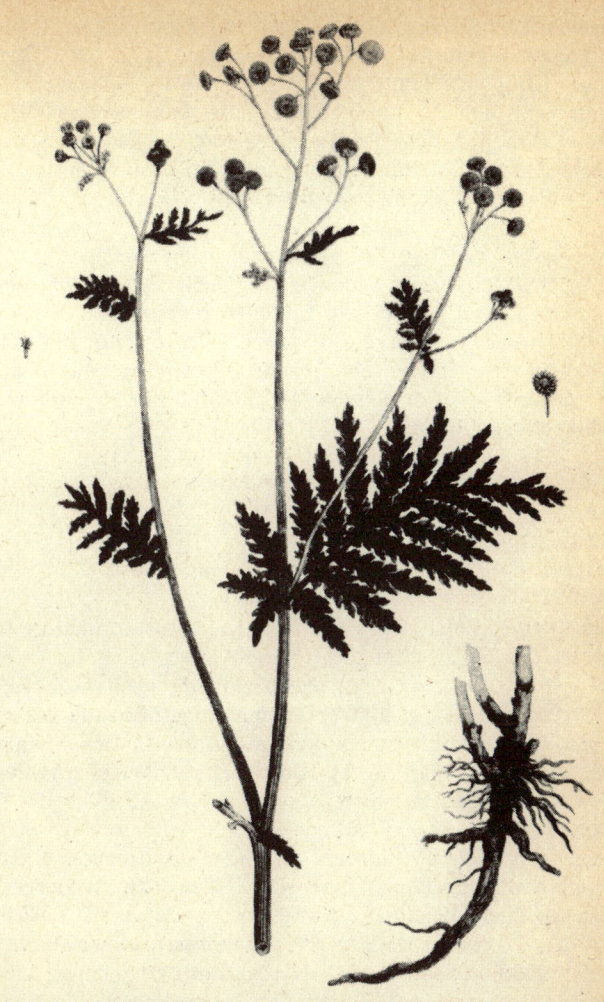

Eigenschaften: Dieses Kraut aus der Familie der Korbblütler, der auch die Kamille und die Chrysantheme angehören, enthält Gerbsäure, einen Bitterstoff, ein giftiges ätherisches Öl und ist außerdem reich an Kampfer, Borneol und Terpen.

Der Rainfarn, auch Wurmkraut genannt, bleibt das Mittel der Wahl gegen Spulwürmer, Madenwürmer und sonstige Eingeweideparasiten. Der Geschmack ist bitter, der Geruch kräftig, und das Kraut steht in dem Ruf, in hohen Dosen giftig zu sein, daher muß man vorsichtig dosieren.

Man kann den Rainfarn auch als Tonikum verwenden, besonders bei Trägheit des Verdauungssystems; dabei kann man ihn abwechselnd mit Wermut geben, denn beide sind hinsichtlich der therapeutischen Wirkung eng verwandt.

Anwendungsformen: Zur gebräuchlichsten Anwendung, nämlich als Mittel gegen Eingeweidewürmer, bedient man sich des Aufgusses: 1 Eßlöffel getrocknete Blütentriebe auf 1 Tasse kochendes Wasser. Dosierung: morgens nüchtern 1 Tasse. Zum Einlauf gegen Bandwurm bereitet man eine leichte Abkochung von 30 g Blüten und Blättern auf 1 l Wasser. 2 Einläufe pro Tag unter Zusatz von 1 Teelöffel Olivenöl.

ROSE
(Französische R., auch Essigrose) Rosa gallica

Beschreibung: Erübrigt sich, da es gegenwärtig mehrere tausend Unterarten und Varianten der Rose gibt.

Sie stammt aus dem Orient, wurde zur Zeit der Kreuzzüge, im 11. bis 13. Jahrhundert, nach Westeuropa eingeführt und hat sich auf unseren Böden vollkommen akklimatisiert. In der Pflanzenheilkunde verwendet man in der Hauptsache eine Unterart der Rosa gallica, die Damaszenerrose, und zwar ausschließlich die Blütenblätter, die kurz vor dem vollen Aufblühen gesammelt werden. Sie müssen sehr schnell trocknen, entweder an der Sonne oder auf einem gut durchlüfteten Dachboden. Wenn das in der richtigen Weise geschieht, behalten sie ihre Farbe, sie verstärkt sich sogar durch den Trockenprozeß. Die Blätter müssen sodann unter Licht- und Luftabschluß aufbewahrt werden, am besten in dunklen, hermetisch verschlossenen Glasgefäßen. Trotzdem verlieren sie ihre Eigenschaften bald; daher muß man seinen Vorrat unbedingt jedes Jahr erneuern.

Geschichte: Sie geht bis auf allerälteste Zeiten zurück. Die Rose wurde von Poeten besungen, als Königin der Blumen gepriesen, sie wurde in heiligen Büchern verehrungsvoll erwähnt; Rosenparfüm war ausschließlich für die Könige und für den Gebrauch im Tempel bestimmt. Im Sarkophag des Pharao Tutenchamun hat man mehrere noch völlig intakte Rosensträuße gefunden, letztes rührendes Liebeszeichen seiner Gattin. Und das ist über dreitausend Jahre her.

Dioscorides, Galen und Theophrastes haben die tonisierende und zusammenziehende Wirkung der Rose erkannt. Aber die größten Ehren wurden ihr von den arabischen Ärzten erwiesen. Avicenna versichert, er habe Kranke, die Blut spien, allein durch *zuccar*, also Rosenkonfitüre, geheilt.

Plinus der Naturforscher beschreibt zwölf Arten Rosen und sagt: »Die Rose wirkt erfrischend und zusammenziehend. Man verwendet die Blütenblätter, die ganze Blüte und die oberen Triebe. Rosensaft ist gut für die Ohren und den Magen, auch gegen Unterleibsleiden und Kopfschmerz sowie zum Gurgeln bei Mundgeschwüren, Zahnfleischentzündung und geschwollenen Mandeln.« (XXI, 73.)

Nicolas Lémery schreibt in seiner Abhandlung über die Heilpflanzen: »Die Rose wirkt zusammenziehend, reinigend und magenstärkend; sie bewirkt bei innerlichem Gebrauch, daß Erbrechen, Durchfall und innere Blutungen aufhören. Äußerlich verwendet man sie bei Prellungen, Verrenkungen, Verstauchungen der Gliedmaßen und Bißwunden sowie zur Stärkung der Muskeln und der Nerven. Dazu kocht man Rosen in starkem Wein und macht mit dem Brei Umschläge; oder man kann ihn auch mit Wachs zu einer Salbe verkneten und als Pflaster auflegen.«

Eigenschaften: Man kann sich getrost an die Indikationen der alten Ärzte halten: die Rose wirkt grundsätzlich adstringierend, tonisierend, kräftigend, wundheilend, blutstillend und hustenlindernd. Dr. Leclerc bestätigt ihre Heilkraft bei Schädigungen der Lunge und sagt außerdem, Rosengelee sei wegen seines hohen Gehalts an Tannin und Fruchtzucker ein Heil- und Genußmittel, das man keineswegs vernachlässigen sollte.

Rote Rosen enthalten die Pigmente Anthocyanin und Flavonin, Spuren von Geraniol, ein Antibiotikum und erhebliche Mengen Gerbsäure.

Der konzentrierte Aufguß aus Rosenblättern ist ein hochwirksames Gurgelmittel bei Halskrankheiten und Entzündungen der Mundhöhle; außerdem kann man damit Durchfälle und Darmentzündungen bekämpfen. Dieser Aufguß ist auch ein gutes Kräftigungsmittel für die Lunge und ein Allgemeintonikum. Letzteres gilt noch mehr vom Rosenhonig, der früher sehr beliebt war und dessen Rezept weiter unten gegeben wird.

Äußerlich angewendet, ist die Rose ein allbekanntes Hautpflegemittel, besonders als Lotion zur Reinigung und Glättung der Gesichtshaut. Konzentrierter Aufguß ist anzuraten gegen Weißfluß und uterine Blutungen. Auch gegen entzündete, Flüssigkeit absondernde Augen läßt sich dieser Aufguß sehr gut gebrauchen.

Cazin schreibt: ». . . Rosenblätter, eine halbe Stunde lang in Rotwein gekocht (1 Teil Rosenblätter auf 16 Teile Wein) eignen sich zur Behandlung von hartnäckigen weißlichen Geschwüren. Man legt sie als Umschlag, Breipflaster oder in Säckchen auf kalte, schlecht reagierende Geschwülste und ödematöse, langwierige Anschwellungen. Auch bei Prellungen, Verstauchungen und ›wildem Fleisch‹, das sich nach Verletzungen bildet, haben sie sich bewährt.«

Anwendungsformen: Für einen normalen Aufguß nimmt man 15–30 g getrocknete Blütenblätter auf 1 l kochendes Wasser. Für einen konzentrierten Aufguß braucht man etwa das Doppelte, ebenso für den Auszug in Rotwein.

Hier das Rezept für den Rosenhonig, wie es in alten Büchern überliefert ist: »Man tue 1 Pfund getrocknete Rosenblätter in ein Gefäß, gieße 2 l kochendes Wasser auf und lasse es in einer Ecke des Herdes oder an einem anderen warmen Ort 12 Stunden lang ziehen. Dann seihe man die Flüssigkeit durch ein Tuch und presse die Blütenblätter dabei stark aus. Dann setze man 3 Pfund hellen Honig zu und lasse das Ganze bei kleinem Feuer kochen. Man entferne den Schaum, der sich nach dem ersten Aufkochen bildet, und lasse dann so lange sieden, bis die Flüssigkeit zu Sirup eingedickt ist. Zum Schluß filtere man das noch kochendheiße Gemisch durch ein feines Tuch.«

Dieser Rosenhonig kann sowohl innerlich als auch äußerlich (als Zusatz zu Gurgelwasser, Spülungen und Einläufen) verwendet werden.

Hier noch ein weiteres Rezept aus Urväterzeiten, diesmal für Rosenessig: »Nimm 1 Pfund trockne Rosenblütenblätter und schütte sie in 4 Pinten des besten roten Essigs. Setze dann das gut verkorkte Glasgefäß 18–20 Tage lang der Sonne aus. Scheint keine Sonne, so muß es 3–4 Wochen an einem warmen Ort stehen. Dann filtere die Flüssigkeit und bewahre sie zum Gebrauch auf.« Dieser Essig kann innerlich und äußerlich gebraucht werden: als Lotion, zu Spülungen, Einläufen, Augentropfen, als Adstringens, Tonikum und Lösungsmittel. Die Dosis bei innerlichem Gebrauch beträgt 1–3 Eßlöffel pro Tag.

Der Rosensirup endlich (Indikationen und Anwendungen wie oben) wird, laut Guyberts »Médecin charitable« nach folgendem Rezept zubereitet: »Nimm 3–4 Unzen getrocknete Blüten von roten Rosen, tue sie in einen Krug und gieße darüber anderthalbe Pfund kochendes Wasser, so daß die Blüten ganz bedeckt sind. Stelle den Krug 24 Stunden lang an die Ecke des Herdes, gieße sodann besagte Infusion in einen kupfernen Topf und lasse sie ein- oder zweimal aufkochen; hast du dieselbe durchgeseiht und ausgepreßt, koche darin ein Pfund Zucker, so daß ein Sirup entsteht, den du wie bräuchlich aufbewahren magst.«

Noch ein Rezept von Lémery aus dem Jahre 1699 für eine Rosen-salbe oder -pomade: »Man nehme frisches und gut gereinigtes Schweineschmalz, frische zerstampfte rote Rosen, von jedem ein halbes Pfund. Zusammengemischt 7 Tage stehen lassen, alsdann auf kleinem Feuer 1–2 Stunden lang kochen, von Zeit zu Zeit um-rühren, dann seihen, auspressen und in einem sauberen Gefäß zum Gebrauch aufbewahren.«

Das *azzucar* der Araber (Rosengelee) wurde bis 1884 in pharma-zeutischen Lehrbüchern als *Conserva Rubra Rosae* aufgeführt; das Rezept lautete:

Rote Rosen, pulverisiert	100 g
Rosenwasser	200 g
pulverisierter Zucker	650 g
medizinisches Glyzerin	60 g

Zum Abschluß noch das Rezept für eine Rosenmarmelade, nach dem »Confiturier Royal« aus dem Jahre 1776: »Man braucht nur frische Blütenblätter mit der gleichen Menge Zucker und ein wenig Wasser auf kleinem Feuer zwei oder drei Stunden lang kochen zu lassen. Nach dem Kochen füge man auf 1 Pinte Marmelade den Saft einer Zitrone zu.«

ROSMARIN
Rosmarinus officinalis

Beschreibung: Buschiger Strauch, in den Mittelmeerländern sehr verbreitet, hier angepflanzt. Kleine, kreuzweis gegenständige Blät-ter, Oberseite leuchtend dunkelgrün, Unterseite weißlich. Kleine

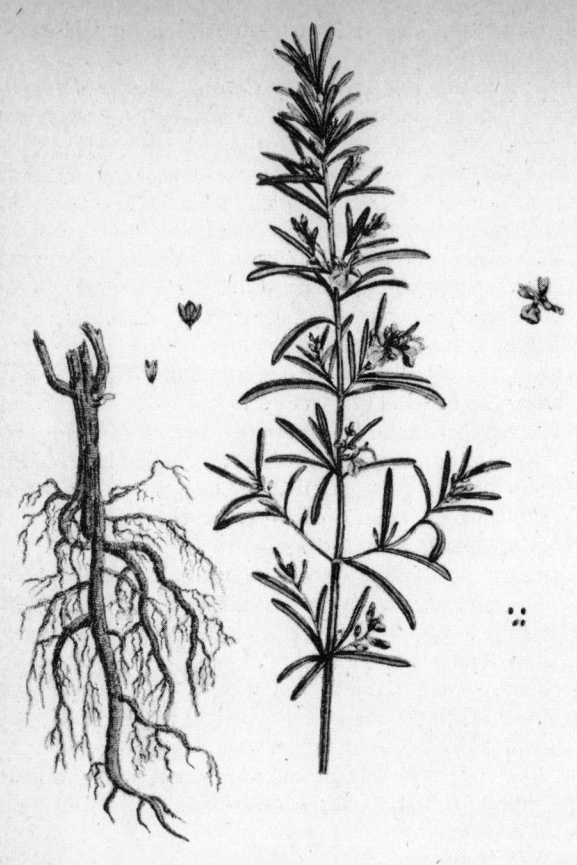

blaßblaue Blüten, die an den Stengelspitzen zwischen den Blättern
stehen (März bis April). Gesammelt werden die Blütentriebe, aber
auch die Blätter, die letzteren das ganze Jahr hindurch, denn der
Strauch ist immergrün. Der in den Mittelmeerländern wild wachsende Rosmarin ist weit aktiver als der angebaute. Vorzugsweise
wird er getrocknet genommen, denn dann ist er nicht so bitter wie
in frischem Zustand.

Geschichte: Der Rosmarin war immer hochgepriesen, schon in
den allerältesten Zeiten; man hat Rosmarinzweige bereits in den
Gräbern der frühesten ägyptischen Dynastien gefunden. In Athen

wie im alten Rom galt er als heilige Pflanze, und Horaz widmete seinen magischen Qualitäten einige Verse. Dioscorides und Theophrastus verabreichten ihn bei bestimmten Magenaffektionen, und Galen versichert, frischer Rosmarinsaft mit Honig mache trübe Augen wieder klar.

Die arabischen Ärzte haben den Rosmarin sehr häufig verwendet, und ihnen ist es als ersten gelungen, sein ätherisches Öl durch Destillation zu gewinnen. Später, zur Zeit der Renaissance, haben ihnen die Spagyriten (Ärzte der alchimistischen Richtung) das nachgemacht, denn sie legten gerade auf dieses Öl besonderen Wert.

Unter den vielen Legenden, die sich um den Rosmarin ranken, ist auch die Geschichte von dem berühmten »Jugendtrank der Königin von Ungarn«. Im Jahre 1378 soll Elisabeth von Ungarn, die damals 72 Jahre alt, gichtbrüchig und gelähmt war, das Rezept dieses Jugendwassers erlangt haben und soll dadurch auf wunderbare Weise wieder so jugendfrisch und schön geworden sein, wie sie mit 18 Jahren war, so daß der König von Polen um ihre Hand anhielt! Das Rezept ist im »Großen Albertus« angegeben, und zwar in der ersten französischen Ausgabe dieses vielbeschriebenen Lehrbuches der Magie, gedruckt im Jahre 1500 zu Turin. Es lautet: »Schütte anderthalb Pfund ganz frische Rosmarinblüten in einen Destillierkolben, dazu ein halbes Pfund Poleiminze, ein halbes Pfund Blüten vom Dost und ebensoviel Lavendelblüten, gieße darüber drei Pinten guten Branntwein. Lasse das Ganze vierundzwanzig Stunden lang im recht heißen chymischen Ofen ziehen und destilliere es dann. Dieses Elixier ist ein- oder zweimal die Woche frühmorgens nüchtern zu gebrauchen, etwa eine Drachme jedesmal . . . Er erneuert die Kräfte, macht den Geist klar, stärkt und erhöht das Augenlicht bis ins höchste Alter; und wer es trinkt, wird aussehen, als besäße er die ewige Jugend.«

So wurde der Rosmarin sehr berühmt und kommt seit dem 16./ 17. Jahrhundert in allerlei Apothekertränklein und Tinkturen immer wieder vor. Madame de Sévigné riet brieflich ihrer Tochter, der Gräfin de Grignan, Rosmarinwasser zu trinken: ». . . ich berausche mich jeden Tag daran, ich habe immer ein Fläschchen davon bei mir. Es hilft ganz ausgezeichnet gegen Traurigkeit.«

Auch in dem sogenannten »Vier-Räuber-Essig«, einem Schutzmittel gegen Ansteckung, kommt der Rosmarin vor; es war ein Auszug von Rosmarin, Salbei, Wermut, Minze, Raute, Lavendel, Kalmus, Zimt, Gewürznelken, Muskat, Knoblauch und Kampfer in rotem Essig. Der seltsame Name dieses Trankes geht nach den

Archiven des Senats von Toulouse auf vier Mörder und Leichen-
fledderer zurück, die im Jahre 1628, während der großen Pest, die
in der Stadt wütete, ohne jede Angst vor Ansteckung die Toten und
Sterbenden ausraubten. Nach ihrer Gefangennahme wurde ihnen
der Prozeß gemacht, und sie wurden zum Feuertod verurteilt; aber
im Tausch gegen das Geheimnis dieses Trunkes wurde das Urteil
gemildert, und sie wurden nur gehängt.

Auch in dem berühmten »Opodeldok« des Paracelsus kommt der
Rosmarin vor. Das war eine hochgeschätzte Einreibung gegen rheumatische und andere Schmerzen; die Hauptbestandteile sind Rosmarin, Thymian, Kampfer, Alkohol, Ammoniak und tierische
Seife*.

Eigenschaften: Rosmarin stimuliert den Gesamtorganismus
ebenso wie Thymian, Minze, Melisse und Salbei. Es wirkt ausgezeichnet bei Schwäche- und Ermüdungszuständen, krankhafter Abmagerung und Depressionen. Es ist ein ausgezeichnetes Herztonikum und stimuliert außerdem die Nebennieren, welche u. a. das
Adrenalin erzeugen, eine Substanz, die der Körper ausschüttet,
wenn es darum geht, einen Angriff oder Schock abzuwehren, der
übrigens auch aus einer Krankheit resultieren kann.

Der Rosmarin ist keine Universalmedizin, aber er besitzt unzweifelhaft zahlreiche wertvolle Eigenschaften: er ist magenfreundlich, antiseptisch, schmerzlindernd, gut gegen Rheumatismus und
Gicht, verhindert Blähungen, fördert (wenn auch nur in geringem
Maße) die Menstruation und hilft bei Lungenaffektionen. Auf die
Leber, die Galle und die Gallengänge wirkt er ausgezeichnet; speziell gegen Hepatitis und Gelbsucht ist er ein allgemein anerkanntes
Spezifikum. Schließlich wäre noch zu ergänzen, daß er spürbar
schweiß- und harntreibend wirkt.

Anwendungsformen: Zum Aufguß nimmt man 30–50 g getrocknete Stengel, mit oder ohne Blüten, auf 1 l kochendes Wasser. Vor
dem Trinken eine gute Viertelstunde ziehen lassen. Dosierung: 3–5
Tassen pro Tag.

Auch einen stärkenden, verdauungsfördernden und harntreiben-

---

* In Deutschland stand das Kraut in dem Ruf, abtreibend zu wirken – im
Volkslied heißt es: »Rosmarin und Thymian wächst in unserem Garten; Jung-
fer Bärbel (oder wie das Mädchen eben hieß, das man mit diesem Lied ärgern
wollte) ist die Braut, kann es kaum erwarten.« (d. Übs.)

den Wein kann man mit Rosmarin bereiten: 60 g getrocknete Blätter in 1 l Weißwein 10 Tage lang ziehen lassen. Dosierung: Vor den Mahlzeiten je 1 Glas.

In seinem »Nouveau traité des plantes usuelles« (»Neue Abhandlung über die Nutz- und Heilpflanzen«) vom Jahre 1837 gibt Roque das Rezept für einen mit Rosmarin und anderen Kräutern bereiteten Wein, ein Tonikum und Stimulans von ausgezeichneter Wirkung bei Erschlaffung, Ödemen, Lähmungserscheinungen, Rachitis und anderen Übeln:

Rosmarin-Spitzentriebe	eine Handvoll
Rainfarn-Spitzentriebe	eine Handvoll
Wacholderbeeren	45 g
Weißwein	1 l
Alkohol 45%	90 g

Bäder mit Zusatz von konzentrierter Rosmarinabkochung (2 Handvoll auf 1 l Wasser) sind sehr empfehlenswert bei Ermüdungserscheinungen, Anämie, für rachitische oder zu magere Kinder und für alte Leute.

Gurgeln mit einem Aufguß aus Rosmarin, Odermennig und Raute hilft sehr schnell bei Mundfäule und allen Hals- oder Rachenkrankheiten.

Zu Brei zerquetschte Rosmarinblätter, als Pflaster oder Umschlag aufgelegt, verteilen Anschwellungen und lindern den Schmerz nach Prellungen, Verstauchungen, Verrenkungen und bei Gelenkrheumatismus.

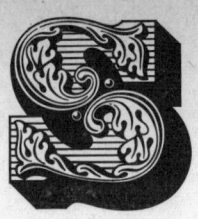

SALBEI
(Echter) Salvia officinalis

Beschreibung: Wie Bohnenkraut, Thymian und Dost wächst der Salbei in Südeuropa wird. Bei uns wird er angebaut; die Wildpflanzen sind jedoch offensichtlich stärker in der Wirkung. Holzige, harte, faserige Wurzel. Stengel aufrecht, verzweigt, mit leichtem Flaum bedeckt. Blätter gegenständig, oval-lanzettlich, gestielt, dick, leicht pelzig. Blüten quirlständig in einfachen Ähren. Blüht im Juni und Juli. Nur Blätter und Blüten werden verwendet.

Geschichte: Der Salbei wir schon in den ältesten Zeiten eine der bekanntesten und meistverwendeten Pflanzen. Im alten Ägypten wurde er bereits in der Ramessiden-Zeit als Heilpflanze hochgeschätzt. Unfruchtbaren Frauen gab man den Saft zu trinken, damit sie Kinder bekämen, und den Schwangeren, damit sie leichter gebären und keine Frühgeburten haben sollten. Bei den alten Griechen galt der Salbei als heilige Pflanze, die man den Göttern opferte, um sie günstig zu stimmen.

Galen und Dioscorides verordneten Salbei als Diuretikum und Adstringens, auch zur Menstruationsförderung. Hippokrates sagt, daß der Durchfall aufhört, sobald man Salbei einnimmt.

Salvia salvatrix hieß er bei den Römern, »die rettende und heilende Pflanze«. Die berühmte Schule von Salern hat ihn mit einem Aphorismus unsterblich gemacht: *Cur moriatur homo cui Salvia crescit in horto?* (Was braucht der Mensch zu sterben, wenn Salbei in seinem Garten wächst?)

Im Laufe der folgenden Jahrhunderte bewahrt der Salbei seinen Ruf und bleibt das Allheilmittel, mit dem man, ohne andere Medizinen, fast alle Krankheiten heilen kann. Agrippa nennt ihn auch das »heilige Kraut«, preist ihn als empfängnisfördernd und sagt: »Einzigartig ist er für schwangere Frauen: wenn sie ihn einnehmen,

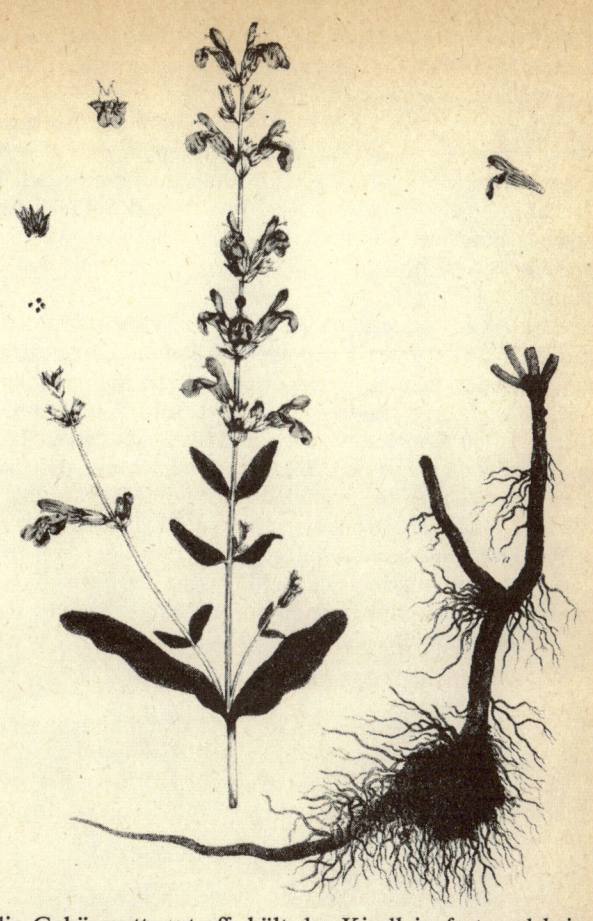

bleibt die Gebärmutter straff, hält das Kindlein fest und bringt es zum Leben.«

Matthiole versichert, er heile die Schwindsucht; und Strabo (1498 bis 1554) verordnete ihn bei verzögerter Menstruation, auch gegen Migräne und übelriechenden Schweiß. Simon Pauli scheut sich nicht, ein Buch von fast 400 Seiten nur dem Lob dieser kostbaren Pflanze zu widmen. Saint-Simon, der in seinen Memoiren allerlei aus dem Leben bei Hofe berichtet, sagt, daß Ludwig XIV. niemals versäumt habe, abends eine Tasse Salbei- und Ehrenpreistee zu trinken.

Van Swieten, einer der besten Ärzte des 18. Jahrhunderts, verwendete den Salbei, weil er den Schweiß zurückhält. Rekonvaleszenten, die von schwächendem Nachtschweiß geplagt wurden, gab er 5–6 Teelöffel Salbeiwein.

Zitieren wir noch aus Lémerys »Dictionnaire des drogues«: »Salbei heilt Krankheiten des Kopfes, der Nerven und des Magens, auch die Hysterie. Er wirkt lösend und appetitanregend. Er hilft gegen Lähmungen und Lethargie. Wenn man Salbei kaut, kann man besser abhusten; und man träufelt den Saft auch in die Nasenlöcher. Als Tee ist er sehr beliebt, denn er verdünnt den Schleim und stärkt das Hirn.«

1837 erklärt J. Roques, daß Asthmatiker beträchtliche Linderung verspüren, wenn sie jeden Tag Salbeiinfusion mit Honig trinken.

Man darf außerdem nicht vergessen, daß der Salbei in der Küche fast ebenso wichtig ist wie in der Medizin. Sowohl bei den Griechen als auch bei den Römern wird er als Würzkraut erwähnt. Apicius kommt in seinem Kochbuch *De re coquinaria* auf den Salbei zu sprechen; er hält ihn für unentbehrlich zum Würzen von Saucen und Braten. Im Mittelalter finden wir vom 12. Jahrhundert an zahlreiche Rezepte, in denen der Salbei eine hervorragende Rolle spielt, z. B. in dem 1393 erschienenen »Ménasgier de Paris« (= Pariser Haushaltshandbuch) und in dem berühmten »Viandier« (= »Von Fleisch und Braten«) des Guillaume Tirel, genannt Taillevent (1326 bis 1395).

Eigenschaften: Unbestreitbar ist der Salbei ein sehr wertvolles, vielfach verwendbares Kraut, das in der Hausapotheke nie fehlen sollte. Aber, wie Dr. Cazin einmal gesagt hat: man braucht etwas nur überschwenglich zu loben, um es in Mißkredit zu bringen; und das ist auch beim Salbei der Fall gewesen, der heute tatsächlich in unverdiente Vergessenheit geraten ist.

Es gibt verschiedene Unterarten des Salbei: außer dem Echten Salbei noch den Muskatellersalbei (S. sclarea) und den Wiesensalbei (S. pratensis). Auch diese haben medizinische Qualitäten, doch ist die Wirkung unterschiedlich stark.

Die ganze Pflanze enthält ein ätherisches Öl, das in der Hauptsache aus Salbeikampfer, Gerbsäure, einem Östrogen, Cetonen sowie diversen Bitterstoffen besteht. Es scheint, daß sich der Salbei absolut nicht mit Eisensalzen verträgt; sie sind seine Antagonisten und machen seine Wirkung zunichte.

Diese Pflanze ist die Königin unserer Lippenblütler und trägt ihren Ruf keineswegs zu Unrecht. Dieses ist vielmehr genügend bestätigt durch die Polyvalenz des Salbeis, der tatsächlich ein außerordentlich breites Indikationsspektrum hat. In unterschiedlichen Graden wirkt der Salbei tonisierend, stimulierend, krampflösend, magenfreundlich, menstruationsfördernd, fieberdämpfend und in bemerkenswertem Maße schweißhemmend. Bei äußerlicher Anwendung wirkt er lösend, wundheilend, stark antiseptisch und begünstigt die Vernarbung.

Ein Salbeiaufguß ist sehr erfolgreich, wenn es darum geht, Nachtschweiß und sonstige anomale oder übelriechende Schweißausbrüche, auch an Händen und Füßen, zu stoppen; die Wirkung ist rasch und anhaltend. Dazu kommt noch seine tonisierende und stimulierende Wirkung, besonders bei Tuberkulose- und Rheumapatienten. Salbeiaufguß ist auch angenehm bei allen nervösen Störungen, chronischen Ermüdungserscheinungen, Depressionen, in der Rekonvaleszenz, bei zu niedrigem Blutdruck, bei ungenügender oder unregelmäßiger Menstruation, bei Unfruchtbarkeit und im weiblichen Klimakterium.

Nach gewissen in der Antike verbreiteten Theorien, die J. Valnet in seiner »Aromatherapie« (1964) genauer darlegt, soll der Salbeiaufguß, wenn er einen Monat vor der Niederkunft regelmäßig getrunken wird, die Schmerzen bei der Geburt beträchtlich vermindern. Salbei zu gleichen Teilen gemischt mit Blutwurz (Tormentill), Wermut, Tausendgüldenkraut und Wacholderbeeren ergibt einen Aufguß (oder einen Wein) von starker reinigender Kraft, der auch das dickste Blut sauber und flüssig macht.

Zur Appetitanregung und Stärkung sollte man regelmäßig vor der Mahlzeit ein Glas Weißwein mit Salbei trinken. Salbei ist außerdem ein anerkanntes Abführmittel, sowohl allein als auch mit Melisse und ein wenig Anis, das Verdauungsstörungen und Darmschwäche beseitigt.

Salbeiaufguß mit Honig lindert asthmatische Beschwerden und fiebrige, chronische Bronchitiden; er ist besonders dann zu empfehlen, wenn beim Husten Auswurf herausgebracht wird und es darum geht, die Bronchien von schleimigen und eitrigen Absonderungen zu reinigen. In solchen Fällen wird man auch Linderung verspüren, wenn man getrocknete Salbeiblätter in der Pfeife oder als Zigaretten raucht.

Für den äußerlichen Gebrauch mag man sich merken, daß ein Dekokt von Salbei in Rotwein die Heilung von Geschwüren und eiternden Wunden sehr beschleunigt.

Gegen Haarausfall und zur Pflege der Kopfhaut eignet sich sehr gut eine Tinktur aus Salbei und Rum zu gleichen Teilen, mit der man die Kopfhaut täglich einreibt.

Getrocknete pulverisierte Salbeiblätter, auf die Zahnpasta gestreut, wirken antiseptisch, entfernen den Belag und kräftigen Zahnfleisch, das zum Bluten neigt.

Es geht auch die Rede, daß einst in einem Kloster in der Gegend von Orléans ein Salbeilikör bereitet wurde, dem man krebsheilende Wirkung zuschrieb.

Wie sollte man den Salbei, der so zahlreiche therapeutische Möglichkeiten bietet, nicht als ein wahres Wundermittel ansehen? Ich persönlich finde ihn jedenfalls noch interessanter als den Rosmarin, der doch allgemein als eines der wertvollsten Heilkräuter gilt.

Anwendungsformen: Den Aufguß bereitet man mit 30 g getrocknetem Salbei auf 1 l kochendes Wasser. 15 Minuten ziehen lassen.

Für das Dekokt (zum Gurgeln, Einreiben, Spülen usw.) benötigt man etwa 60 g Blätter auf 1 l Wasser, das man einige Minuten kochen läßt. Der Zusatz von etwas Essig verstärkt die Wirkung, besonders zum Gebrauch bei Umschlägen für Prellungen, Geschwüre, Verletzungen.

Salbeiwein bereitet man mit 30–50 g Blättern, die man 8 Tage lang in 1 l Rot- oder Weißwein ziehen läßt.

Der Muskatellersalbei (S. sclarea) ist eine sehr aromatische Unterart, die dem Wein einen lieblichen Muskatgeschmack gibt. Dosis: 1 Likörglas vor den Mahlzeiten.

Salbeilikör: 30 g Blätter 8 Tage lang in Branntwein ziehen lassen. Dosis: 1–2 Gläschen pro Tag.

Für ein Salbeibad benötigt man 100–120 g Blätter oder blütentragende Stengel auf 2 l Wasser, das man etwa 10 Minuten kochen läßt. Etwas ziehen lassen, filtern und ins Badewasser gießen. Ein solches Bad wirkt angenehm nervenberuhigend, lindert Gicht- und Rheumaschmerzen und stoppt außerdem anomale Schweißausbrüche.

Jobert benutzte um die Mitte des vorigen Jahrhunderts mit Erfolg eine Salbe zur Heilung von Geschwüren; hier das Rezept: Je 30 g Salbei und Gundermann, sowie 250 g frisches, möglichst weißes Schweineschmalz und 45 g weißes Wachs. Bei mittlerer Hitze 4–6 Stunden kochen lassen, dann durch ein Tuch seihen und zum Gebrauch in einem verschließbaren Gefäß aufbewahren.

Als Gewürz nimmt man Salbei zu Saucen, Ragouts, Räucherwaren, Pasteten, Speck und Schinken.

SAUERDORN
(Berberitze) Berberis vulgaris

Beschreibung: Ein an Waldrändern und Hecken häufiger Strauch, auch oft als Schmuckhecke angepflanzt. Blätter gestielt, oval, wechselständig. Die blaßgelben Blüten hängen in Trauben von den Blattachseln herab. Die Staubfäden ziehen sich bei der leisesten Berührung zusammen und legen sich fest an den Stempel, als wollten sie ihn vor jedem Angriff schützen. Die Früchte sind länglich-eiförmige Beeren, die man sammelt, sobald sie reif sind. Arzneilich verwendet werden Rinde, Wurzeln, Blätter und Beeren.

Geschichte: Im Mittelalter war der Sauerdorn eine gängige Arznei gegen Fieber, innere Entzündungen und Krankheiten des Blutes. In späterer Zeit sagt Pierre-André Matthiole in einer der zahlreichen Ausgaben seiner »Kommentare zu den 6 Büchern des Dioscorides«, daß der Sauerdorn bösartige und pestilenziöse Fieber sowie Leberaffektionen heile, den Menstruationsfluß hemme, wacklige Zähne befestige, Entzündungen von Gaumen und Luftröhre beseitige, frische Wunden und alte Geschwüre schließe.

Nach dieser langen Zeit pharmazeutischen Ruhmes ist der Sauerdorn natürlich in unseren Tagen fast vergessen, sogar in der Volksmedizin, obwohl seine Arzneiqualitäten ernst zu nehmen sind.

Eigenschaften: Die Pflanze selbst enthält diverse aktive Alkaloide, und die eßbaren Früchte enthalten Glukoside, Pektin und organische Säuren mit starkem Vitamin-C-Anteil.

Der Sauerdorn wirkt deutlich anregend, stärkend, harntreibend, galle- und stuhlgangsfördernd. In der Homöopathie wird die Berberitzenwurzel zur Bereitung einer Urtinktur benutzt, aus der Präparate gegen Entzündungen der Darmwege, Polyarthritis, Gicht und Nierenbeckenentzündung hergestellt werden.

Die Beeren, aus denen man Dekokt, Sirup, Gelee, Marmelade und einen Wein bereiten kann, wirken fieberdämpfend und heilend bei Lungenaffektionen. Gegen alle Kreislaufstörungen kann man mit einer Sauerdornkur angehen; auch wird man ihn bei allen Leber- und Gallenerkrankungen schätzen lernen, besonders bei der Behandlung von Gelbsucht.

Man muß sich auch merken, daß der Sauerdorn die Nierenfunktion anregt, und daß er bei den meisten Leber- und Nierenkoliken rasche und sichere Linderung bringt.

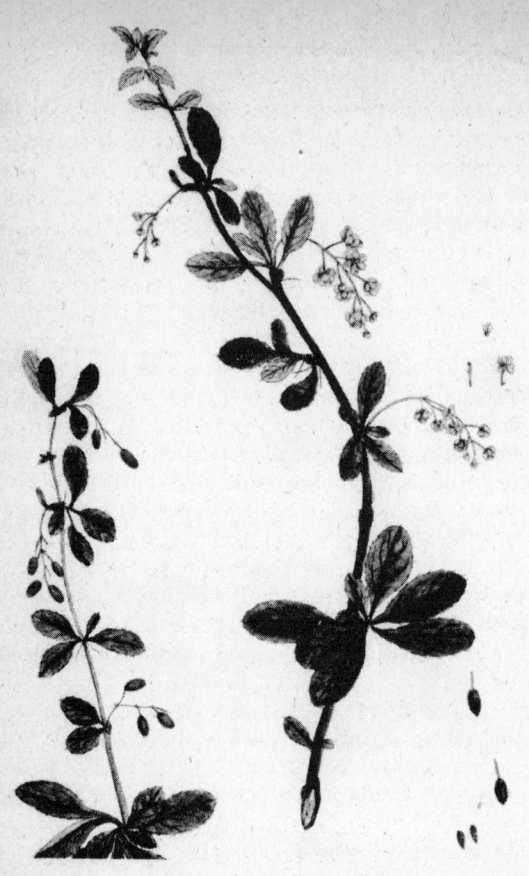

Anwendungsformen: Zu Dekokten werden hauptsächlich Rinde und Wurzeln verwendet; Beeren und Blätter erst in zweiter Linie.

Für das Wurzeldekokt beträgt die Dosis 1 Eßlöffel pro Tasse und 2–3 Tassen pro Tag, die man mit Honig süßt, um den ausgesprochen bitteren Geschmack zu verdecken.

Bei Blättern und Früchten nimmt man 30 g auf 1 l Wasser. Auch hier trinkt man 2–3 Tassen pro Tag oder zu den Mahlzeiten.

Einen Aperitif bereitet man mit 60 g zerstampften Beeren auf 1 l Wein. Einige Tage ziehen lassen, dann filtern und süßen.

SCHACHTELHALM
(Acker-Sch.) Equisetum arvense

Beschreibung: Sehr verbreitet auf sandigen, feuchten Feldern. Faserige Wurzel, von der in regelmäßigen Abständen fruchtbare und unfruchtbare Stengel ausgehen. Die unfruchtbaren, die 30 bis 40 cm hoch werden, sind deutlich in Segmente gegliedert, blaßgrün, gerillt und tragen etwa 12 quirlständige, schräg aufwärts gerichtete Abzweigungen. Die fruchttragenden Stengel erscheinen zuerst (März bis April); sie sind einfach, nackt und enden in einer länglich-runden, mit Schuppen bedeckten Ähre. Nur die unfruchtbaren Stengel werden gesammelt, und zwar von Mai bis August. Zum Trocknen hängt man sie in Sträußen auf.

Für den Gärtner ist der Schachtelhalm ein Unkraut, das er mitleidlos bekämpft, weil es sich sehr stark ausbreitet. Er heißt auch Zinnkraut. Der lateinische Name kommt von *equus* = Pferd und *seta* = Mähne. Die Familie Equisetae gehört zur Gattung der Kryptogamen (Blütenlosen), wie die Pilze, Farne und Moose.

Die Asche des Schachtelhalms enthält 80% Silizium (Kieselsäure). Keine andere Pflanze in unseren Breiten weist einen so hohen Siliziumgehalt auf.

Geschichte: Schachtelhalme gehören, wie auch die Farne, zu den wenigen Pflanzen, die ihr Erscheinungsbild seit den frühesten Erdzeitaltern nicht wesentlich verändert haben. Das ist durch die zahlreichen fossilen Abdrücke bewiesen, die man in verschiedenen Sedimentschichten gefunden hat.

Schon in frühester Zeit spielt er in der Heilkunde eine Rolle, und seine zahlreichen therapeutischen Anwendungsmöglichkeiten verlieren sich im Dunkel der Geschichte. »Der ›Pferdeschwanz‹ hat zusammenziehende Kraft«, sagt Dioscorides (IV, 42), »sein Saft stillt das aus der Nase rinnende Blut. Er ist auch gut gegen blutigen Durchfall; und trinkt man ihn in Wein, so macht er den Urin fließen.« Galen hat Ähnliches gesagt und noch hinzugefügt, daß Schachtelhalm bei Blutspucken ausgezeichnet wirkt, daß man mit ihm die schlimmsten Wunden heilen kann, und daß Durchfälle aufhören, sobald man ihn einnimmt.

Im 16. Jahrhundert bezeichnet Agricola den Schachtelhalm als gute Wundarznei und blutstillendes Mittel. Der gleichen Ansicht ist Tragus, der ihn bei Blutharn verordnete. Tabernaemontanus ließ bereits 1588 bei Schwindsucht gepulverten Schachtelhalm ins Essen streuen, um offene Wunden im Lungengewebe zu heilen.

Olivier de Serres spricht vom ökonomischen Nutzen des Schachtelhalmes: ».. . wegen seiner Sprödigkeit und Härte benutzen ihn Goldschmiede, Kammacher und andere Handwerker, die besonders feine und glatte Gegenstände herstellen, um ihre Werkstücke zu polieren.« Diese Eigenschaft der so stark kieselsäurehaltigen Stengel macht man sich auch heute noch beim Reinigen von Silber- und Zinngeschirr zunutze, das man auf diese Weise putzen kann, ohne daß es Schrammen bekommt – daher der Name Zinnkraut.

Eigenschaften: Der Schachtelhalm ist unter den Heilpflanzen wegen seiner ausgesprochen remineralisierenden Kraft sehr geschätzt; daneben wirkt er kräftig harntreibend und blutstillend. Neuerdings hat Prof. Kevran nachgewiesen, daß das organische Silizium (Kieselsäure) einen schnelleren Ersatz von Kalkverlusten bewirkt, was z. B. bei Knochenbrüchen von größter Bedeutung ist. Durch seinen Siliziumgehalt und seine remineralisierende Wirkung ist der Schachtelhalm auch bei Tuberkulose äußerst wertvoll, denn er bewirkt einen starken Niederschlag von Mineralsalzen auf offene Stellen im Lungengewebe, so daß sich die Kavernen schließen, in denen die virulenten Tuberkelbazillen nisten. Andrerseits hilft er auch bei Insuffizienz der Nebenschilddrüsen; und dieser Mineralzuschuß bringt die Aktivität der Hypophyse beim Mineralsalzstoffwechsel besonders des Kalziums wieder in Gang. Dr. Leclerc berichtet von einer jungen Frau mit offener Tuberkulose, die allein dadurch geheilt wurde, daß sie jeden zweiten Tag pulverisierten Schachtelhalm in Hagebuttenmarmelade einnahm.

Als kräftiges Diuretikum ist der Schachtelhalm bei allen Nierenaffektionen, Nierenentzündung, Ödemen, Harngrieß ein anerkanntes Mittel.

In der ländlichen Volksmedizin wird er auch heute noch angewendet, etwa zum Gurgeln bei Rachen- und Halsleiden.

Da der Schachtelhalm die Wundheilung und Vernarbung fördert, wirkt er recht heilsam bei Blutspeien, Blutharnen, Hämorrhoiden, Nasenbluten und allen durch Verletzung hervorgerufenen oder sonst anomalen Blutungen.

Tägliche Gesichtswaschungen mit Schachtelhalmaufguß (eventuell noch mit Zusatz von Lilienwasser) wirken tonisierend auf die Haut; sie vertreiben alle unangenehmen Ausschläge und verhelfen zu einem jugendlich frischen Teint.

Anwendungsformen: Vorwiegend als Abkochung: 60 g getrocknete Stiele auf 1 l Wasser. Etwa 10 Minuten leicht kochen lassen. Dosierung: 3–4 Tassen pro Tag.

Zum äußerlichen Gebrauch kann man etwa die doppelte Menge Stiele nehmen.

Schachtelhalmpulver ist in den angegebenen Fällen ebenfalls verwendbar. Man bereite es, indem man ganz trockene Stengel sehr fein im Mörser zerreibt; es geht übrigens auch mit einem elektrischen Mixer. Dosierung: 4–5 g über den Tag verteilt, nicht zu den Mahlzeiten.

SCHAFGARBE
(Gemeine) Achillea millefolia

Beschreibung: Ein mehrjähriges Kraut mit einfachem Stengel und gefiederten Blättern. Die kleinen weißen Blüten stehen in Doldenrispen. Die ganze Pflanze hat ein kampferiges Aroma ähnlich dem des Rainfarns, mit welchem sie verwandt ist. Verbreitet auf Feldern, in Wäldern, auf Böschungen. Gesammelt wird sie von Juni bis September.

Geschichte: Der Sage nach hatte Achilles bei der Belagerung von Troja den Hektor getötet, und daraufhin hatte Paris, der Sohn des Königs Priamus, ihn mit einem vergifteten Pfeil an der Ferse verwundet. Auf Anraten der Göttin Aphrodite (Venus) soll Achilles Schafgarbe aufgelegt haben, um seine Schmerzen zu lindern. Daher heißt diese Pflanze in Frankreich auch *sourcil-de-Venus* = Augenbraue der Venus. In der Antike galt die Scharfgarbe als kräftiges Wundheilmittel, das die Vernarbung von äußeren Verletzungen und Wunden beschleunigt. Es galt als das wahre Soldatenkraut, immer zur Hand, da es auf allen Schlachtfeldern wächst.

Auch Dioscoride spricht über die Heilkraft der Schafgarbe bei Wunden und Geschwüren.

Jean Schroder sagt in seinem 1665 erschienenen Buch über Arzneikunde, die Schafgarbe heile Wunden und stille äußere wie innere Blutungen (aus Nase, Lunge, Darm, Hämorrhoiden, Tumoren etc.).

Eigenschaften: In der Tat besitzt die Schafgarbe sehr reale blutstillende und wundheilende Kräfte. Auch Hämorrhoidenblutungen

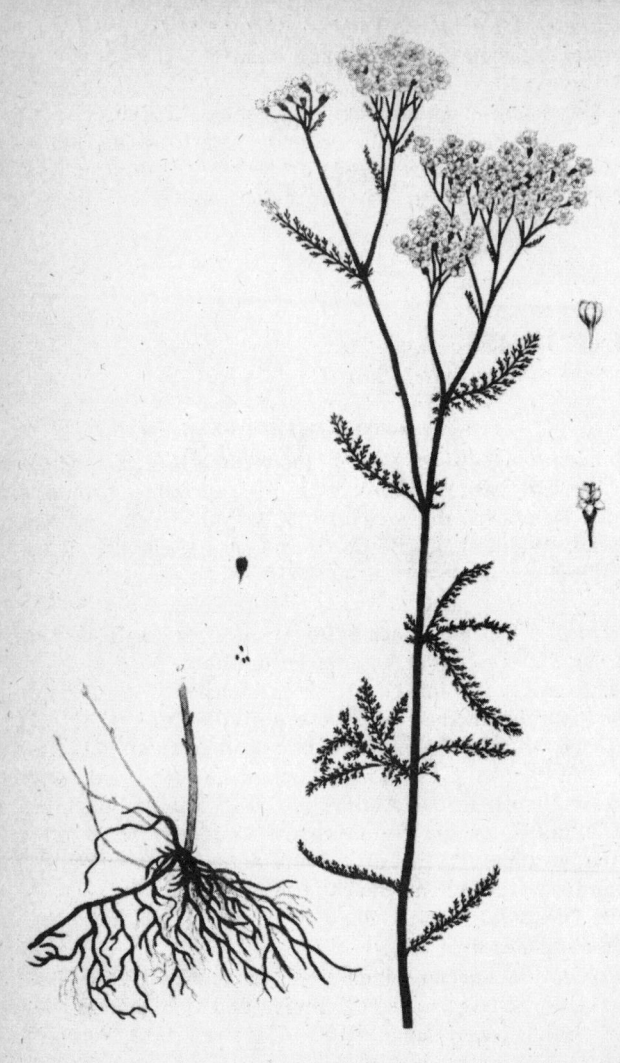

hören bei täglich zweimaliger Anwendung von Schafgarbe nach kurzer Zeit auf. Bei innerlichem Gebrauch wirkt sie stimulierend, krampflösend, antiseptisch und menstruationsfördernd. Sie ist von leicht bitterem Geschmack.

Anwendungsformen: Gegen die oben erwähnten Blutungen nimmt man die zerriebenen Blätter und Blüten zu Kompressen oder Pflastern. Zum Aufguß nimmt man 10–20 g Pflanzenteile auf 0,5 l kochendes Wasser. Bei längerer Anwendung ist die Wirkung am nachhaltigsten.

SCHLÜSSELBLUME
(echte; auch: Primel) Primula veris

Beschreibung: Eine sehr bekannte Pflanze, die schon in den ersten Frühlingstagen häufig an Heckenrändern, auf Feldern und Rasenflächen zu finden ist. Ihr lateinischer Name, der im 12. Jahrhundert entstand, bedeutet denn auch »zu Frühlingsanfang«. Die ganze Pflanze einschließlich der Wurzel wird medizinisch verwendet, aber in erster Linie nimmt man die Blätter. Sammelzeit ist April und Mai. Achtung: Alle rotblühenden Primulaarten stehen unter Naturschutz; die gelbe P. veris teilweise: die Wurzel darf also nicht entfernt werden!

Geschichte: In der Antike scheint die Primel noch nicht bekannt gewesen zu sein; sie wird erst im Mittelalter als Heilpflanze erwähnt; und schon damals schrieb man ihr dieselben Wirkungen zu wie heute.

Matthiole sagt, sie sei gut gegen Gicht, sie zerbreche die Steine in Niere und Blase; mit einer Abkochung aus Schlüsselblume, Salbei und Dost könne man Nerven- und Hirnleiden, Lähmungen und das Zittern der Glieder bekämpfen.

Jean Schroder verordnete die Schlüsselblume bei Hirnaffektionen, Schlaganfall, Lähmung, Gelenkschmerzen, und als Nasentampon vertreibe sie, wie er sagt, erstaunlich schnell den Kopfschmerz.

Boerhaave und Linné hielten sie für schmerzlindernd, beruhigend und schlaffördernd. Chomel schreibt: »Die Primel stärkt die Nerven und kann leichtere Lähmungen heilen, besonders die der Zunge, also auch das Stottern. Auch bei Gliederreißen und Gelenkschmerzen hat man mit ihr guten Erfolg. Man hat bemerkt, daß sie eine gewisse einschläfernde Wirkung hat, insofern sie böse Dämpfe und Migränen auflöst. Auch vertreibt sie bei jungen Mädchen, die schlecht menstruieren, die Schwindelanfälle.«

Lieutaud sagt dasselbe noch bestimmter: »Diese Pflanze ist eine wahre Arznei gegen Krämpfe, ja sogar gegen Hirnleiden. Auch gegen hysterische Anfälle ist sie sehr nützlich.«

Ray berichtet, daß der Saft der Blätter, zu gleichen Teilen mit Kuhmilch gemischt, chronische Kopfschmerzen heilt, bei denen bis dahin noch keine Arznei geholfen hat.

Eigenschaften: Heutzutage kümmert man sich nicht mehr viel um die von den alten Ärzten angegebenen Indikationen. Die Schlüsselblume scheint keine sonderlichen krampflösenden Eigenschaften zu haben, und Cazin geht sogar so weit, man könne sie trotz der Lobreden aus alten Zeiten ruhig beiseite lassen.

Nur ihre hustenstillende und brustheilende Wirkung wird anerkannt und gilt als gesichert bei allen Affektionen der Atemwege: Bronchitis, Lungenentzündung, Keuchhusten usw. Unbestreitbar lindert sie den Hustenreiz und macht Bronchien und Schleimhäute frei.

Wir wollen auch noch die merkbar harntreibende, leicht abführende und migränelösende Wirkung der Schlüsselblume anerkennen.

Die Blüten enthalten Flavonpigmente, Saponine, Glukoside und noch andere Wirkstoffe, die in der Wurzel ebenfalls vorhanden sind.

Anwendungsformen: Die Blüten müssen mit den Kelchblättern gepflückt und im Schatten getrocknet werden, wobei sie nicht übereinandergeschichtet werden dürfen. Wenn das Trocknen der Blüten nicht gelingt, kann man statt ihrer die Wurzeln nehmen. Zum Aufguß braucht man 20–30 g Blüten auf 1 l Wasser. Dosierung: 2–3 Tassen pro Tag, bei Bedarf auch mehr.

SCHÖLLKRAUT
(auch Schellkraut) Chelidonium majus

Beschreibung: Mehrjährige Pflanze, häufig an feuchten Stellen, in Hecken, auf Schuttplätzen, in Ruinen und auf unbebauten Feldern. Rötlichbraune Pfeilwurzel, die ziemlich lang werden kann. Der Stengel ist rund, schlank, zerbrechlich, lang- und weich behaart, 30–60 cm hoch. Die wechselständigen Blätter sind weich, hellgrün und bestehen aus 3 bzw. 6 gezähnten Teilblättchen. Die gelben Blüten stehen in Dolden an den Enden der Stengelabzweigungen. Die Frucht ist trocken, gerade, schotenartig und enthält längliche schwarze Samen. Man verwendet die ganze Pflanze: Wurzel, Blätter, Blüten und Stengel. Sammelzeit April bis Juni. Das Trocknen ist schwierig.

Geschichte: Es gibt kaum eine Pflanze, der man in alten Zeiten so vielfältige Heilkräfte zuschrieb wie dem Schöllkraut. Paracelsus, Raimundus Lullus, van Helmont und viele andere Gelehrte hielten die Essenz dieser Pflanze für ein wahres Allheilmittel, das allen Kranken die Gesundheit und den hinfälligsten Greisen Leben und Jugend wiedergibt, auch wenn sie schon auf dem Sterbebett liegen.

1664 versichert Tabernaemontanus in seinem »Kräutterbuch«, das Schöllkraut vertreibe, wie immer man es auch anwende, die gelbe Galle durch den Stuhlgang und den Harn. Am besten täte man, die gut gereinigte Wurzel mit Wein zu übergießen und Anis zuzusetzen. Dann müsse man einige Tage ziehen lassen und dem Kranken morgens und abends ein Glas davon recht heiß trinken lassen; das vertreibe in einigen Tagen die Gelbsucht und löse alle Verstopfungen der Leber und der Milz. Auch sei Schöllkrautwasser sehr wertvoll zur Heilung von ganz bösen Geschwülsten (gemeint ist offenbar Krebs) und Fisteln; man müsse davon morgens und abends zweieinhalb Unzen trinken und die Schwären damit waschen. Es heile auch jede Art Fieber und alle ähnlichen Leiden, die ihre Ursache in Verstopfung von Leber und Milz hätten. Zerstampftes und mit Schweineschmalz verknetetes Schöllkraut, als Pflaster auf ein Stück Leinen gestrichen und auf eiternde Geschwüre aufgelegt, reinige und heile diese. Ebenso wirke die zu Pulver zerriebene Wurzel. Wenn man sie auf Wunden und Geschwüre streue, würden diese rasch heil, sogar wenn sich schon Fisteln gebildet hätten.

Heutzutage ist das Schöllkraut total in Vergessenheit geraten;

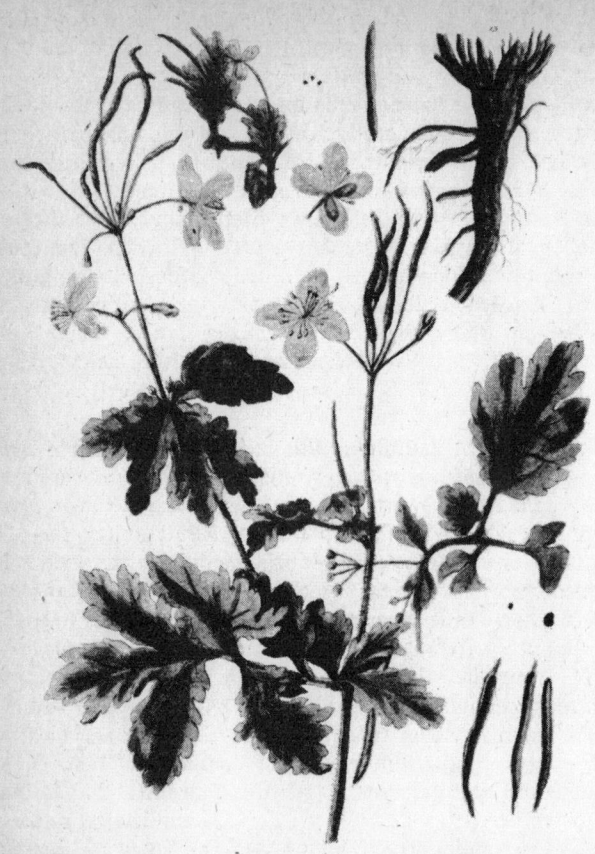

allenfalls in der Volksmedizin wird es noch angewendet, denn tägliches Betupfen mit seinem gelben Saft läßt selbst die hartnäckigsten
Warzen todsicher verschwinden. Auch in der Homöopathie spielt es
eine gewisse Rolle.

Eigenschaften: Moderne Forschungen zeigen, daß der Milchsaft
des Schöllkrauts etwa ein Dutzend Alkaloide mit opiat-ähnlichen
Eigenschaften, sowie ein ätherisches Öl enthält. In der Wurzel sind
u. a. die Alkaloide Chelerythrin, Chelidonin, Homochelidonin a, b
und c, Protopin, Sanguinarin sowie das Pigment Chelidoxanthin
enthalten.

Die Pflanze gehört zur Familie Papaveraceae (Mohngewächse), daher darf man sie nur mit großer Vorsicht verwenden; sie wirkt bei Überdosierung toxisch und narkotisch.

Ohne daß man die dem alten Paracelsus so teure Lehre von den Symbolzeichen übernimmt, muß man dennoch anerkennen, daß die Alten auch hier wieder hohe Intuition bewiesen haben, als sie behaupteten, Schöllkraut heile, weil es gelben Saft habe, Leberkrankheiten und besonders die Gelbsucht. In der Tat haben Forschungen aus jüngster Zeit die gallefördernde Wirkung des Chelodoniums erwiesen, die dreimal so stark wie die der schon sehr wirksamen Artischocke ist. Es handelt sich hier um eine die Gallenblase regulierende Aktivität, die das ganze Leber- und Gallensystem beeinflußt. Schöllkraut ist sicherlich eins der besten Lebermittel. Es ist außerdem sehr brauchbar bei Wassersucht (Ödemen), Gicht und Rheumatismus.

Zahlreiche Autoren beschreiben Versuche von Phytotherapeuten, die unbestreitbare Erfolge in der Behandlung von malignen Tumoren (Krebs) mit Schöllkrautinjektionen erzielt haben. Patienten mit Magenkrebs wurden deutlich gebessert; die schmerzhaften Anfälle und die sekretorischen Beschwerden gingen zurück. Man muß sich übrigens wundern, daß weitere klinische Erprobungen dieser Wirkung (die wahrscheinlich auf den Enzymen des Schöllkrauts beruht) nicht stattgefunden haben; besonders im Hinblick auf die antike Medizin und ganz besonders auf die lösende Wirkung bei Warzen, bei denen es sich doch letzten Endes um Tumore handelt, die zwar gutartig sind, aber jederzeit ins Maligne ausarten, d. h. verkrebsen können.

Anwendungsformen: Unbeschadet seiner Toxizität in größeren Dosen und seines schlechten Geschmacks läßt sich doch mit dem Schöllkraut sehr gut umgehen.

Zum Aufguß nimmt man 10 g getrocknete Blätter auf 1 l Wasser. Dosierung: 3 Tassen pro Tag, zu den Mahlzeiten.

Schöllkrautwein: 50–60 g gereinigte Wurzeln, 15 g zerstampfte Wacholderbeeren oder Anissamen läßt man in 1 l Wein 8 Tage lang ziehen, dann filtert man und süßt nach Geschmack. Bei Blasengrieß, Ödemen, Aszites (Bauchwassersucht) und Hepatitis (Leberentzündung), oder auch nur als Diuretikum, trinkt man ein Gläschen vor den Mahlzeiten.

Zur äußerlichen Anwendung in Form von Salbe zerstampft man zwei gute Hände voll frische Pflanzen, verknetet sie mit 500 g

Schweineschmalz, läßt es einige Stunden bei milder Hitze schmelzen; dann filtert man die Mischung in flüssigem Zustand durch ein feines Tuch und läßt sie zum Gebrauch erstarren. Dieses Präparat ist heilsam bei Geschwüren, Abszessen, Hautflechten und anderen Hautkrankheiten.

SCHWARZERLE
Alnus glutinosa

Beschreibung: Ein schöner Baum, der bis zu 30 m hoch werden kann. Große, dunkelgrüne, ovale oder abgerundete Blätter. Die sehr hübschen männlichen und weiblichen Blüten kommen als gelbe Kätzchen heraus. Besonders die Angler kennen diesen Baum, denn er wächst gern an Fluß- und Seeufern.

Geschichte: Schon Nicolas Lémery nennt die Erle als Arznei gegen Halskrankheiten und sagt, daß die zerriebenen Blätter außerdem gut gegen allerlei Geschwüre seien. Auch solle man Kranke, die man stark schwitzen lassen wolle, auf eine Schicht Erlenblätter betten. Erlenblätter als Badezusatz sollten bei Lähmungen, Gicht und Zittern sehr heilsam wirken.

Eigenschaften: Die Erle ist reich an Tannin, diversen harzigen Säuren und anderen heilkräftigen Substanzen, die in erster Linie zusammenziehend und fieberdämpfend wirken. Bei Angina und Rachen- oder Mandelentzündung ist Gurgeln und Mundspülen mit Erlenabkochung sehr zu empfehlen.

Man nennt die Erle auch den »einheimischen Chininbaum«, weil sie bei normalem Fieber fast ebenso stark wirkt wie die Chinarinde bei Wechselfieber. Erle wird auch heute noch äußerlich zur Behandlung von schlecht reagierenden oder variкösen Geschwüren (»offene Beine«) angewendet. Gegen Schmerzen bei Rheumatismus und Gicht werden Erlenbäder empfohlen. Ein Fußbad mit einer Handvoll Blätter bringt vollkommene Entspannung nach einem langen Marsch. Auch zur Bereitung eines reinigenden und pflegenden Haarwassers ist die Erle geeignet.

Anwendungsformen: Zum äußerlichen Gebrauch werden die Blätter zerstampft, dick eingekocht und dann als Pflaster aufgelegt.

Zum Bad werfe man eine Handvoll frischer Blätter in 2 l kochendes Wasser, lasse 10 Minuten ziehen und gieße die Flüssigkeit ins Badewasser.

Zu Abkochungen läßt man 30–60 g Rinde von großen Zweigen in 1 l Wasser 5 Minuten lang kochen.

SCHWERTLILIE
(Deutsche) Iris germanica

Beschreibung: Es handelt sich um die allbekannte Gartenlilie (auch Iris genannt) mit den schönen blauvioletten Blüten, die sich von April bis Juni entfalten. Man verwendet die Zwiebel, die man im August oder September ausgräbt. Die Außenhaut wird abgezogen, dann wird die Zwiebel möglichst schnell an der Sonne getrocknet. Achtung! Alle einheimischen wildwachsenden Lilienarten stehen unter vollem Naturschutz!

Geschichte: Der Naturforscher Plinius d. Ä. sagt: »Die rote Lilie ist besser als die weiße. Es ist sehr gut, sie Kindern um den Hals zu hängen, wenn sie Husten haben, und vor allem auch dann, wenn sie die ersten Zähne bekommen. Ein paar Tropfen des Saftes helfen gegen Würmer. Er reinigt auch Abszesse und hartnäckige Geschwüre. In der Dosis von zwei Drachmen, mit Honig vermischt, reinigt er den Leib; der Aufguß der Lilie vertreibt Husten, Koliken und Winde. Bei Milzstauungen muß man Essig zusetzen.« (XXI, 83)

Nach Matthiole vertreibt das Dekokt aus der Lilienzwiebel die Würmer aus den Eingeweiden, zieht die Steine aus den Nieren und fördert den Urin, reinigt Brust und Lunge und ist gut gegen Leberentzündung. Ähnliches sagt Lémery in seinem »Traité des drogues simples« vom Jahre 1699: »Lilienzwiebel ist appetitanregend, auswurffördernd, erweichend und lösend.«

Früher stellte man aus der zerstoßenen Blüte eine Paste namens »Liliengrün« her, die von Miniaturenmalern benutzt wurde.

Eigenschaften: Zur Zeit wird die Lilienwurzel in der Pharmazie nicht mehr verwendet, sondern nur noch in der Parfüm- und Kosmetikindustrie sowie als Aromastoff für bestimmte Liköre und Aperitifs. Diese Vernachlässigung ist kaum gerechtfertigt; mindestens als Hustenmittel verdient sie einige Beachtung.

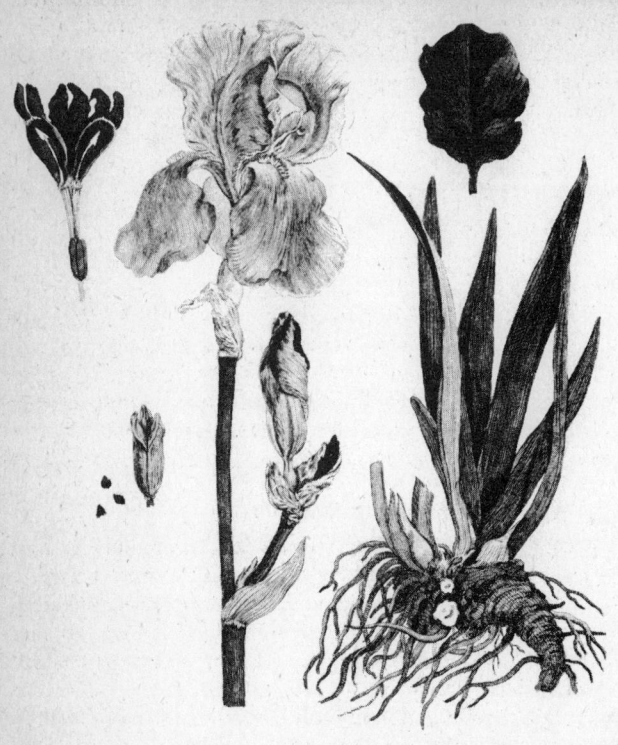

Normalerweise verwendet man die getrocknete zwei- bis dreijährige Zwiebel. Sie enthält Amidon, eine Schleimsubstanz, und ein sehr aromatisches ätherisches Öl, dessen zarter Veilchenduft von bestimmten Wirkstoffen, den Ironen, herrührt.

Unbestreitbar wirkt die Lilie ausgesprochen lösend und treibt bei den meisten Affektionen der Atemwege die schleimigen Absonderungen aus den Bronchien. Außerdem wirkt sie blutreinigend und harntreibend.

Anwendungsformen: Zum Dekokt nimmt man 15–30 g getrocknete Zwiebel auf 1 l Wasser. Man läßt etwa 10 Minuten kochen und

15 Minuten ziehen, passiert dann durch ein Sieb und süßt mit Honig. Dosierung: 3–4 Tassen pro Tag, außerhalb der Mahlzeiten. Durch Zusatz anderer brustheilender Pflanzen erhöht man die Wirkung. Auch feinzerriebene Lilienzwiebel (1–2 Fingerspitzen in einem Eßlöffel Honig) mehrmals am Tage eingenommen, ist sehr gut gegen Bronchitis und Grippe.

SEIFENKRAUT
(Gewöhnliches) Saponaria officinalis

Beschreibung: Mehrjährige Pflanze, sehr häufig an Hecken, in Gebüschen, Gräben und feuchten Orten. Dünne, kriechende Wurzel. Stengel krautig, rund, verzweigt, 40–60 cm hoch. Blätter kahl, glänzend, hellgrün, mit drei parallelen Nerven, gegenständig. Blüten rosa, in endständigen Dolden (Juli bis August). Die ganze Pflanze wird gesammelt; verwendbar sind Blüten, Stengel, Blätter und Wurzel.

Geschichte: Das Seifenkraut wird bereits von Hippokrates und zahlreichen antiken Ärzten erwähnt, die es häufig verwendeten, sowohl innerlich wie äußerlich, und zwar um die Harnabsonderung zu erhöhen, Stauungen in den Därmen zu lösen, Steine zum Abgang zu bringen; und äußerlich zu Umschlägen oder als Lotion zur Hautreinigung und Heilung von Ausschlag.

Borel hat festgestellt, daß ein Aufguß aus pulverisiertem Seifenkrautsamen im Verhältnis von 1 Drachme auf 6 Unzen Wasser gut gegen die Fallsucht ist.

Nach Zapata erweicht und löst die Wurzel skrofulöse Ausschläge.

Septalius und Schroder sagen, daß das Seifenkraut appetitanregend und lösend wirke, daß es venerische Leiden lindere, asthmatische Beschwerden in Grenzen halte und das Eintreten der Monatsblutung unterstütze.

Besonders das Dekokt aus der Wurzel galt für eine gute Arznei gegen Hautflechten, Ekzeme, Gürtelrose, Dermatose und Furunkulose.

Nicolas Lémery sagt außerdem, daß es die Körpersäfte mächtig reinige und, äußerlich gebraucht, Geschwülste, Hautflechten, Krätze und andere juckende Hautübel vertreibe.

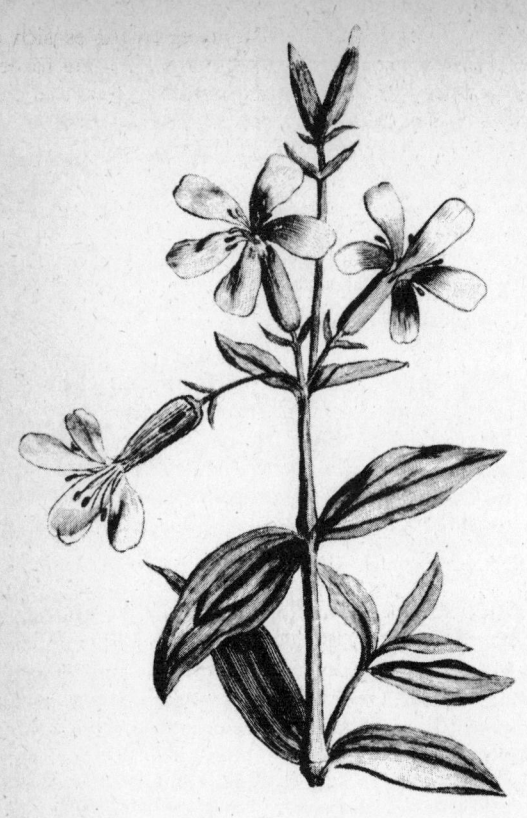

Eigenschaften: Das Seifenkraut wird hier und dort auch Wasch-kraut genannt, und zwar wegen seines hohen Gehalts an Saponinen, von denen schon ein paar Milligramm genügen, um Wasser seifig zu machen. Auch viele andere Pflanzen, z. B. Spargel, Bohnen, Hafer, Efeu, enthalten ebenfalls die harntreibenden und auswurffördern-den Saponide.

Frisch gepflückt, brennt das Seifenkraut auf der Haut; es ist also erst nach dem Trocknen verwendbar. Die Blätter und ganz beson-ders die Wurzel wirken stark harntreibend, blutreinigend, galle-fördernd, auswurflösend und abführend. Daher eignet es sich dazu, das Blut von Giftstoffen zu befreien, was bei Gallenkoliken, Gicht-und Rheumatismusschüben von Vorteil ist. Auch bei Bronchitis,

Grippe und anderen Affektionen der Atemwege wird es sich als nützlich erweisen, weil es löst und die Schleimabsonderung fördert.

Bei Angina, Mandelentzündung und sonstigen Halskrankheiten kann man auch damit gurgeln. Auch gegen Hautflechte und Gürtelrose hilft es bei äußerlicher Anwendung.

Anwendungsformen: Zum Aufguß nimmt man 20–30 g Blätter auf 1 l Wasser. Dosierung: 3–4 Tassen pro Tag, vor den Mahlzeiten.

Zum äußerlichen Gebrauch nimmt man die getrocknete Wurzel, 50–60 g auf 1 l kochendes Wasser, läßt 15 Minuten ziehen und kann den Aufguß dann zum Gurgeln oder Einreiben verwenden.

SPIERSTRAUCH
(Ulmen-Sp.) Spiraea ulmifolia

Beschreibung: Ein großer, elegant wirkender Strauch mit holunderähnlichen Blättern, wächst auf feuchten Wiesen, im Unterholz und an Wasserläufen, wird aber meistens als Schmuckstrauch angepflanzt. Gerade, feste, rötlichgrüne Zweige, die über 1 m hoch werden können. Große wechselständige Blätter mit Nebenblättchen am Grunde, oval, Oberseite hellgrün, Unterseite aschig-weiß, in gestreckten Doldentrauben. Man verwendet die blütentragenden Spitzen, die von Juni bis August gesammelt werden, und zwar kurz bevor sie voll aufgeblüht sind, da sie sonst beim Trocknen leicht auseinanderfallen.

Geschichte: Der Spierstrauch (die Spiraea) duftet besonders zart und aromatisch; daher wurde er früher als Würze für Bier, Met und Wein benutzt; denn besonders der Wein bekam davon ein feines Aroma, das dem des berühmten griechischen Malvasiers nahekam.

Er galt als schweißtreibend, herzstärkend, wundheilend und blutreinigend; doch in der Antike scheint er nicht in Gebrauch gewesen zu sein; auch von den Ärzten des 17./18. Jahrhunderts wird er nur sehr selten erwähnt. Erst um 1850 erkannte der Abbé Obriot, ein Geistlicher im Département Haute-Marne, die antirheumatische und harntreibende Wirkung der Spiräa; und er berichtete, daß er mehrere Fälle von Wassersucht damit geheilt hätte. Dr. Teissier, der ehemalige Leiter des Hôtel-Dieu (Spital) von Lyon, stellte daraufhin mit dem Spierstrauch klinische Versuche an und konnte ein-

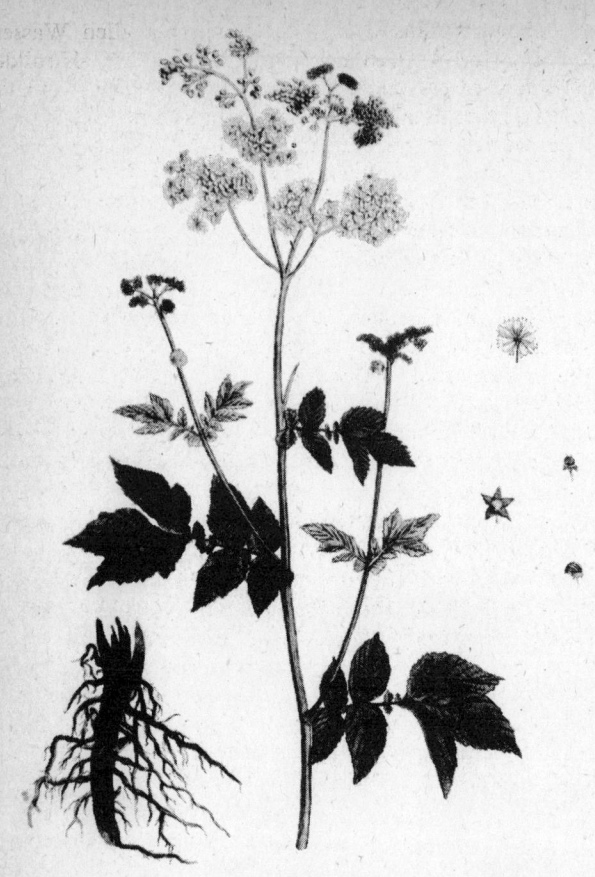

wandfrei feststellen, daß diese Pflanze ein spezifisches Diuretikum ist.

Eigenschaften: Anscheinend steckt in allen Teilen der Pflanze, Wurzel, Stengel, Blättern und Blüten, die gleiche Heilkraft; aber man nimmt am liebsten die blütentragenden Spitzentriebe, sowohl frisch als auch getrocknet.

Besonders schnelle Erfolge hat man bei Gelenkrheumatismus, Arthritis, Ödemen an den Gliedmaßen, Cellulitis und Harnwegs-affektionen erzielt. Ganz eindeutig ist der Spierstrauch ein Spezifikum gegen Rheumatismus und Gicht sowie bei allen Wasserstauungen im Gewebe. In zweiter Linie wirkt er auch als mildes Schlafmittel, und seine sedierende Wirkung, die auf dem ziemlich hohen Gehalt an Methylsalizilat beruht, ist recht wohl spürbar: er lindert die Schmerzen bei Neuralgien, Entzündungen der Verdauungswege, Bauchwassersucht (Ascites) und Magengeschwüren. Mit Zusatz von Minze, Schwarzer Johannisbeere, Esche und Rosmarin erhält man einen Mischaufguß von überraschender Wirkung bei allen obengenannten Beschwerden.

Anwendungsformen: Der Aufguß ist immer das einfachste und beste. Man braucht 20–30 g getrockneter Blütentriebe auf 1 l Wasser. Das Wasser darf nicht kochen, weil dann das Methylsalizilat niederschlägt und damit das aktive Grundprinzip der Pflanze zerstört wird. Man muß mit einiger Vorsicht verfahren; das Wasser darf höchstens 80° C haben, also kurz vor dem Kochen sein, wenn man es über die Triebe gießt.

Einen beruhigenden und harntreibenden Wein, der sehr angenehm zu trinken ist, bereitet man mit 30–50 g Spierstrauchblüten, die man 8 Tage lang in 1 l Weißwein ziehen läßt. Dann filtern und nach Geschmack mit Honig süßen. Dosierung: mittags und abends ein Weinglas vor dem Essen.

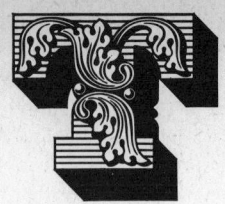

TAUSENDGÜLDENKRAUT
(Echtes) Centaurium minus

Beschreibung: Einjährige, ziemlich verbreitete Pflanze, wächst in Wäldern, auf Wiesen, an sandigen Orten. Geschützt! Schlanker, biegsamer Stengel, verzweigt, ca. 30 cm hoch. Blätter gegenständig, lanzettlich, Blüten rot bis rosa, klein, als Rispen an den Spitzen der Verzweigungen. Die längliche Fruchtkapsel enthält die feinen Samenkörner. Gesammelt wird die ganze Pflanze oder nur die blütentragenden Spitzen (Juni bis September).

Geschichte: Dieses ausgesprochen bittere Kraut, das deswegen auch Erdgalle heißt, macht bereits in der Mythologie von sich reden; denn nach der Sage hat es der Centaur Chiron benutzt, um eine Wunde zu pflegen, die ihm Herkules im Kampf der Lapithen und Centauren beigebracht hatte – darauf deutet der lateinische Name *Centaurea* hin.

Die alten Gallier schätzten es als Mittel gegen Vergiftungen; und durch die Jahrhunderte hat es sich den Ruf bewahrt, Leberstauungen, intermittierendes Fieber und Eingeweidewürmer zu vertreiben. Dioscorides und Galen preisen es; Mesua, Avicenna und Serapion ebenfalls. Matthiola bestätigt, daß es das Fieber vertreibt, gut für Leber und Galle ist und Geschwüre heilt.

Eigenschaften: Das Echte (Kleine) Tausendgüldenkraut darf nicht mit dem Großen oder Strandtausendgüldenkraut (C. vulgare) verwechselt werden, das ebenso bitter ist, aber keine offiziellen Eigenschaften hat.

Das Echte Tausendgüldenkraut erfreut sich auch heute noch eines gewissen Rufes als Bittertonikum, das außerdem die Schmerzen bei kolikartigen Verdauungsstörungen lindert und bei jedem normalen Fieber das Chinin ersetzt. Es regt den Appetit an, stärkt den Magen und vertreibt Eingeweidewürmer. Es hat, wenn auch in etwas schwächerem Maße, alle therapeutischen Eigenschaften des Gelben Enzians. Auch bei Magenaffektionen, intestinalen Gärungsprozessen, Luftbildung, Blähungen etc. hilft eine mehrtägige Kur mit Tausendgüldenkraut. Seine tonisierenden Eigenschaften sind wertvoll bei Anämie, allgemeiner Körperschwäche, und krankhafter Abmagerung. Ganz besonders ist es anzuraten bei Überarbeitung und in der Rekonvaleszenz.

Anwendungsformen: Zu einem appetitanregenden Tonikum und Aperitif läßt man 40–50 g der Pflanze in 1 l gutem Weißwein 8 Tage lang ziehen. Man filtert und süßt dann nach Geschmack, um die Bitterkeit zu überdecken.

Zum Aufguß nimmt man die ganze Pflanze, und zwar 30 g auf 1 l kochendes Wasser. Man trinkt 2–3 Tassen pro Tag, doch höchstens 10 Tage lang, denn längere Zufuhr kann zu Reizungen der Darmschleimhaut führen.

TEE
(Chinesischer) Thea sinensis

Beschreibung: Der Teestrauch ist in China, Burma und Nordvietnam beheimatet. Er kann 6–8 m hoch werden. Seine Blätter sind kurz gestielt, wechselständig, gezähnt, spitzoval, zähe.

Außer in China gibt es in Indien, Japan, Indonesien, Vietnam, Ceylon, Tibet, im Kaukasus und noch anderswo riesige Teeplantagen. Die Weltproduktion überschreitet eine Million Tonnen. Das Pflücken geschieht von Hand; man erntet nur die noch nicht aufgegangenen Knospen der Spitzentriebe (Pekoe) und die ersten Blätter (Souchay).

Je nach der Art der Aufbereitung erhält man schwarzen oder grünen Tee. Der schwarze Tee muß bis zum Endverbrauch zahlreiche Prozeduren durchmachen, darunter den Welkprozeß, das Einrollen, eine gelinde Röstung, das Ausrollen und die Fermentierung. Der grüne Tee dagegen wird nur leicht angeröstet und sonst nicht weiter behandelt, so daß er seine ursprüngliche Farbe behält.

Geschichte: Erst in der Mitte des 17. Jahrhunderts, um 1666, führten die Holländer den Tee nach Europa ein. Er wurde sehr rasch in vielen Ländern beliebt, besonders auf den britischen In-

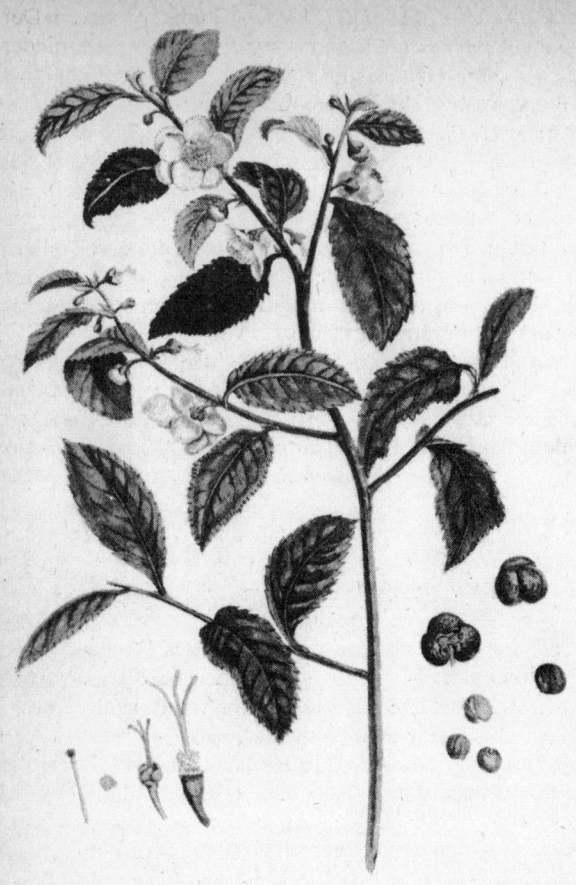

seln, wo er immer noch das Nationalgetränk ist, in letzter Zeit allerdings hier und da vom Kaffee verdrängt wird.

Tee wurde im 18. Jahrhundert bereits überall getrunken, und Masselot gibt in einer der zahlreichen Auflagen seines »Confiturier royal« (1717) eine Anweisung zur Teebereitung und betont ausdrücklich: »Seine Eigenschaften sind solcher Art, daß sie Dämpfe im Hirn niederschlagen, auch das Blut erfrischen und reinigen. Man trinke ihn vorwiegend morgens, um den Geist wachzumachen und den Appetit anzuregen; und dann nach der Hauptmahlzeit, um die

Verdauung zu unterstützen.« Nicolas Lémery sagt: »Der Tee erfreut und erfrischt den Geist; er schlägt böse Dünste nieder, verhindert, daß man schläfrig wird, stärkt Herz und Hirn, fördert die Verdauung, regt den Urinabgang an, reinigt das Blut und ist gut gegen Skorbut und Gicht.«

Eigenschaften: Der Tee hat recht interessante therapeutische Qualitäten: er ist ein Diuretikum, ein Seelen- und Nerventonikum, stärkt den Magen und wirkt leicht fieberdämpfend. Er macht munter und fördert die Entspannung der Muskeln sowie die Ausscheidung von Toxinen, ohne dabei Gefühlsdepressionen hervorzurufen. Durch seinen Gehalt an Vitamin C, Tannin und Chlorophyll wirkt er Infektionen entgegen; auch die Magen- und Darmsekretion wird gestärkt. Unter anderem enthält er Kalzium, Magnesium, Sodium, Kaliumoxyd, Eisen, Flavonpigmente sowie die Alkaloide Koffein und Theobromin. Er gehört wie der Wein zu dem allerältesten noch heute gebräuchlichen Genußmitteln.

Anwendungsformen: Auf die Gefahr hin, bei Teekennern Empörung zu erregen, kann ich mich nicht enthalten, von der rechten Zubereitung dieses berühmten Krautes zu sprechen, die im Prinzip die gleiche ist wie bei der klassischen »Infusion«. Jedoch ist ein Tee kein simpler Aufguß; und man muß schon eine bestimmte Methode anwenden, man kann sogar sagen, ein Ritual zelebrieren, um das volle Aroma und die ganze Feinheit herauszuholen. Hier also fünf Regeln für einen erstklassigen Tee:

1. Die Teekanne vorher anwärmen, indem man sie mit kochendem Wasser ausspült.

2. Prinzipiell rechnet man auf die Tasse einen guten Teelöffel, also etwa 2,5 g*.

3. Möglichst reines Wasser zum Aufbrühen nehmen; wenn es geht, Quellwasser, und es langsam in einem Zuge über den Tee gießen.

4. Etwa 5 Minuten ziehen lassen.

5. Kräftig mit dem Löffel in der Kanne umrühren und dann durch ein Sieb in die Tassen gießen.

Allerdings muß man eine wirklich gute Teekanne haben. Es ist eine unverzeihliche Ketzerei, Tee in einem gewöhnlichen Metall-

---

* Die Engländer nehmen sogar noch einen Löffel extra, »für die Kanne«! (d. Übs.)

topf aufzubrühen. Die klassische Teekanne ist aus Porzellan, aber es gibt auch sehr hübsche aus gebranntem Ton, die von Kennern sogar noch höher geschätzt werden, weil sie den Geschmack besser herausbringen. Endlich darf eine Teekanne, die ihres Namens wert ist, niemals ausgewaschen werden; nur ein leiches, sehr leichtes Ausspülen ist erlaubt.

Was die Teesorten betrifft, so sind die chinesischen am meisten geschätzt, und man sollte die berühmtesten kennen:

– Imperial, ein mit Jasminblüten und weißen Spitzen gemischter Tee, leicht rauchig schmeckend, von Liebhabern des Chinatees sehr gesucht;

– Caravane, ein ungeräucherte Mischung, sehr heiß und duftig, ein sehr charaktervoller Tee mit ziemlich geringem Teingehalt;

– Great Yunyan, ausgesucht schöne Blätter mit goldgelben Spitzen, außerordentlich aromatisch, ganz leicht nach Schokolade schmeckend. Er ist ziemlich kräftig und sollte morgens oder nachmittags getrunken werden. Ein Grandseigneur unter den chinesischen Tees,

– Great Mandarin Jasmin. Grüner Tee, stark mit Jasmin parfümiert und mit Blüten versetzt. Dieser Tee paßt gut zu der wunderbaren chinesischen Küche.

Alsdann die ceylonesischen Sorten, die besonders in Großbritannien sehr beliebt sind. Von diesen merken wir uns:

– Orange Pekoe, eine großblättrige Sorte, die einen bernsteinfarbenen Aufguß ergibt, grade das Richtige für den Five o'clock;

– Broken Orange Pekoe; aus kleinen, zerbrochenen Blättern von etwas rauhem, aber sehr aromatischem Geschmack, der sich gut mit Milch verträgt. Ein Frühstückstee.

– Flowery Pekoe, aus gerollten Blättern, die sich beim Aufbrühen sehr entwickeln. Im Charakter zwischen dem Broken und dem Orange Pekoe. Ölig und duftig.

Indischer Tee.

– Darjeeling; ein Edelgewächs von den Hochebenen des Himalaja, im Osten Nepals. Sein sehr volles Aroma erinnert ein wenig an grüne Mandeln.

Formosa- (Taiwan-)Tee:

– Great Oolong. Schöne, ganze Blätter, leicht geröstet, von sehr deutlichem Kastaniengeschmack. Ein Frühstückstee, den man am besten ohne Milch trinkt.

Nicht zu vergessen ist der russische Tee, der mit Blütenessenzen (Bergamotten) oder mit Früchten versetzt ist, wodurch das Aroma des indischen oder chinesischen Naturtees sehr vorteilhaft aufgehöht wird. Äußerst schmackhaft und von leicht orientalischem Duft, der ein wenig zu Kopfe steigt.

Bestimmte Teesorten, wie die ceylonesischen und indischen, kann man mit ein paar Tropfen Milch trinken. Die chinesischen Tees dagegen vertragen keinen anderen Geschmack und müssen rein getrunken werden. Der Zusatz von Zitrone, das sei ausdrücklich betont, ist eines wahren Kenners unwürdig; dieser hütet sich, seinen Tee zu verfälschen. Mit dem Tee ist es wie mit dem Wein – man muß die guten Lagen und die großen Jahrgänge entdecken. Es existieren zahlreiche Varianten für spezielle Kenner und Liebhaber, die auf etwas besonders Exotisches oder Originelles versessen sind. Da gibt es außer dem Jasmintee nach den Rosentee, Minzentee und allerlei andere Aromata.

THYMIAN
Thymus vulgaris

Beschreibung: Der Thymian ist eine mehrjährige Pflanze, die als Küchengewächs im Garten angebaut wird. Er ist nicht nur eine angenehme Saucen- und Bratenwürze, sondern hat auch noch zahlreiche therapeutische Eigenschaften. Gesammelt werden Blätter und Blüten.

Geschichte: Schon in der Antike war der Thymian wohlbekannt. Theophrastos erwähnt zwei Arten, die er »weißen« und »schwarzen« Thymian nennt. Hippokrates spricht ebenfalls von ihm, und bei Galen heißt es: »Der Thymian ist vor allem scharf und hitzig. Er regt den Harnfluß und die Monatsregel an, befördert Fehlgeburten* und beschleunigt bei normaler Geburt den Austritt des Kindes aus dem Mutterleib. Der aus ihm bereitete Trank reinigt die edlen inneren Teile des Körpers. Er fördert den Auswurf von Schleim und allem Schädlichen, Überflüssigem aus Lunge und Brust.«

---

* vgl. Rosmarin

Der römische Dichter Virgil rühmt seinen Honigduft. Aetius, im 5. Jahrhundert ein berühmter Arzt und Chirurg, schreibt in seinem »Tetrabiblos«: »Gib dem Gichtbrüchigen ohne Bedenken 4 Drachmen getrockneten, zu Pulver zerriebenen Thymian in einen Becher voll Essig, mit Honig versetzt, zu trinken; so wird die schwarze Galle ausgeschieden, ja sogar verfaulte Substanzen, die dem Kranken viel stechende beißende Schmerzen bereiteten.« Er verschreibt den Thymian auch gegen Reißen, Nieren- und Blasenschmerzen, Dickdarmentzündung, aufgeblähten Leib, Melancholie und geistige Störungen. Nach Plinius soll man »den Thymian« sammeln, ehe er blüht, und ihn im Schatten trocknen. Man unterscheidet zwei Arten, den weißen und den schwarzen. Beide sind, wie es heißt, sehr gut, um trübe Augen klar zu machen. Als Speisewürze oder zusammen mit anderen Arzneien sind sie sehr nützlich bei hartnäckigem Husten; in süßer Limonade mit etwas Salz und Essig erleichtern sie das Abhusten; mit Honig gemischt, halten sie das Blut flüssig; mit Senf gemischt, verhindern sie bei alten Halsübeln die übermäßige Schleimbildung. Auch heilen sie Magen- und Darmkrankheiten. Jedoch muß man sie stets mit Vorsicht anwenden, da sie hitzig machen.« (XXI. 89)

Dann erscheint der Thymian erst wieder im Laufe des 11. Jahrhunderts. Hildegard von Bingen und Albertus Magnus erwähnen ihn als Arznei gegen Aussatz, Lähmung und Nervenkrankheiten. Van Swieten gebrauchte den Dampf der Abkochung gegen Hexenschuß; Lémery verordnete ihn zur Stärkung des Gehirns, gegen Asthma, Blähungskoliken, zur Verdauungsförderung, bei Ausbleiben der Menstruation und zur Erleichterung der Niederkunft.

Eigenschaften: Dieses Kraut hat Stoff für viele Studien geboten, die alle erwiesen haben, daß es stimulierende, tonisierende, balsamische und stark antiseptische Wirkstoffe enthält. Ein Bestandteil seines ätherischen Öls ist das Thymol, das 25mal aktiver ist als das Phenol, ein Antiseptikum ersten Ranges.

Der Thymian ist ein allgemeines Stimulans, sowohl in physischer wie auch in psychischer Hinsicht. Er ist gut gegen Angstzustände, trübe Gedanken und bewirkt leichten Blutdruckanstieg, Stärkung der physischen Kräfte und stimmungsmäßige Anpassung an die Umwelt. Als gutes Nerventonikum empfiehlt er sich bei allen Ermüdungserscheinungen und Schwächezuständen sowie zur Anregung und Stärkung einer langsamen oder zu empfindlichen Verdauung.

In Anbetracht seiner antiseptischen und krampflösenden Eigenschaften wirkt der Thymian ausgezeichnet bei Lungenaffektionen wie Erkältungen, Keuchhusten, Asthma, Infektionen des Darms und der Harnwege.

Er ist balsamisch und schleimlösend und daher sehr schätzenswert als Hustenmedizin, denn er hält Schleimbildung und Konvulsionen in Grenzen, so daß er besonders bei schwächendem Krampfhusten angezeigt ist. Eine Mischung aus Essenzen von Thymian, Eukalyptus und Zypresse (s. das unten angeführte Rezept) bringt sehr gute Erfolge.

Nicht zu vergessen ist, daß der Thymian in dem Ruf steht, die Intelligenz und den sexuellen Appetit »anzuregen« und, als Einreibemittel, den Haarausfall aufzuhalten.

Somit ist er eine unentbehrliche Pflanze, deren man sich zur Erhaltung der Gesundheit reichlich bedienen sollte. Wer morgens statt Kaffee eine Tasse Thymiantee trinkt, wird bald die heilsame Wirkung spüren: Geistesfrische, leichtes Gefühl im Magen, kein Morgenhusten mehr, allgemeines Wohlgefühl sind noch das geringste; auf lange Sicht wird man noch viel mehr Vorteile dabei finden.

Anwendungsformen: Zum Aufguß braucht man 10–15 g Pflanzenteile auf 1 l kochendes Wasser. Dosierung: 5–6 Tassen pro Tag.

Einen Aperitif bereitet man mit 30–50 g auf 1 l Weiß- oder Rotwein. Etwa 8 Tage ziehen lassen, dann filtern und nach Geschmack süßen.

Die Abkochung (60 g auf 1 l Wasser) eignet sich wunderbar als Badezusatz; sie wirkt stark tonisierend, belebend, regt den geschwächten Organismus an und baut neue Lebenskräfte auf. Wer an Rheumatismus oder Gicht leidet, wird große Linderung verspüren.

Thymianessenz ist, ebenso wie Quendelessenz, sehr heilsam bei allen Infektionen der Atemwege. In der hier angegebenen Komposition wirkt sie besonders wohltätig auf die Bronchien, nämlich sowohl antiseptisch als auch lindernd:

Thymianessenz	0,5 g
Eukalyptusessenz	0,5 g
Zypressenessenz	0,5 g
Alkohol, 90 %	60 cl

Dosierung: 20 Tropfen in etwas Wasser, morgens und abends einnehmen.

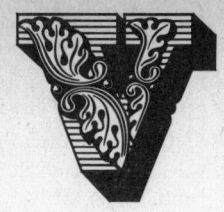

VEILCHEN
(Gewöhnliches) Viola odorata

Beschreibung: Es gibt zahlreiche Varianten des Veilchens, die man häufig auf Wiesen und an Wegrändern findet; die Blüten können auch blau, gelb, sogar mehrfarbig sein (diese nennt man dann »Wilde Stiefmütterchen«). Aber unter allen diesen Arten besitzt nur das Echte Veilchen, auch Märzveilchen genannt, den charakteristischen Veilchenduft. Alle Arten haben jedoch mehr oder weniger dieselben medizinischen Eigenschaften. Man sammelt und verwendet vorzugsweise die Blüten; aber gelegentlich nimmt man auch die Wurzeln, Blätter und Samen.

Geschichte: In der Antike galt das Veilchen als Spezifikum gegen Migräne und besonders alle Kopfschmerzen, die »von den Dünsten des Weines herrühren«; Hippokrates empfiehlt es ausdrücklich dagegen. Dioscorides verordnete es lediglich zur Beruhigung des Magens. Plinius sagt, es sei gut gegen Magenentzündungen, Kopfschmerzen, Augenkrankheiten, Abszesse; in Essig eingenommen lindere es die Schmerzen bei Gichtanfällen und Milzaffektionen. (XXI, 76)

Jean Schroder erwähnt das Veilchen, weil es den Husten stillt und die verschleimten Bronchien löst. Ettmüller berichtet von einer Laxativ-Paste aus Veilchen. Im 16./17. Jahrhundert war ein Veilchensirup viel im Gebrauch; er galt als Hustenarznei und mildes Abführmittel. Nach Lieutaud sind Veilchenblüten bei innerlichem Gebrauch erfrischend, abführend und schmerzstillend, heilen Husten und wunden Hals, stillen den Durst, dämpfen hitziges Fieber und stärken das Herz.

Zu Beginn dieses Jahrhunderts behauptete ein damals ziemlich bekannter englischer Arzt, Dr. Gordon, daß Auszüge von Veilchenblüten und -blättern sowohl bei innerlichem wie bei äußerlichem

Gebrauch bösartige Tumore (Krebs) verkleinern und die Schmerzen lindere.

Veilchen, Borretsch und Ochsenzunge sind übrigens die klassischen »drei Herzblumen« der alten Medizin.

Eigenschaften: Moderne Forschungen haben erwiesen, daß das Veilchen diverse Saponine, Glukoside, Alkaloide und Salicylate enthält. Anscheinend ist die Wirkung bei Migränen und ähnlichen Schmerzzuständen untrennbar mit dem Salicylat verbunden, dem Analgetikum par excellence und Hauptbestandteil des Aspirins.

Alle Veilchenarten wirken hustenstillend, erweichend, schweißtreibend und auswurffördernd. Daher wird die Veilchenblüte sehr häufig anderen Kräutern beigesellt, die man bei Affektionen der Atemwege, Erkältungen, Bronchitis und Grippe anwendet.

Anwendungsformen: Veilchenblüten werden, allein oder mit anderen Pflanzen gemischt, zum Aufguß verwendet (10 g auf 1 l kochendes Wasser) und ergeben ein wirkungsvolles Hustenmittel. Die Wirkung ist noch stärker, wenn man Huflattich, Andorn und zur Geschmacksverbesserung noch eine Pflanze aus der Gruppe der aromatischen Lippenblütler zusetzt. Dosierung: 3–4 Tassen pro Tag, mit Honig gesüßt.

Man kann auch die ganze Pflanze zu einer leichten Abkochung verwenden; dann nimmt man pro Tasse einen gestrichenen Teelöffel kleingeschnittener Pflanzenteile.

Hier das Rezept zu einem Veilchensirup aus dem »Médecin charitable« vom Jahre 1631:

»Nimm 12 Unzen Veilchenblüten, von denen die Kelchblätter entfernt sind (also nur die Blüten allein), tue sie in einen marmorner Mörser und reibe sie gut mit einem hölzernen Stößel. Dann tue sie in ein Leinwandsäckchen, binde es oben gut zu und presse es stark aus. Du wirst etwa 5 Unzen Saft erhalten; diesen gieße in eine Phiole ab. Das getan, lasse 20 Unzen guten Zucker mit einem halben Pfund oder 10 Unzen gewöhnlichem Wasser in einer Pfanne aus rotem Kupfer kochen, bis das Gemisch etwa so dick wie Rosenzucker ist; dabei mußt du mit einem silbernen Löffel gut abschäumen. Dann nimm die Pfanne vom Feuer, gieße besagten Veilchensaft hinzu und rühre mit besagten Silberlöffel oder mit einem hölzernen Spatel gut um. So bereitet man den echten Veilchensirup.«

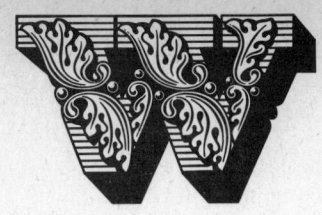

WACHOLDER
(Gemeiner) Juniperus communis

Beschreibung: Der Wacholder wächst so ziemlich überall; besonders jedoch liebt er Wälder, unbebaute Flächen, Berghänge. Er läßt sich auch leicht als Schmuckstrauch anpflanzen. Die Blätter sind immergrün, gestielt, nadelförmig. Die Früchte, inkorrekterweise Beeren genannt, bleiben zwei Jahre lang grün, erst im dritten Jahre reifen sie und werden schwärzlichbraun. Man sammelt sie im Oktober und November. Medizinisch genutzt werden das Holz, die Rinde, die Spitzentriebe und die reifen Früchte, die man so frisch wie möglich gebrauchen soll, da sie mit der Zeit an Aroma und Heilkraft verlieren.

Geschichte: Zu allen Zeiten hat der Wacholder als wahres Allheilmittel gegolten, und seine Früchte gehören zu den ältesten bekannten Harnförderungs- und Blutreinigungsmitteln. Der alte Römer Cato erwähnt in seiner Abhandlung »De re rustica« (»Über den Landbau«) einen mit Wacholder bereiteten Wein, der verstärkten Harnabgang hervorrufen soll. Bei Plinius heißt es: »Die Samenkörner sind gut bei Magen-, Lungen- und Seitenschmerzen; sie bringen Schwellungen und Erkältungen zum Abklingen, lindern die Schärfe des Hustens und bringen, lokal angewandt, Geschwüre zum Stillstand; in Wein getrunken, festigen sie den Leib, so daß der Durchfall aufhört, fördern Verdauung und Harn und sind ein Schutz- und Gegenmittel bei Vergiftungen.« (XXIV, 36)

Matthiole, Tragus, Fuchs, Schroder und zahlreiche andere ältere Autoren erwähnen den Wacholder und seine Heilkraft; nach ihnen ist er harntreibend, blutreinigend, aufbauend, gut gegen Gelenkschmerzen und von wunderbarer Wirkung bei allen Affektionen des Blutes und der Harnwege.

Der Pfarrer Kneipp hielt sehr viel vom Wacholder und verordnete ihn zusätzlich bei allen pflanzlichen Reinigungskuren, besonders wenn eine Entgiftung des Blutes nötig war.

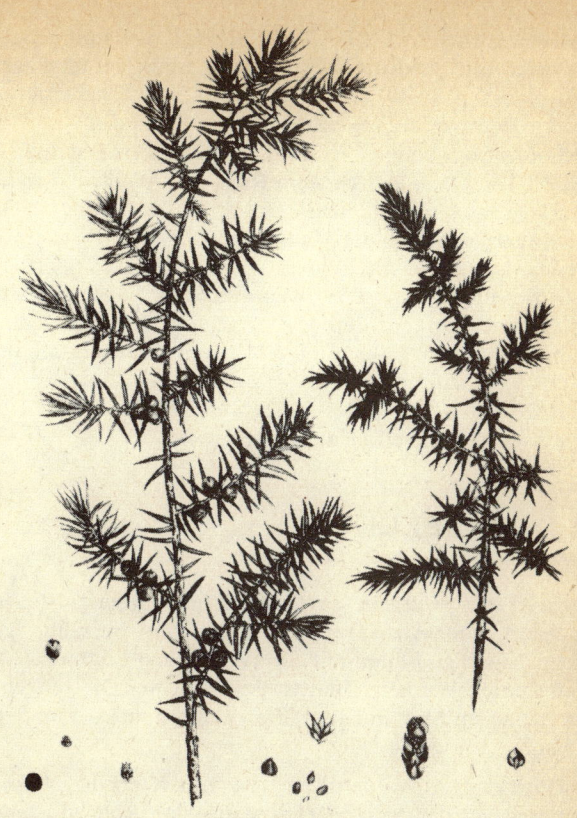

Aus dem Wacholder bereitet man das »Haarlemer Öl«, eine einst berühmte, jetzt in Vergessenheit geratene Arznei gegen Nierenkoliken, gichtische und rheumatische Beschwerden.

Eigenschaften: Alle die heilenden Kräfte, die dem Wacholder seit der Antike zugeschrieben wurden, kann man heute nur bestätigen. Er stimuliert, tonisiert, stärkt den Magen, wirkt harnfördernd, schweißtreibend, appetitanregend; er ist daher von großem Nutzen bei Verdauungsbeschwerden, Appetitmangel, Ermüdung, Blutarmut, Hautkrankheiten, die auf Giftstoffen im Blut beruhen, Harnweg- und Blasenbeschwerden, Steinleiden, Rheumatismus, Gicht. Bei Erkältungen und Bronchitis wirkt er als Lungenantiseptikum.

Anwendungsformen: Alle Teile der Pflanze sind nutzbar; am wirksamsten sind jedoch die Früchte (Beeren), die man zerstampft zum Aufguß verarbeitet (15–30 g auf 1 l Wasser). Dosierung: 3–4 Tassen im Tagesverlauf, zwischen den Mahlzeiten.

Wacholderwein bereitet man aus 50–60 g zerquetschten Beeren, die man 8 Tage lang in 1 l gutem Rot- oder Weißwein ziehen läßt. Dann filtern und nach Geschmack süßen. Dosierung: 2–3 Gläser pro Tag, aber außerhalb der Mahlzeiten.

Rheumatismusleidende können ihre Schmerzen lindern und eine gewisse Besserung erreichen, wenn sie das folgende Dekokt als Badezusatz verwenden: 200 g Zweige und 100 g Beeren, beides zerstampft, auf 2 l Wasser. Einige Minuten kochen lassen und dann ins Badewasser schütten.

Eine Abkochung aus je 100 g Beeren und Blättern auf 1 l Wasser ergibt ein ausgezeichnetes Haarpflegemittel.

WALDERDBEERE
Fragaria vesca

Beschreibung: Wurzeln schwärzlich, rund, faserig. Stengel krautig, behaart, mit Ausläufern. Grundblätter dreizählig gefiedert. Weiße endständige Blüten mit 5 verwachsenen Blütenblättern. Verwendet werden Wurzeln, Blätter und Früchte. Die jungen Blätter sammelt man im Mai und Juni; die Wurzeln müssen im September und Oktober gezogen werden.

Geschichte: Die Walderdbeere ist von alters her bekannt; sie spielt bereits in der antiken Heilkunde eine Rolle. In einem seltsamen alchimistischen Traktat aus dem Jahre 1549, betitelt »Tugenden und Eigenschaften der Quinta Essentia aller Dinge«, gibt der Autor, ein Franziskanermönch namens Jean de la Roquetaille aus dem Kloster von Aurillac, das Rezept eines Erdbeerwassers, von dem er versichert, es heile den Aussatz, stärke den Magen, entferne aus dem Körper alle Gifte und hitzigen Säfte und helfe den Frauen bei der Entbindung. Tragus, Fuchs, Dodoens, Lobel und zahlreiche Pflanzenheilkundige des 16./17. Jahrhunderts rühmen die Heilkräfte der Walderdbeere bei Blutarmut und Reißen.

In Jean Schroders »Pharmacopée médico-chimique« vom Jahre 1665 heißt es, daß Blätter und Wurzeln der Walderdbeere zusammenziehend, harntreibend und gut für die Milz seien, Nierenentzündung heilen und bei Erkältungen ein gutes Gurgelwasser

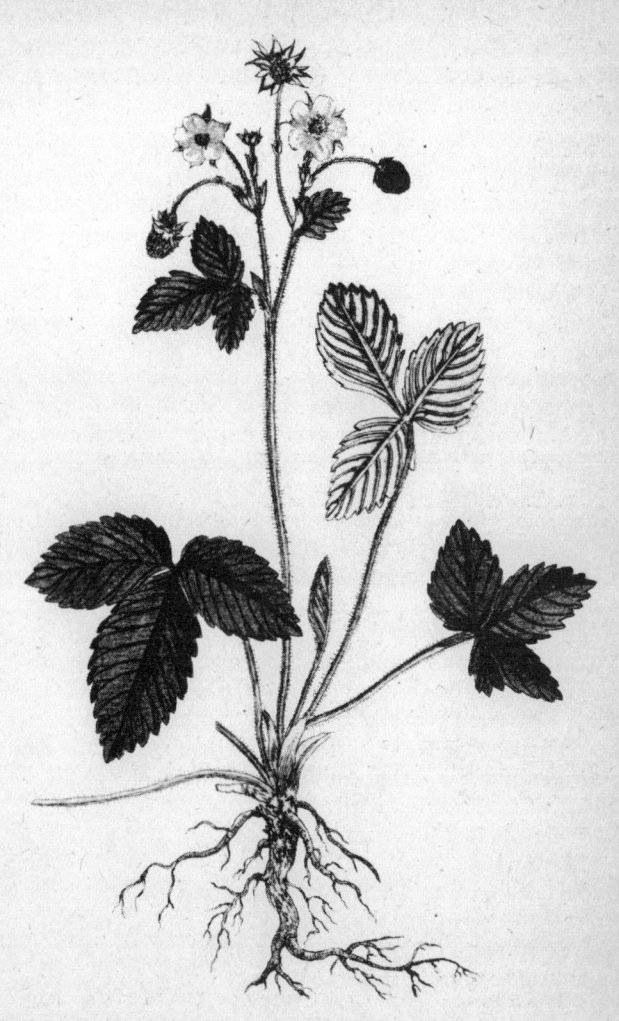

abgäben. Nach Lieutaud gehört die Walderdbeere zu den tonisierenden, erfrischenden, appetitanregenden und wundheilenden Medizinalpflanzen. Er versichert, die besten Erfolge habe man mit dem Dekokt aus der Wurzel bei allgemeinem Kräfteverfall sowie bei Gelbsucht und Wassersucht, wenn die Ursache der letzteren entweder ein Gallenübel oder der übermäßige Genuß von Wein oder Branntwein ist.

Eigenschaften: Obwohl uns an der Walderdbeere in erster Linie die Pflanze selbst interessiert, wollen wir doch nicht ihre köstliche Frucht vergessen, die so reich an Vitamin A, B und besonders C ist, desgleichen an Zucker, Mineralsalzen, Eiweißsubstanzen und anderen hochwertigen Stoffen.

Da die Walderdbeere das Blut alkalisiert und so der Übersäuerung entgegenwirkt, ist sie Gicht- und Rheumatismusleidenden besonders zu empfehlen.

Ihr spezifischer Fruchtzucker, die Luvelose, macht sie für Diabetiker besonders wertvoll. Durch ihren Gehalt an Mineralsalzen wirkt sie aufbauend und bringt den gestörten Mineralhaushalt wieder in Ordnung. Daher ist sie bei Blutarmut und allgemeiner Erschlaffung sehr hilfreich.

Blätter und Wurzeln, die man zu Dekokten und Aufgüssen nimmt, enthalten vor allem Gerbsäure, aber auch Eisen, mehrere Mineralstoffe sowie Vitamin C. Die Volksmedizin kannte früher einen erfrischenden, stärkenden und harntreibenden Tee aus frischen jungen Walderdbeerblättern mit etwas Waldmeister. Auch gegen schmerzhafte Gichtanfälle, Rheumatismus, Durchfälle oder Verstopfungen wurde er gegeben. Außerdem soll dieser Tee, gleich nach dem Erwachen getrunken, den Raucherhusten lindern.

Gegen hartnäckige Ruhr hilft eine von dem amerikanischen Arzt Blackburn stammende Abkochung, deren Rezept, wie Dr. Leclerc berichtet, von Cazin zitiert wird:

grüne Walderdbeerenblätter	375 g
Branntwein	1 l

Kochen lassen, bis ein Drittel der Flüssigkeit verdampft ist. Dosierung: alle 3 Stunden 1 Eßlöffel.

Das Dekokt von Blättern oder Wurzeln ist sehr gut zum Gurgeln bei Angina und anderen Halskrankheiten.

Anwendungsformen: Abkochungen sowohl aus Wurzeln wie aus Blättern sind gleichermaßen heilsam; man kann je nach den Umständen die eine oder die andere verwenden.

Zum Aufguß nimmt man junge Blätter, denn die älteren sind etwas scharf und ausgesprochen bitter. Man benötigt 20–30 g auf 1 l Wasser.

Für das Wurzeldekokt braucht man 20–30 g auf 1 l Wasser. Einige Minuten kochen und vor dem Trinken 15–20 Minuten abstehen lassen. Es muß erwähnt werden, daß dieses Dekokt Urin und Stuhl rötlich verfärbt, worüber man sich jedoch nicht zu beunruhigen braucht.

Schließlich ist noch anzumerken, daß das Obengesagte auch für die Himbeere gilt, die ebenso heilsam wie die Walderdbeere ist.

WALDMEISTER
(Wohlriechender) Asperula odorata

Beschreibung: Niederes Kraut von feinem, sehr lieblichem Aroma. Etwas rauh. Die kleine, weißen, sternchenförmigen Blüten stehen in Enddolden. Er ist leicht mit dem Labkraut zu verwechseln, dem jedoch das Aroma fehlt. Verbreitet im Unterholz, besonders an etwas feuchten Stellen. Man sammelt ihn im April und Mai.

Geschichte: Jean Schroder lobt den Waldmeister in seiner Pharmakopöe von 1665 wegen seiner beruhigenden Wirkung bei Verstopfungen der Gallengänge und bei Leberentzündung.

Normalerweise kennt man den Waldmeister bei uns nur von der »Maibowle« her, die nicht nur gut schmeckt und etwas zu Kopfe steigt, sondern auch eine medizinische Komponente hat, indem sie verdauungsfördernd und harntreibend wirkt.

Unbestreitbar ist der Waldmeister stimulierend und nervenstärkend; trotzdem wirkt er beruhigend bei Erregungszuständen. Bei regelmäßigem Gebrauch wirkt er prophylaktisch gegen Neurasthenie, Melancholie und trübe Stimmungen. Nebenbei sei noch darauf hingewiesen, daß er auch krampflösend wirkt und daher bei Schlaflosigkeit nervösen Ursprungs helfen kann, und auch bei Kindern, die unter nächtlichen Ängsten leiden und daher unruhig schlafen.

Durch seine harntreibende Wirkung lindert er die oft sehr schmerzhaften Nieren- und Blasenaffektionen. Nicht zu vergessen ist seine wohltätige Wirkung bei allen Schädigungen von Leber und Gallenblase, also z. B. bei Entzündungen, Stauungen, Hepatitis, Gelbsucht. Höchstwahrscheinlich fördert er auch den Blutkreislauf, indem er das Blut flüssiger macht; denn die Pflanze enthält eine gewisse Menge Asperulosid-Cumarin, eine Substanz, die leicht gerinnungshemmend wirkt.

Anwendungsformen: Für den innerlichen Gebrauch verwendet man den Waldmeister vorwiegend als Aufguß. Man nimmt die ganze, möglichst frische, eben erblühte Pflanze, 1 Eßlöffel pro Tasse, höchstens 5 Minuten ziehen lassen. Dosierung: 2–3 Tassen pro Tag.

WALNUSSBAUM
(Echter) Juglans regia

Beschreibung: Dieser schöne, aus Persien stammende Baum ist allbekannt. Er wird bis zu 25 m hoch und hat sich in unseren Breiten ziemlich überall akklimatisiert.

Geschichte: Schon in den ältesten Zeiten kommt die Walnuß als Bestandteil von Elixieren und allerlei Arzneien vor.

Dioscorides hält allerdings nicht allzuviel von ihr und meint, sie sei sogar schädlich: »Die Walnuß, auch Persische- oder Jupidernuß genannt, ist schwer verdaulich und daher nicht gut für den Magen. Auch macht sie zornig und verursacht Kopfschmerzen. Für jeden, der Husten hat, ist sie ein wahrer Feind.«

Plinius d. Ä. greift diese Ansicht auf und weist darauf hin, daß der griechische Name der Walnuß soviel wie »schwerer Kopf« bedeutet; und daß tatsächlich schon die Ausdünstungen des Baumes und der Blätter das Gehirn angriffen. Das Essen von Walnüssen rufe denselben Effekt, wenn auch in geringerem Grade, hervor. Die frischen Nüsse seien recht wohlschmeckend, würden aber um so öliger, je mehr sie austrockneten. Für den Magen seien sie wertlos. (XXIII, 77)

Als im Zeitalter der römischen Bürgerkriege, also im 1. Jahrhundert v. Chr., Mithridates, der König von Pontos, von seinem eigenen Legaten ermordet wurde, fand man in seinem Geheimarchiv ein von ihm selbst geschriebenes Rezept (denn er war nicht nur ein tüchtiger Landesvater, sondern auch ein sehr geschickter Giftmischer) eines Universalgegengiftes: »Nimm 2 trockene Walnüsse, 2 Feigen, 20 Blätter der Raute, hacke das Ganze sehr fein und gib 1 Gran Salz hinzu. Wer das einnimmt, ist einen Tag lang gefeit gegen jegliches Gift.« Dieses Rezept findet sich wieder im »Grand Albert« (jenem berühmten Lehrbuch der Magie des Albertus Magnus) sowie in zahlreichen anderen, im 16. Jahrhundert weitverbreiteten Werken ähnlicher Art, sie alle gehen auf die gleiche Quelle zurück, nämlich Serenus Sammonicus, der im 3. Jahrhundert ein medizinisches Traktat von 1107 Versen schrieb. Walnußöl wurde seinerzeit in der Heilkunde sehr häufig verwendet, und zwar in Dosen von 5–6 Unzen pro Tag gegen Darmgase, Dickdarmentzündung und Koliken. Nach Galen wirken Walnußblätter zusammenziehend, tonisierend sowie unfehlbar blutreinigend.

Ettmüller verrät ein Geheimrezept gegen Blutstuhl (Ruhr), nämlich die Kätzchen (männlichen Blüten) des Nußbaums, im Schatten getrocknet und fein zu Pulver zerrieben, in der Dosis von 1 Drachme in Wegerichsaft.

Schließlich wurde die Walnuß, entsprechend der Signaturenlehre, als Mittel gegen Hirnkrankheiten gepriesen, weil der Kern etwas den beiden Gehirnhälften ähnlich sieht.

Eigenschaften: Trotzdem die Walnuß therapeutisch recht interessant ist, hat sie in der heutigen Pharmazie nicht mehr den Platz, den sie verdient. Walnußblätter enthalten viel Gerbsäure und ein Naphthaquinon, das Juglon. Daher wirken sie zusammenziehend, tonisierend und sind heilsam bei Tuberkulose und Diabetes.

Die grüne Schale der Frucht und die grünen Nüsse selbst enthalten die gleichen Wirkstoffe und haben die gleichen Eigenschaften wie die Blätter. Die grünen Kerne nahm man früher zu dem berühmten Nußlikör, einem rechten Labetrunk, der tonisiert, den Appetit anregt, die Verdauung fördert und obendrein noch wunderbar schmeckt.

Das Dekokt aus den Blättern ist ein sicheres Mittel gegen Drüsenschwellungen und skrofulöse Geschwüre. Es ist auch für vaginale Spülungen zu empfehlen, denn es wirkt antiseptisch, lindernd und stillt Ausfluß und anomale Blutungen. Gurgelt man damit, so schwinden Halsleiden und Mundfäule sehr schnell.

Es ist auch nicht zu leugnen, daß Walnußblätterdekokte sehr aktiv allen rachitischen Erscheinungen bei Kindern entgegenwirken; auch sind sie wegen ihrer tonisierenden und aufbauenden Wirkstoffe bei Tuberkulose von Nutzen. Das Dekokt heilt auch Frostbeulen und stillt rasch den lästigen Juckreiz. Auch die wohltuende Wirkung einer Abkochung aus 500 g Blätter auf 2 l Wasser, die man dem Badewasser zusetzt, ist hier zu erwähnen. Das ist eine wertvolle Hilfe für Geschwächte, Anämiker, Rekonvaleszenten; auch bei nervösen Störungen und hartnäckigen Hautleiden wirken solche Bäder ausgezeichnet.

Walnußblätter, frisch zerquetscht oder auch gekocht und als Pflaster aufgestrichen, heilen sehr rasch offene Beine und geschwürige Krampfadern. Bei Hautaffektionen (eitrige Ausschläge, Ekzeme, entzündliche Rötungen, etwa durch Sonnenbrand oder Allergien, Dermatosen) gehen die Symptome durch solche Umschläge sehr bald zurück.

Schließlich wäre noch anzuführen, daß Walnußblätter sich recht gut zur Vertreibung von Eingeweidewürmern eignen sowie zur Haarpflege und als Augenbäder gegen Bindehautentzündung, Gerstenkorn, Skleritis und dergleichen.

Es wird auch behauptet, daß mit Aufgüssen und Dekokten aus den Blättern erstaunliche Erfolge bei Diabetes und Gelbsucht erzielt worden seien.

Anwendungsformen: Zum Aufguß nimmt man 20 g frische oder getrocknete Blätter auf 1 l Wasser. Dosierung: 2–5 Tassen pro Tag.

Zum Dekokt braucht man 30–60 g auf 1 l Wasser. Einige Minuten kochen lassen. Das Dekokt dient prinzipiell zur äußerlichen Anwendung; man kann es aber auch trinken, wenn man besonders kräftige und schnelle Wirkungen erzielen will.

Es gibt zahlreiche Rezepte auf der Grundlage von Blättern und Kernen; das komplizierteste gibt Lémery in seinem »Cours de chymie« vom Jahre 1675. Hier eins der einfacheren: 150 g frische gehackte Blätter 7 Tage in gutem Weißwein ziehen lassen. Das ergibt einen ausgezeichneten, sehr magenstärkenden, blutreinigenden und tonisierenden Aperitif.

Nußlikör macht man aus der grünen Schale der Früchte und den grünen Kernen, die zu feinem Brei zerrieben werden. Man nimmt 300 g auf 1 l 45%/oigen Branntwein. Mindestens 30 Tage ziehen lassen, dann filtern und mit Sirup aus 500 g Zucker und 1 l Wasser süßen.

WEGERICH
(Spitz-W.) Plantago lanceolata

Beschreibung: Diese mehrjährige Pflanze ist auf allen unbebauten Flächen häufig anzutreffen. Starke faserige Wurzel mit hartem Stumpf. Blätter grundständig, lanzettlich, kahl und zäh. Grade, aufrechte Stengel, die 10–20 cm hohe Ähren von kleinen, schmutzig-weißen Blüten tragen. Sammelzeit Mai bis September.

Es gibt mehrere Wegericharten, die ebenfalls sehr verbreitet sind: der Sandwegerich (P. psyllium indica) und der Strauchwegerich (P.p. sempervirens) sind wegen ihrer Samenkörner besonders gesucht, die ein gutes Abführmittel sind. Zum normalen medizinischen Gebrauch werden der Große Wegerich (P. major) und der Spitzwegerich verwendet, von welch letzterem hier die Rede ist.

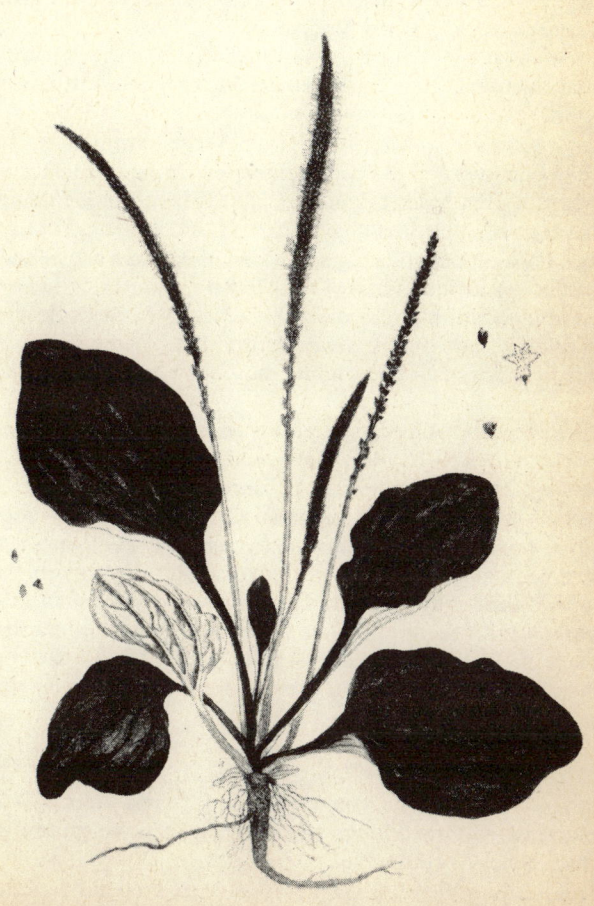

Geschichte: Von allen Wegericharten war stets der Spitzwegerich die geschätzteste, deren lange schmale Blätter tatsächlich wie Lanzenspitzen aussehen. Dioscorides, Plinius, Apulejus und zahlreiche andere antike Autoren zollen ihm hohes Lob als Heilmittel gegen alle möglichen Krankheiten; besonders soll er schmerzstillend, beruhigend, zusammenziehend wirken. Und die Schule von Salern versichert:

>»Der Wegerich hilft dir, speiest du Blut,
>Und kühlet ganz sicher des Fiebers Glut.«

Auch in einer der klassischen Wundarzneien der Barockzeit, dem »Musketenwasser«, ist der Wegerich Hauptbestandteil, wie Lémery es in seinem »Chymischen Kurs« überliefert. Übrigens wurde dieses Wasser auch bei Krankheiten verschrieben; es galt als appetitanregend, zusammenziehend, blutreinigend und erfrischend.

Die Apotheker wußten damals ein Wegerichwasser zu bereiten, das bei den meisten Augenkrankheiten schmerzstillend und beruhigend wirkte und besonders bei Tränendrüsenentzündungen (»Triefaugen«) die schleimige Sekretion zum Stillstand brachte.

Und damit noch nicht genug: der Wegerich sollte auch noch Schwären, bösartige Geschwülste, Fisteln, Hautkrankheiten, Blutfluß, Durchfall und sogar die Schwindsucht (Tuberkulose) heilen. Seine Blätter, auf offene Wunden und Verbrennungen aufgelegt, sollten die Schmerzen lindern und die Vernarbung beschleunigen.

Eigenschaften: Heutzutage hält man nicht mehr viel von Wegerich; er wird praktisch nicht mehr medizinisch genutzt. Das ist aber keineswegs berechtigt, denn er ist durchaus eine echte Heilpflanze. Äußerlich gebraucht wirkt er sanft zusammenziehend und begünstigt die Narbenbildung. Man kann den Saft der ganzen frischen Pflanze oder auch die zerstampften Blätter in Form von Umschlägen und Pflastern verwenden, um Geschwüre, entzündete Wunden, Abszesse, Hautflechten, Furunkel und bestimmte hartnäckige Dermatosen zu heilen. Zu diesem Punkt zitiert Dr. Cazin Hufeland, der berichtet, er habe mit Wegerich die schlimmsten eitrigen und fressenden Gesichtsflechten geheilt.

Die ganze Pflanze ist reich an Schleimstoffen (Glukiden). In schwachen Dosen bremst sie die Peristaltik (die unwillkürlichen Verdauungsbewegungen von Magen und Darm), so daß Durchfälle rasch abklingen. In stärkeren Dosen dagegen ist sie ein sanftes, aber wirkungsvolles Abführmittel.

Auch hustenstillend wirkt der Wegerich und leistet daher gute

Dienste bei Katarrhen der Luftwege, Bronchitis, Asthma und Lungentuberkulose. Das läßt sich z. T. damit erklären, daß die Schleimstoffe die Lungenwände mit einer schützenden Schicht überziehen, so daß der Hustenreiz aufhört.

Darüber hinaus enthält die Pflanze auch zahlreiche stimulierende, tonisierende und reinigende Aktivstoffe, die bei Blutarmut, Ermüdungszuständen und allgemeiner Körperschwäche sehr günstig wirken. Ein sanftes, aber effektives Abführmittel sind auch die Samenkörner der Psylliumarten (die mancherorts auch Flohkraut heißen, weil die Körner eine frappierende Ähnlichkeit mit dem stechenden Tierchen haben). Die Körner, besonders die des Sandwegerichs (P.p. arenaria) haben einen starken Gehalt an Schleimstoffen, die bei allen Verstopfungen, auch den hartnäckigsten, sehr schonend, aber durchschlagend helfen.

Anwendungsformen: Am besten bedient man sich der Abkochung, entweder zum Trinken oder zu Augenbädern und Umschlägen. Dazu braucht man 30–60 g frische oder getrocknete Blätter auf 1 l Wasser.

Wunden, Geschwüre, Flechten und sonstige Hautübel behandelt man mit häufig zu erneuernden Breiumschlägen. Dazu nimmt man frische, ausgesuchte Blätter, die man einige Sekunden in kochendes Wasser taucht und dann zerstampft.

J. Roques gibt das folgende Rezept für ein Augenwasser: »Man nehme Narbonneser Honig, 1 Unze, sowie filtriertes Dekokt aus Wegerich und Rosenblättern, 1 Pfund, und mische es, bis sich der Honig vollkommen aufgelöst hat. Mit dieser Mischung bade man die Augen möglichst oft und bedecke sie hinterher mit Kompressen, die man mit diesem Balsam von Zeit zu Zeit anfeuchtet.«

Nicolas Lémery gibt in seiner »Pharmacopée universelle« das Rezept eines Wegerichsirups, der Durchfälle, Blutungen und Gonorrhoe (Tripper) rasch abklingen läßt: 4 Unzen frische Wurzeln und 1 Unze Samenkörner fein zerrieben und dann vorsichtig in 1 l Wasser kochen lassen, bis das Volumen sich um ein Drittel verringert hat. Eine genügende Menge Zucker zusetzen und nochmals kochen lassen. Dosierung je nach Bedarf.

WEGWARTE
Cichorium intybus

Beschreibung: Verbreitet an Wegrändern und auf unbebauten Flächen. Lange bräunliche Pfeilwurzel. Blätter mehr oder weniger behaart, untere Blätter tief eingeschnitten. Hübsche, blaßblaue, ungestielte Blüten. Verwendet werden Wurzeln und Blätter, die man von Mai bis Juni sammelt.

Geschichte: Die Wegwarte war bei den alten Griechen und Römern hoch angesehen. Dioscorides sagt, die wildwachsenden seien die besten; Galen nennt sie »die Freundin der Leber«. Wegwarte, Oliven und Malven waren die Lieblingsgemüse des Horaz. Bei uns ist ihre lindernde Wirkung bei Leberaffektionen seit dem Mittelalter bekannt. Guy Patin hielt die Wegwarte für ein wahres Allheilmittel. Nicolas Lémery, Pierre Pomet und Chomel empfehlen sie in Form von Latwerge bei Leberkrankheiten. Diese Arznei war damals sehr in Mode; die Marquise de Sévigné verbrauchte sie in großen Mengen.

In seinem »Traité des plantes usuelles« (»Traktat über die Nutz- und Heilpflanzen«) vom Jahre 1837 schreibt Roques: »Man erlebt jeden Tag, daß hartnäckige Hautkrankheiten wie Flechten, Pusteln, rote Flecken, die auf keine pharmazeutische Anwendung reagieren, sich durch die sanfteren und einfachen Mittel, die man aus den Pflanzen der Familie Cichoriodeae gewinnt, sofort bessern: Wegwarte, Löwenzahn, Lattich sind wohl Nahrungs- als auch Heilmittel.«

Eigenschaften: Die Wegwarte wirkt langsam; man muß sie einige Zeit anwenden, bis sie richtig anschlägt. Als bitteres Tonikum, Magen- und Gallenelixier, Reinigungstrank, Diuretikum und gelindes Abführmittel tut sie wahre Wunder.

Unbestreitbar wirkt sie sehr wohltuend bei Leberinsuffizienz, Gelbsucht und Verstopfung der Gallengänge.

Diese Breitenwirkung erklärt den starken blutreinigenden Effekt, der seinerseits den Teint auffrischt und häßliche Hautausschläge zum Verschwinden bringt.

Es ist unbedingt anzuraten, eine Kur auf mehrere Wochen auszudehnen, und zwar möglichst im Frühsommer, so daß man Wegwarte mit Löwenzahn und Lattich als Salat essen kann. Ist das nicht möglich, so kann man sie als Aufguß einnehmen. Dagegen ist die

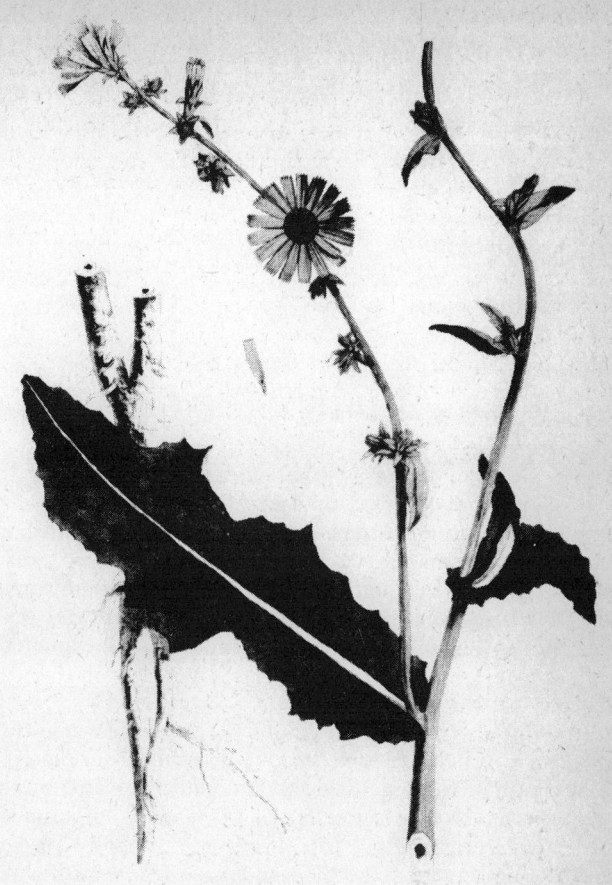

geröstete Wurzel (trotz der großen Reklame, die manchmal dafür gemacht wird) in stärkeren Dosen nicht zu empfehlen, es sei denn, man wolle eine Gelbsucht vortäuschen: sie verleiht der Haut eine strohgelbe Tönung von höchst bizarrem Effekt.

Der Kuriosität halber sei noch erwähnt, daß die Apotheker früher nur ungern Zichorien- oder Wegwartenpulver im Hause hatten, da dieses merkwürdigerweise stark zur Selbstentzündung neigt, wenn es in beträchtlichen Mengen gelagert wird.

Anwendungsformen: Wenn Wegwarte (Zichorie) nicht frisch, in Salaten, verzehrt werden kann, muß man auf dem Aufguß aus den Blättern zurückgreifen: 30 g auf 1 l Wasser. Die Wurzel hat die gleichen Heileigenschaften sowohl getrocknet als auch frisch.

Wegwartensirup, früher wegen seiner reinigenden Kraft hoch geschätzt, wird folgendermaßen zubereitet: Wegwarte, Quecke, Erdrauch, Hirschzunge (Zungenfarn), Beeren der Judenkirsche, Rhabarber werden zu gleichen Teilen gemischt. Man weicht die Mischung 24 Stunden in Wasser ein, siebt dann durch und süßt mit reichlich Rohrzuckersirup. Diese Mischung ist auch für Kleinkinder geeignet.

WEISSDORN
(Zweigriffliger) Crataegus oxyacantha

Beschreibung: Sehr stacheliger Strauch, verbreitet. Bestimmte rotblühende Sorten werden als Schmucksträucher angepflanzt. Die Blätter sind gezähnt, 3- oder 5zipfelig eingeschnitten. Aus den weißen, büschelig stehenden Blüten werden die kleinen roten Beeren. Die Blüten müssen gleich nach dem Aufbrechen der Knospe (im Mai und Juni) gesammelt werden, damit die Blütenblätter erhalten bleiben.

Geschichte: Anscheinend ist der Weißdorn früher nicht verwendet worden; jedenfalls findet man in den alten Pharmakopöen keine Spur von ihm. Nur in einem unveröffentlichten Text aus dem Jahr 1695, den die Doktoren Leclerc und Bonnefoy aufgefunden haben, wird er als Verordnung gegen Arteriosklerose und Kreislaufkollaps erwähnt. Besonders in Lothringen wurde früher häufig Weißdornaufguß gegen Herzklopfen und Schlaflosigkeit getrunken.

Eigenschaften: Moderne Forschungen haben erhärtet, daß der Weißdorn ein sehr wirksames Krampflösungs- und Beruhigungsmittel ist sowie ein Herztonikum, das Spannungszustände reguliert, Arrhythmien und Tachykardien beseitigt und nervöse Schlafstörungen lindert.

Der Weißdorn ist völlig ungiftig und kann daher solchen Herzkranken, welche Digitalis oder synthetische Herzmittel nicht oder nur schlecht vertragen, die allerbesten Dienste leisten.

Ganz bestimmt ist er bei Arteriosklerose und Angina pectoris von wirklichem Nutzen, und zwar sowohl zur Vorbeugung wie zur Heilung.

Auch bei Patienten mit nervösen Störungen (Schwindel, Angstzustände, Zittern, Schlaflosigkeit), Kreislaufstörungen, Verspannungen, kurz bei allen von Herz oder Kreislauf ausgehenden Affektionen wird sich eine Weißdornbehandlung vorteilhaft auswirken. Er ist ein Spezifikum gegen alle Funktionsstörungen, die ihren Ursprung im sympathischen Nervensystem haben.

Eine Abkochung aus Weißdornbeeren ist ein sehr gutes Mittel gegen Durchfälle, und zwar wegen des Gehalts an Gerbsäure, die gewebezusammenziehend wirkt. Auch zur Austreibung von Nierensteinen ist diese Abkochung geeignet.

Anwendungsformen: Weißdorn ist eine der wichtigsten Pflanzen für jede Hausapotheke. Man kann ihn immer brauchen, und selbst bei gelegentlich kräftiger Dosierung kann er bei allen obengenannten Indikationen nur von Vorteil sein. Man verwendet Rinde und Früchte zu Abkochungen; die Blüten jedoch hauptsächlich für den Aufguß: 1 gehäufter Teelöffel Blüten auf 1 Tasse kochendes Wasser. Dosierung: 2–4 Tassen täglich. Noch stärker wirken der Extrakt und die alkoholische Tinktur.

WERMUT
Artemisia absintum

Beschreibung: Verbreitet an steinigen Orten, Mauern, Ruinen; auch angebaut. Große mehrjährige Pflanze. Blätter samtig, tiefeingeschnitten, silbergrau. Gelbliche Blüten in Köpfchen. Gesammelt wird von Juli bis August.

Geschichte: Der Wermut war schon in alten Zeiten ein vielgerühmter Appetitanreger. Der echte Absinthlikör ist heute verboten, denn er ist ein Gift von verheerender Wirkung auf das Zentralnervensystem, dessen regelmäßiger Genuß irreparable Schäden im psychomotorischen Bereich verursacht. Glücklicherweise entstehen durch den medizinischen Gebrauch des Wermuts keine unerwünschten Nebenwirkungen; es gehört sogar ein bißchen Mut dazu, einen Wermutaufguß zu trinken, denn er ist von einer so kraftvollen

Bitterkeit, daß schon die Bibel des Lebens Bitternisse mit dem Geschmack des Wermuts vergleicht.

Eigenschaften: Wermut (Absinth) ist ein bitter-aromatisches Tonikum, das den Appetit anregt, Darmträgheit beseitigt und dadurch die Verdauung in Gang bringt. Ebenfalls ist er bei Leberinsuffizienz und insbesondere bei Gelbsucht indiziert. Wie der Beifuß vertreibt er Eingeweidewürmer und fördert die Menstruation. Auch bei Durchfällen und Koliken wird er verschrieben, um die Darmfunktion wieder zu regulieren.

Anwendungsformen: Baumé gibt 1795 das folgende Rezept für ein Wermutelixier. Die angegebenen Mengen sind zur Auflösung in 1 l gutem Weißwein gedacht:

getrocknete Blattspitzen des Wermuts	120 g
getrocknete Rosenblätter	30 g
Zimtrinde	6 g
Quittensaft (oder Honig)	400 g

Man läßt diese Mischung entweder 24 Stunden lang bei milder Hitze oder 6 Tage bei normaler Zimmertemperatur abstehen. Dann wird sie kräftig durch ein Sieb passiert und nochmals gefiltert. Diese Mixtur hat den Vorteil, daß sie angenehm zu trinken und die Heilkräfte des Wermuts mit denen der Rose vereinigt. Dosierung: 1 Likörglas vor jeder Mahlzeit. Stillenden Müttern ist von Wermut in jeder Form abzuraten. Für einen normalen Aufguß nimmt man 2–4 g pro Tasse. Dosierung: 2–3 Tassen pro Tag.

WIESEN-BÄRENKLAU
Heracleum spondylium

Beschreibung: Diese Pflanze ähnelt etwas der Engelwurz. Sie wächst reichlich an feuchten Orten, auf Wiesen, an Wegrändern und auf unbebauten Flächen. Man erkennt sie an ihren großen, samtigen, tiefeingeschnittenen, grünlich-grauen Blättern. Die weißen Blüten stehen in großen, 20–30strahligen Dolden. Man verwendet Blätter, Wurzel und Samen. Gesammelt wird im September und Oktober.

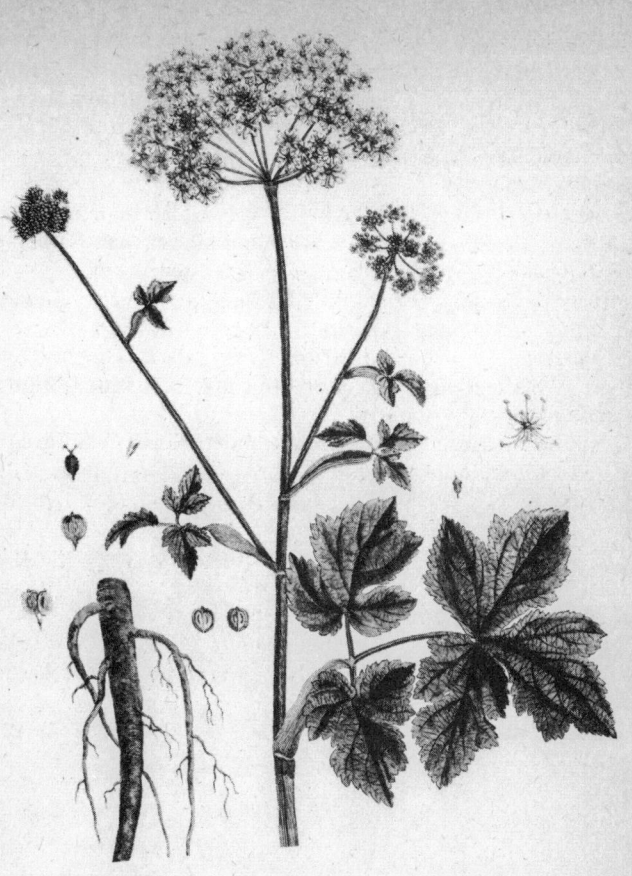

Geschichte: Der Bärenklau scheint in der Vergangenheit nicht besonders bekannt gewesen zu sein. Nicolas Lémery erwähnt ihn: er sei gut gegen Asthma und die Fallende Sucht, außerdem harntreibend und menstruationsfördernd. Auf dem Lande nahm man ihn gegen Würmer und Verdauungsschwäche. Die zerriebene Wurzel legte man bei Geschwüren, Abszessen und allerlei Geschwülsten auf.

Eigenschaften: Der Wiesen-Bärenklau wirkt mit Sicherheit anregend, spannungslösend und verdauungsfördernd. Er ist außerdem ein Aphrodisiakum, das speziell die sexuellen Funktionen anregt. In dieser Hinsicht hat er ähnliche Eigenschaften wie die berühmte Ginsengwurzel (Panax ginseng), die in China, Korea und der Mandschurei wächst. Er regt das Nervensystem an und wirkt sehr wohltuend bei Schwäche- und Depressionszuständen.

Anwendungsformen: Zum Aufguß verwendet man die Blätter (15–20 g auf 1 l Wasser). Zur Abkochung nimmt man Samen und Wurzel (15 g auf 1 l Wasser) Tagesdosis: 3 Tassen.

Man kann auch 50 g Samen 10 Tage lang in 1 l Weißwein ziehen lassen und diesen dann als Aperitif trinken.

Die ganze gut zerstampfte Pflanze wirkt, als Pflaster aufgelegt, lösend und heilend bei Abszessen, Furunkeln, offenen Wunden, Quetschungen und Prellungen.

Die homöopathische Pharmazie verwendet die aus dem Bärenklau gewonnene sogenannte Urtinktur zur Herstellung diverser Präparate.

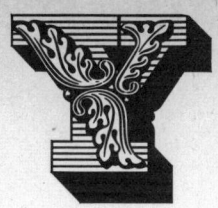

YSOP
(Echter) Hyssopus officinalis

Beschreibung: Ysop findet man meist zusammen mit Salbei und Lavendel auf trockenen sonnigen Hängen, vorwiegend in südlichen Klimaten, aber gelegentlich auch bei uns. Er wird auch angebaut.

Harte, verästelte, holzige Wurzeln. Stengel verholzt, einfach, 50–70 cm hoch. Blätter grün, gegenständig oder quirlig, parallelnervig und lanzettförmig. Blüten ungestielt, in Ähren, blau, rot oder weiß (Juli bis September). Wird, wie alle aromatischen Lippenblütler, in der Zeit des Blühens gesammelt. Man verwendet die blütentragenden Spitzen und die Blätter.

Geschichte: Hippokrates, Galen und Dioscorides rühmten die Heilkraft des Ysops bei Lungenentzündung, chronischem Husten und Katarrh; er vertriebe, so hieß es, nicht nur die bösen Säfte aus der Lunge, sondern auch die Würmer aus den Eingeweiden.

Den alten Juden galt er als heilige Pflanze; er wird sehr oft in der Bibel erwähnt.

Die Meister der Schule von Salern (der Erbin der arabischen und griechischen Medizin) hielten ihn für eine sichere Lungen- und Hustenarznei:

>»Trinkst du Ysop mit Honig und Wein,
>So macht er die Lunge ganz frei dir und rein.
>Er läßt den bösesten Husten vergehn
>Und macht dir dein Antlitz jugendlich schön.«

Apicius benutzte ihn gern, um seinen Saucen und sogar dem Salz letzten aromatischen Schliff zu geben. In den Rezepten des bereits erwähnten »Viandier« von Guillaume Tirel, genannt Taillevent (1326–1395), kommt der Ysop sehr häufig vor.

Im Jahre 1639 schreibt Simon Pauli in seinem »Quadripartitum botanicum«, Ysop heile Blutergüsse nach heftigen Schlägen oder Prellungen schnell und sicher.

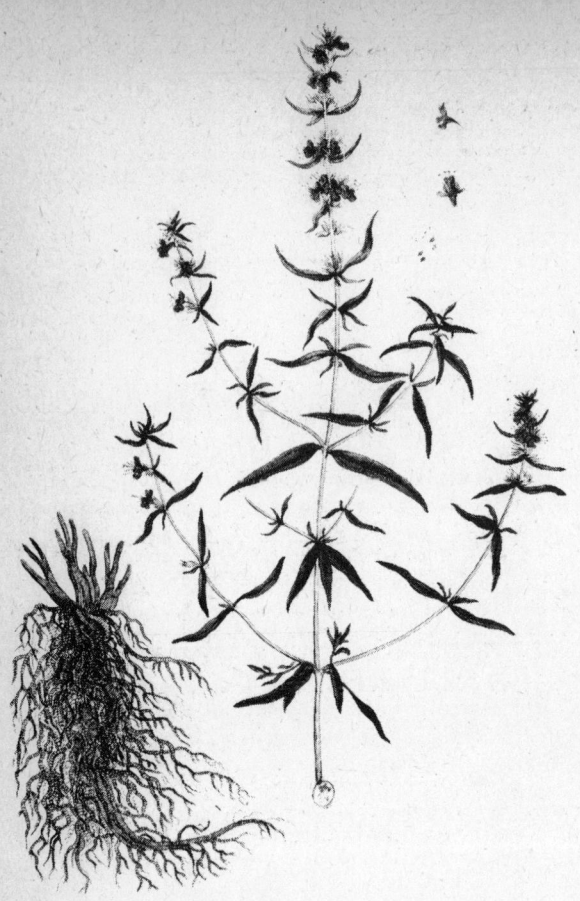

Nach Schroder, Tragus, Fuchs und Lobel ist dieses Kraut uner-
setzlich bei Lungenaffektionen, Husten und Asthma.

In den alten Pharmakopöen findet man über hundert Rezepte,
bei denen der Ysop als Haupt- oder Nebenbestandteil auftritt.
Offensichtlich ist er auch Ingredienz mehrerer klassischer Arzneien,
z. B. des Theriak und des »Großen Quercetanischen Lebens-
elixiers«. Nach Cartheuser wissen die Ärzte davon zu rühmen, daß
der Ysop Brust-, Harnwegs- und Gebärmutterleiden lindert und
heilt. Man verschrieb ihn damals auch sehr häufig bei eitrigen Lungenaffektionen, Asthma, Heiserkeit und dergleichen, aber auch bei

Nierengrieß, Harnwegskatarrh, Nieren- oder Blasenstein, Ausbleiben der Menstruation, schweren Entbindungen, körperlichem Verfall bei Gelbsucht u. a. m.

Eigenschaften: Nach den Ärzten der Antike war der Ysop ein *polychrestos* (Allheilmittel), das immer und gegen alle Krankheiten half.

Ganz bestimmt kann man ihm eine sehr breite Wirkungsspanne zuschreiben, besonders auf dem Gebiet der Brustkrankheiten, denn er wirkt nicht nur hustenstillend, schleimlösend und auswurffördernd, sondern ist auch ein Tonikum und Stimulans für den gesamten Organismus.

Der Ysop ist eines der aktivsten Naturheilmittel bei allen Bronchialleiden, auch der chronischen Bronchitis, Asthma und schleimigem chronischem Husten. Das ätherische Öl dieser Pflanze wird vom Schleim der Bronchien angenommen, verflüssigt ihn und erleichtert so das Abhusten.

Der Ysop hat ungefähr die gleichen therapeutischen Eigenschaften wie Salbei, Thymian, Andorn und andere Lippenblütler; in hohen Dosen jedoch bewirkt er Übererregbarkeit und kann sogar bestimmte epilepsieähnliche Erscheinungen hervorrufen. Man darf also nicht überdosieren und sollte ihn Patienten mit labilem oder geschwächtem Nervensystem lieber gar nicht geben. Andrerseits ist er grade dadurch ein ausgezeichnetes Mittel, um die Lebensfunktionen bei lymphatischen, unter Ermüdungserscheinungen leidenden Menschen anzuregen.

In der Volksmedizin wird der Ysop immer noch gegen Bronchial- und Halsleiden, Blutarmut, Magenschwäche, zum Harn- und Schweißtreiben sowie äußerlich bei Prellungen und allerlei Entzündungen angewendet.

Anwendungsformen: Zum Sirup läßt man 60 g Ysop in 1 l fast kochendem Wasser mehrere Stunden ziehen. Nach dem Filtern einen Sirup aus 1,5 kg Zucker oder 1 kg Honig zusetzen. Dosierung: 5–6 Eßlöffel pro Tag.

Ysopwein: 50 g Ysop auf 1 l Weißwein; wie üblich ziehen lassen, dann filtern und nach Geschmack süßen.

Äußerlich verwendet man den Ysop als Badezusatz, zum Gurgeln bei Angina und Mandelentzündung sowie als Wundarznei bei Schlagverletzungen und Blutergüssen nach Quetschungen. Für diesen Zweck eignet sich ein Dekokt aus 100 g Ysop auf 1 l Wasser.

Der Ysop ist auch ein Ingredienz des Chartreuse-Likörs.

Heilkräuter im Hause

Der *apothecarius* war im alten Rom derjenige Angehörige eines Hausstandes, der für die Heilkräuterkammer verantwortlich war. Später erfuhr dieser Name eine Bedeutungserweiterung: der *apothecarius* wird zum selbständigen Gewerbetreibenden, der Arzneien aller Art herstellt und verkauft.

Zu Anfang dieser Zeit waren die »Apotheker« in erster Linie Kräuterkundige, denn die Pflanzen bildeten die Grundlage *materia medica*. Jedoch blieben die Arzneien dieser Apotheker einem bestimmten Patientenkreis vorbehalten, nämlich solchen, deren Kaufkraft für die manchmal ziemlich teuren Tränklein und Salben ausreichte. Ingredienzen und Dosierung bestimmte der Arzt, doch nur der Apotheker kannte die Verfahren der Zubereitung.

Liest man alte Rezepte, so staunt man über die Mannigfaltigkeit der Kräuter, Samen, Wurzeln, Tränke und Latwergen, über die so ein Apotheker verfügte. Sieht man aber genauer hin, so bilden nur etwa zwanzig »klassische« Heilpflanzen die eigentliche Grundlage der Phytotherapie. Und früher, es ist noch gar nicht so lange her, gab es in jeder Familie eine kleine Kräutersammlung, die gewöhnlich der Hausfrau unterstand und mit der sie den normalerweise vorkommenden Krankheiten und kleineren Unfällen durchaus gewachsen war. Und das ohne Kosten.

Heutzutage ist die Kaufkraft des einzelnen viel höher, aber dafür gibt es nicht mehr viele Kräuterkundige, und die anderen Leute wissen nicht mehr viel von der Botanik, ganz abgesehen davon, daß es heute sehr schwierig wäre, die etwa hundert Pflanzen zusammenzutragen, von denen in diesem Buch die Rede ist.

Deswegen wird hier eine kleine Auswahl an Pflanzen aufgeführt, die eine gewisse Breitenwirkung haben; daher kann man mit ihnen bei allem, was so normalerweise vorkommt, des Erfolges sicher sein. Es sind lauter Kräuter, die schon in der Antike als *polychrestos* galten, d. h. »gut gegen jedes Übel«. Diese sollte man unbedingt in seiner Hausapotheke haben. Man wird sie in Reformhäusern, Kräuterhandlungen oder Apotheken ohne Schwierigkeiten bekommen:

Andorn	Linde
Anis	Löwenzahn
Baldrian	Mate
Besenginster	Mistel
Dost	Orange (Blüten, Blätter, Schale)
Engelwurz	Pappel
Erdrauch	Pfefferminze
Eukalyptus	Rosmarin
Gundermann	Salbei
Heidelbeere	Schachtelhalm
Heidekraut	Thymian
Johannisbeere, Schwarze	Walnußblätter
Kamille	Weißdorn.
Lavendel	

Zusammenfassung der therapeutischen Eigenschaften der angeführten Heilpflanzen

Alant: tonisierend, stärkend, schweißtreibend, hustenstillend, schleimlösend, auswurffördernd

Andorn: hustenstillend, auswurffördernd, tonisierend, magenstärkend, gallefördernd

Anis: magenstärkend, entgasend, stimulierend

Apfel: tonisierend, stimulierend, harntreibend

Arnika: wundheilend, tonisierend, stimulierend, fieberdämpfend

Baldrian: beruhigend, krampflösend, schlaffördernd

Basilienkraut: krampflösend, tonisierend, magenstärkend, verdauungsfördernd

Beifuß: menstruationsfördernd, tonisierend, appetitanregend, krampflösend

Besenginster: harntreibend, blutreinigend, herzstärkend, gallefördernd

Birke: harntreibend, gallefördernd, fieberdämpfend

Blutwurz: zusammenziehend, tonisierend, magenstärkend, blutstillend, stopft bei Durchfällen

Bohnenkraut: stimulierend, tonisierend, appetitanregend, antiseptisch, krampflösend

Boldo: antiseptisch, tonisierend, gallefördernd

Borretsch: harntreibend, schweißtreibend, auswurffördernd

Brennessel: blutreinigend, harntreibend, blutstillend, wundheilend

Brombeere: zusammenziehend, stopfend, blutstillend, tonisierend, harntreibend, reinigt und heilt die Atemwege

Dost: tonisierend, appetitanregend, stärkend, krampflösend, sexuelles Stimulans

Efeu: krampflösend, blutreinigend, gut gegen Cellulitis

Buchsbaum: fieberdämpfend, schweißtreibend, gallefördernd

Ehrenpreis: zusammenziehend, tonisierend, stimulierend, magenstärkend, hustenstillend, reinigt und heilt die Atemwege

Eibisch: entspannend, lindernd, schleimlösend, auswurffördernd

Eiche: zusammenziehend, blutstillend, tonisierend, stopfend

Eisenkraut: magenstärkend, verdauungsfördernd, tonisierend, krampflösend, sexuell anregend, schlaffördernd

Engelwurz: stimulierend, tonisierend, magenstärkend, entgasend, krampflösend

Enzian, gelber: verdauungsfördernd, tonisierend, appetitanregend, magenstärkend, fieberdämpfend, gallefördernd

Erdrauch: gallefördernd, tonisierend, blutreinigend, schweißtreibend

Esche: fieberdämpfend, harntreibend, tonisierend, lindert rheumatische Schmerzen

Estragon: stimulierend, appetitanregend, verdauungsfördernd, tonisierend, antiseptisch

Eukalyptus: antiseptisch, krampflösend, hustenstillend

Faulbaum: abführend

Frauenmantel: zusammenziehend, tonisierend, blutreinigend, fieberdämpfend

Gänseblümchen: harntreibend, blutstillend, wundheilend, auswurffördernd

Gerste: schmerzlindernd, harntreibend, kräftigend, stopfend

Gundermann: schleimlösend, auswurffördernd, tonisierend

Heidekraut: antiseptisch, harntreibend, blutreinigend

Heidelbeere: zusammenziehend, tonisierend, antiseptisch, stopfend

Hirtentäschel: blutstillend

Holunder: harntreibend, blutreinigend, schweißtreibend, abführend

Hopfen: beruhigend, magenstärkend, tonisierend, appetitanregend, harntreibend

Huflattich: hustenstillend, allgemein lindernd und lösend, reinigt und heilt die Atemwege

Hundsrose: stärkend, harntreibend, zusammenziehend, tonisierend

Johannisbeere, Schwarze: harntreibend, tonisierend, zusammenziehend, antiseptisch, stopfend

Johanniskraut: wundheilend, blutstillend, antiseptisch, reinigt und heilt die Atemwege

Judenkirsche: harntreibend, blutreinigend, lindert rheumatische Schmerzen

Kamille: magenstärkend, verdauungsfördernd, tonisierend, krampflösend, fieberdämpfend

Kapuzinerkresse: antiseptisch, antibiotisch, harntreibend, sexuell anregend, reinigt und heilt die Atemwege

Kiefer: auswurffördernd, hustenstillend, reinigt und heilt die Atemwege, antiseptisch, stimulierend, tonisierend

Klatschmohn: beruhigend, schlaffördernd, reinigt und heilt die Atemwege

Klette, Große: wundheilend, geschwulstlösend, blutreinigend

Königskerze: reinigt und heilt die Atemwege, hustenlindernd, schleimlösend, wundheilend

Koriander: magenstärkend, krampflösend, entgasend, erregend

Kornblume: zusammenziehend, harntreibend, gallefördernd, verdauungsfördernd, heilt Augenentzündungen

Lavendel: antiseptisch, tonisierend, krampflösend, harntreibend, magenstärkend

Lein, Echter: abführend

Lilie, Weiße: gewebeentspannend, bringt Geschwüre etc. zum Reifen, lindernd, augenheilend

Linde: beruhigend, krampflösend, gallefördernd

Löwenzahn: gallefördernd, blutreinigend, abführend, stark harntreibend

Maiglöckchen: Herztonikum, harntreibend

Mate: harntreibend, antiseptisch, tonisierend, stimulierend, verhindert und heilt Skorbut

Melisse: krampflösend, magenstärkend, schweißtreibend

Mistel: krampflösend, wundheilend, anticancerogen

Odermennig: zusammenziehend, harntreibend, wundheilend, gallefördernd

Orange (Pomeranze; Frucht, Blätter, Schale): beruhigend, schlaffördernd, fieberdämpfend, verdauungsfördernd, magenstärkend

Pappel: beruhigend, schmerzlindernd, tonisierend, zusammenziehend, schweißtreibend, antiseptisch, wundheilend, auswurffördernd

Passionsblume: beruhigend, krampflösend, schlaffördernd

Petersilie: harntreibend, blutreinigend, tonisierend, menstruationsfördernd, verhütet und heilt Skorbut

Pefferminze: tonisierend, antiseptisch, magenstärkend, stimulierend, krampflösend, entgasend, wundheilend, sexuell anregend

Quecke: harntreibend, antiseptisch, antibiotisch

Rainfarn: wurmtreibend, entgasend, wundheilend

Rose, französische: zusammenziehend, tonisierend, stärkend, wundheilend, reinigt und heilt die Atemwege, reguliert zu starke Menstruation, gut gegen Ausfluß

Rosmarin: tonisierend, stimulierend, harntreibend, gallefördernd, antiseptisch, magenstärkend, wundheilend, krampflösend, schweißtreibend

Sauerdorn (Berberitze): tonisierend, gallefördernd, fieberdämpfend, antiseptisch

Schachtelhalm: zusammenziehend, blutstillend, wundheilend, kräftigend

Schafgarbe: wundheilend, blutstillend, tonisierend, krampflösend, menstruationsfördernd

Schlüsselblume: hustenstillend, auswurffördernd, harntreibend, abführend

Schöllkraut: gallefördernd, harntreibend, geschwulstlösend, wundheilend

Schwarzerle: zusammenziehend, fieberdämpfend, tonisierend

Schwertlilie (Iris): auswurffördernd, schleimlösend, blutreinigend, harntreibend

Seifenkraut: harntreibend, blutreinigend, gallefördernd, hustenstillend, wundheilend

Spierstrauch: blutreinigend, harntreibend, tonisierend, schweißtreibend, lindernd bei rheumatischen Schmerzen

Spitzwegerich: zusammenziehend, lindernd, wundheilend, harntreibend, hustenstillend, stimulierend, tonisierend, gut gegen Augenentzündungen

Tausendgüldenkraut: tonisierend, appetitanregend, gallefördernd, fieberdämpfend, wurmvertreibend

Tee (chinesischer, indischer): harntreibend, magenstärkend, fieberdämpfend, stimulierend

Thymian: tonisierend, stimulierend, antiseptisch, krampflösend, reinigt und heilt die Atemwege

Veilchen: hustenstillend, gewebeentspannend, schweißtreibend, auswurffördernd

Wacholder: blutreinigend, harntreibend, antiseptisch

Walderdbeere: harntreibend, blutreinigend, kräftigend

Waldmeister: tonisierend, harntreibend, verdauungsfördernd

Walnußbaum: zusammenziehend, tonisierend, blutreinigend, magenstärkend, verdauungsfördernd

Wegwarte: tonisierend, magenstärkend, blutreinigend, gallefördernd, harntreibend

Weißdorn: krampflösend, beruhigend, herzstärkend

Wermut: appetitanregend, verdauungsfördernd, menstruationsfördernd, wurmtreibend

Wiesen-Bärenklau: tonisierend, stimulierend, wundheilend, sexuell
anregend

Ysop: schleimlösend, auswurffördernd, stimulierend, magenstärkend, entgasend, wundheilend

Heilpflanzen sammeln, aufbewahren, verwenden

Heilpflanzensammeln ist kein großes Problem, wenn man das Glück hat, auf dem Lande zu wohnen, oder wenigstens von Zeit zu Zeit einmal hinausfahren kann. Die Hauptsache ist, daß man sie kennt. Wenn man ein Buch mit guten Illustrationen besitzt oder von der Erfahrung eines Eingeweihten profitieren kann, ist diese Kenntnis relativ leicht zu erwerben.

In alten Zeiten war bei vielen Pflanzen das »Signum« das Unterscheidungsmittel. Damals meinte man, aus Farbe oder Form einer Pflanze könne man ihre Eigenschaften und Verwendungsmöglichkeiten klar ablesen. So dachte man, Pflanzen mit gelbem Saft, wie z. B. das Schöllkraut, heilten Leberkrankheiten; und wenn sie roten Saft haben, wie z. B. das Johanniskraut, seien sie heilsam für das Blut – und so weiter. Sehr oft traf dieser inspirierte Empirismus sogar das Richtige; aber ebenso oft war es nur das feste Vertrauen in die Heilkraft, das die vorausgesagte Wirkung zustande brachte.

Wie dem auch sei – die Hinweise durch Form, Farbe, Geruch und Geschmack sind die einzigen Charakteristiken, die man zur Auswahl einer Pflanze heranziehen kann, wenn man nicht auf Analogien und mehr oder weniger langlebige Legenden zurückgreifen will.

Wollte man das Kräutersammeln streng wissenschaftlich betreiben, so müßte man sämtliche Merkmale nachprüfen, die zu einer präzisen Beschreibung notwendig sind: Erscheinungsbild, Biotop, Gattung, Familie, Klasse, chemische Zusammensetzung, physiologische Effekte usw., doch das ist nur für berufsmäßige Botaniker, Kräuterkundler oder Naturheilkundige interessant.

Allgemeines über das Sammeln: Die Kräutersammler früherer Zeiten richteten sich beim Sammeln nach allerlei Regeln: da mußte man sich zeitlich nach dem Stand des Planeten, der die betreffende

Pflanze »beherrscht«, richten; die Mondphasen waren von ausschlaggebender Bedeutung; nicht weniger wichtig war die Stunde; auch Sonnenauf- und -untergang spielten eine Rolle. Und auch der Ort, an dem eine Pflanze stand, konnte ihre Kraft verzehnfachen oder herabsetzen: Kirchhof, Moor, Unterholz, Kreuzweg usw. – ja, bestimmte Pflanzen mußten sogar unterm Galgen wachsen, um ihre volle Kraft zu haben.

Von diesen Glaubensüberlieferungen sind uns nur einige Gedankengänge übriggeblieben, die eine gewisse Logik in sich tragen und durch wissenschaftliche Experimente gestützt worden sind: man weiß z. B., daß man Pflanzen zu der Zeit sammeln soll, wenn sie therapeutisch am aktivsten sind. Die Tageszeit spielt da insofern eine Rolle, als man bestimmte Pflanzen lieber dann pflückt, wenn die Blüten nicht ganz geöffnet sind, also zur Morgen- oder Abenddämmerung. Die Wahl der Jahreszeit hängt vom Lebensrhythmus der betreffenden Pflanze ab, der bei den einzelnen Arten unterschiedlich ist; oder auch davon, ob man Blüten, Blätter, Rinde oder Wurzeln verwenden will. Im Britischen Museum gibt es eine Handschrift aus dem 17. Jahrhundert, die folgende heute noch beherzigenswerte Regel enthält: »Grundsätzlich sind von April bis Juni alle Arten Kräuter wohl zu brauchen; von Juli bis Oktober haben die Stengel ihre höchste Kraft; und von Oktober bis April die Wurzeln.« Und hier die Grundregel Dr. Valnets: »Die Pflanzen haben noch niemals die Hoffnungen der Heilkundigen enttäuscht, vorausgesetzt allerdings, daß man sie zur richtigen Zeit und an ihrem natürlichen Standort sammelt; und daß sie nach der Kunst getrocknet und aufbewahrt werden, so daß sie ihre Kräfte behalten . . .«

Generell sollte man folgende Punkte beachten:

– die *Blüten* müssen gesammelt werden, ehe sie befruchtet und abgeblüht sind, was man daran erkennt, daß die Staubgefäße erschlaffen.

– Man soll bei trockenem Wetter sammeln, jedoch nachdem der Tau verdunstet ist. Von dieser Regel gibt es mehrere Ausnahmen: Kamille, Huflattich, Französische Rose, Veilchen, Arnika sammelt man in der Knospe, weil sie so besser wirken als in aufgeblühtem Zustand.

– Alle Blüten, die verwelkt, geknickt, beschädigt, zu trocken oder zu feucht sind, soll man systematisch ausschneiden. Nur völlig intakte Blüten sind von Wert.

– Bei den *Früchten* kommt es darauf an, ob sie fleischig oder trocken sind. Die fleischigen erntet man kurz vor der vollen Reife, denn sie dürfen nicht zu mürbe sein. Die trockenen Früchte, wie etwa Sennesschoten, Mohnkapseln, Pfeffer etc. müssen gesammelt werden, sobald sie voll entwickelt sind, aber kurz bevor die natürliche Trocknung einsetzt.

- Die *Samen* oder Kerne sammelt man, sobald sie reif sind, entsprechend der Natur der betreffenden Pflanze. Bei Melonen-, Kürbis-, Quittenkernen und dergleichen muß man sammeln, bevor das Fruchtfleisch zu faulen anfängt, sonst können sich durch die einsetzende Gärung die Eigenschaften der Kerne verändern. Dagegen muß man solche Kerne, bei denen dieses Risiko nicht besteht, also z. B. Stechapfel, Rhizinus, Senf, Anis dann sammeln, wenn sie den höchsten Grad der Austrocknung erreicht haben, jedoch unbedingt, bevor sie von selbst ausfallen. Bei Körnern, die zu klein sind, um sie einzeln aufzunehmen, wie die meisten Gräser, Kreuzblütler, Doldenblütler oder Leguminosen muß man die ganzen Stengel mit den Blütenständen pflücken und sie dann auf einem Tuch oder Papier ausklopfen.

- *Blätter* sammelt man grundsätzlich dann, wenn die Pflanze in der Knospe steht, also kurz bevor die ersten Blüten aufbrechen. Vorher sind die Blätter zu wäßrig, und nachher haben sie einen beträchtlichen Teil ihrer Wirkstoffe an die Blüten abgegeben. Auch diese Regel hat einige Ausnahmen: z. B. Tausendgüldenkraut und Bingelkraut (Mercurialis perennis oder M. annua), deren Blätter zur Blütezeit am wirksamsten sind. Wenn Blätter und Blüten die gleichen Wirkstoffe enthalten, wie das bei den Lippenblütlern der Fall ist, sollte man ebenfalls die Blütezeit abwarten.

- *Blattknospen* müssen zu Frühlingsanfang gesammelt werden, sobald sie herauskommen (Fichte, Birke, Pappel). Man muß beim Trocknen sehr aufpassen, daß sie nicht schimmlig werden.

- Die *Stengel* sammelt man gewöhnlich im Herbst, sobald die Blätter zu fallen beginnen, also wenn die Pflanze sich stabilisiert hat und ihre aktiven Säfte nicht mehr verarbeitet. Bei der Engelwurz dagegen sammelt man die Stengel im Juni oder Juli.

- Die *Rinde* schält man im Herbst oder Frühling ab. Dabei genügt es, zwei waagerechte Einschnitte in einiger Entfernung voneinander zu machen und sie mit senkrechten Schnitten zu verbinden; dann läßt sich die Rinde ohne Schwierigkeiten ablösen. Auf keinen Fall jedoch darf man ein zylindrisches Stück (um den ganzen Stamm herumgehend) ablösen; dadurch geht der Baum zugrunde! Die Bäume dürfen weder zu jung noch zu alt sein.

- *Wurzeln, Rhizome und Knollen* müssen im Spätherbst oder Vorfrühling aus der Erde genommen werden, und zwar im Frühjahr, weil dann der neue Saft steigt; und im Herbst, weil der Saft dann, am Schluß des Kreislaufs, wieder in die Wurzeln hinunterfließt; jedoch darf man nicht warten, bis der Frost einsetzt, der die Bewegung der Aktivstoffe unterbricht. Das gilt wohlverstanden für die zwei- und mehrjährigen Pflanzen. Einjährige Pflanzen muß man sammeln, ehe sie welken und absterben. Wurzeln müssen sorgfältig gereinigt werden: man wäscht sie vorsichtig, ohne die Epidermis zu beschädigen. Fasern und beschädigte Teile werden entfernt. Damit die Wurzeln besser und schneller austrocknen, schneidet man sie in runde Scheibchen, oder man hackt sie und fädelt die Stückchen auf.

- Manchmal wird *die ganze Pflanze* gesammelt, weil sich die Wirkstoffe in allen Teilen befinden. Je nach der betreffenden Art sammelt man vor oder nach der Blüte. Kann man die Wurzel nicht gebrauchen, so wird die Pflanze nicht ausgerissen, sondern der Stengel wird ein paar Zentimeter über dem Boden abgeschnitten.

- Unbedingt sind beim Sammeln die gesetzlichen Vorschriften über den Naturschutz zu beachten: viele Pflanzen sind absolut tabu, andere sind teilgeschützt, d. h. nur die über der Erde stehenden Teile dürfen entfernt werden. Man kann erhebliche Unannehmlichkeiten bekommen, wenn man sich nicht daran hält. In diesem Buch wird bei Pflanzen, die ganz oder teilweise geschützt sind, jedesmal darauf aufmerksam gemacht. Es ist jedoch zu empfehlen, sich mit dem neuesten Stand des Gesetzes über den Schutz von Pflanzen und Tieren vertraut zu machen, da es möglich ist, daß nach der Drucklegung weitere Pflanzen unter Schutz gestellt worden sind. In einzelnen Bundesländern bestehen Sonderbestimmungen. Das gilt auch für Österreich und die Kantone der Schweiz.

Einige praktische Ratschläge

Wenn Sie in der glücklichen Lage sind, selbst sammeln zu können – was wir Ihnen wünschen möchten –, dann ist es nützlich, ein paar elementare Regeln zu beachten, damit Sie wirklich hochwertige Pflanzen bekommen:

Zuallererst: man sucht sich zum Sammeln am besten einen sonnigen Tag aus und fängt ziemlich früh an, gleich nachdem der Tau verdunstet ist. Dann halten sich nämlich die Pflanzen am besten.

Entsprechend dem Bedarf und der Jahreszeit sammelt man nur soviel, wie man trocknen, aufbewahren und in absehbarer Zeit verbrauchen kann. Es ist völlig zwecklos, sich einen großen Vorrat für eventuell vorkommende Krankheitsfälle anzulegen – man müßte ihn praktisch mindestens jedes Jahr erneuern, wenn man Kräuter haben will, die tatsächlich wirken.

Gehen Sie beim Sammeln sehr sorgfältig vor und achten Sie darauf, daß Sie nicht Pflanzen oder Pflanzenteile zusammenwerfen, die nicht zueinander passen (Kräuter, Blätter und Moose, etc.).

Wenn Sie nicht genau wissen, um welche Pflanze es sich handelt, lassen Sie sie stehen, und wenn Sie sie schon mitnehmen, verwenden Sie sie nicht! In einem solchen Falle müssen Sie natürlich erst jemanden fragen, der etwas davon versteht.

Sammeln Sie nur vollkommen gesunde, intakte Pflanzen und lassen Sie grundsätzlich alles stehen, was verfärbt, fleckig schimmelig oder von Insekten angefressen ist.

Pflücken Sie keine Pflanzen von Chauseerändern, denn es ist zu befürchten, daß diese von Kohlendioxyd, anderen Gasen oder Staub verunreinigt sind. Desgleichen sammeln Sie lieber nicht von bestellten Feldern, denn diese sind heutzutage meist chemisch gedüngt, und dadurch können sich die Wirkstoffe der Pflanzen beträchtlich verändern oder ganz verloren gehen.

Denken Sie daran, daß Pflanzen, die in ihrer natürlichen Umgebung (Biotop) wachsen, wirksamer sind als solche, die angebaut werden oder die man zufällig irgendwo findet, wo sie ihrer Natur nach nicht hingehören.

Sammeln Sie nicht in Plastiktüten; und wenn Sie es doch tun, machen Sie sie auf keinen Fall zu. Papiertüten sind besser; aber auf jeden Fall dürfen die Pflanzen nicht länger als ein paar Stunden in solchen Behältern bleiben. Sofort wenn Sie vom Sammeln nach Hause kommen, müssen Sie Ihre Pflanzen mit genügendem Zwischenraum in einem trockenen Zimmer auslegen und sie täglich umwenden, damit sie gut durchtrocknen.

Legen Sie gesammelte Pflanzen niemals in die pralle Sonne, denn dadurch verfärben sie sich, verlieren einen Großteil ihrer flüchtigen Stoffe (ätherische Öle usw.) und trocknen zu stark aus.

Getrocknete Pflanzen soll man weder in Pappkartons, noch in Papier- oder gar Plastiktüten aufheben. Man braucht dazu saubere, geruchlose und luftdicht verschließbre Blechkästen oder Glasgefäße. Vergessen Sie niemals, ein Etikett mit dem Namen der Pflanze und dem Sammeldatum aufzukleben. Sonst kann es Ihnen passieren, daß Sie nicht mehr wissen, was das für eine Pflanze ist, und wie lange sie schon liegt.

Denken Sie daran, daß es Reformhäuser, Apotheken und einige wenige Kräuterhandlungen gibt, wo Sie Pflanzen beziehen können, die unter Garantie allen Anforderungen genügen. Außerdem kommen Sie dann nicht in Konflikt mit den Naturschutzgesetzen. Es gibt auch, besonders in den Reformhäusern, eine Fülle von einwandfrei zubereiteten Trockenpräparaten, Extrakten, Säften usw., sowohl von Einzelpflanzen wie von Mischungen, mit denen Sie entsprechend den in diesem Buch gegebenen Anregungen verfahren können.

Zu einem therapeutisch voll wirksamen Aufguß oder Dekokt brauchen Sie reines, natürliches Wasser. Mit Leitungswasser, das behandelt, gefiltert, und somit »totes« Wasser ist, sind Sie schlecht bedient. Es ist mehrfach benutzt und enthält alle möglichen Schadstoffe (Chlor, Fluor, Kalk usw.). Versuchen Sie stets, Quell -oder Brunnenwasser zu bekommen, oder, wie schon die Alten rieten, Regenwasser. Gegebenenfalls können Sie auch geschmolzenen Schnee nehmen.

Aus Heilpflanzen kann man allerlei machen: Aufgüsse, Dekokte, Auszüge, Tinkturen, Sirups, Pulver, frische Säfte usw. Auf jeden Fall sollten Sie sich einen besonderen Raum dafür reservieren, wo nicht jeder, dem der Sinn danach steht, ohne weiteres hereinkommen kann, und sich dort eine richtige kleine Offizin einrichten. Es ist oft genug einfacher, bestimmte Präparate fertig zu kaufen, denn die Zubereitung ist manchmal nicht nur schwierig, sondern auch zu kostspielig oder aufwendig, besonders wenn es sich um kleine Mengen handelt. Wenn Sie aber Ihren Spaß daran haben . . .

Die gebräuchlichste, billigste Zubereitungsform ist in den allermeisten Fällen unbestreitbar der Aufguß oder Tee.

Eine kleine Präzisionswaage (Apothekerwaage) wäre immerhin eine hübsche und nützliche Anschaffung.

Zubereitung einfacher Aufgüsse

Damit ist es wie mit dem »richtigen« Tee – man muß wissen, wie es gemacht wird; und dazu braucht man etwas Sorgfalt und ein paar simple Kenntnisse.

Es gibt »einfache« Aufgüsse und Dekokte (Abkochungen), d. h. man verwendet jeweils nur *eine* Pflanze. Das sind die gebräuchlichsten und bekanntesten »Kräutertees«, die sogenannten klassischen Heiltränke: Lindenblüte, Kamille, Pfefferminze, Eisenkraut etc., doch es ließe sich darüber hinaus eine imponierende Liste geeigneter Pflanzen zusammenstellen. In diesen Blättern haben wir uns sowieso auf die bekanntesten Arten beschränkt, deren therapeutische Wirkung allgemein anerkannt ist und als gesichert gelten kann.

Es gibt außerdem noch Kompositionen aus mehreren Pflanzen – Apozeme, wie die alten Pharmazeuten dazu sagten. Das sind ganz gezielte Mischungen, nach präzisen Gesetzen zusammengestellt. Über diese erfahren wir im letzten Abschnitt Näheres. Solche Mischungen bestehen gewöhnlich aus 2–8 Pflanzen, in seltenen Fällen sind es auch mehr; die Wirkungen der einzelnen Ingredienzen sind harmonisch aufeinander abgestimmt und ergänzen sich zu einer optimalen Gesamttherapie.

Die Art der Zubereitung, die man wählt, ergibt sich aus der Natur der betreffenden Pflanze, d. h. aus ihrer Textur und ihren Wirkstoffkomponenten. Man unterscheidet drei Arten der Zubereitung:

– den *Aufguß,* auch Infusion genannt (»Tee« ist inkorrekt – der ist eine Pflanze). Dabei wird die Pflanze bzw. die Pflanzenmischung mit kochendem Wasser übergossen. Das Gefäß wird zugedeckt; und wenn das Getränk lange genug gezogen hat (gewöhnlich 5–10 Minuten), wird es durchgesiebt bzw. gefiltert.

Diese Zubereitung eignet sich normalerweise für die zarteren Teile einer Pflanze: Blätter, Blüten oder bestimmte Samen.

– die *Abkochung* (das Dekokt). Dabei läßt man die mit kaltem Wasser angesetzten Pflanzen einige Minuten kochen. Diese Zubereitung eignet sich für die härteren Pflanzenteile (Stengel, Wurzeln, Zweige, Rinde) oder für kräftige Pflanzen, wie Gerste, Quecke, u. ä.

– der *Auszug;* eine seltenere Art der Zubereitung, die bei bestimmten Körnern oder schleimhaltigen Pflanzen in Frage kommt. Hierbei läßt man die Pflanze mehrere Stunden, Tage oder Wochen in Wasser, Wein oder Alkohol stehen.

Vermeiden Sie, wenn es irgend geht, den Trank mit Zucker zu versetzen. Wenn Sie süßen müssen, nehmen Sie lieber einen guten Honig, denn das ist eine reine, natürliche und an medizinischen Wirkstoffen reiche Substanz. Allenfalls können Sie ungebleichten Rohzucker nehmen.

Man kann solche Getränke auch aromatischer machen bzw. einen evtl. unangenehmen Geschmack verdecken, indem man etwas Zitronensaft dazutut.

Die Getränke sollten in kleinen Schlucken getrunken werden, am besten recht heiß; es sei denn, daß der Patient Fieber hat – dann ist ein kühler Trunk eher am Platze.

Man muß sich darüber im klaren sein, daß man solche Getränke eine gewisse Zeit lang zu sich nehmen muß (und zwar durchschnittlich 2–3 Tassen pro Tag), wenn man spürbaren und anhaltenden Erfolg haben will. Heilpflanzen wirken langsam, sanft, aber sicher. Man muß also die Geduld aufbringen, eine richtige Kur durchzuführen.

Mischungen

Nach den einfachen Tränken, die aus einer einzelnen Pflanze bereitet werden, wenden wir uns nun den gemischten Tränken oder »Apozemen« zu, Aufgüssen oder Dekokten aus mehreren Pflanzen, die gereinigt und mit der Schere kleingeschnitten oder im Mörser zerrieben werden (die Blüten jedoch bleiben ganz), damit die Flüssigkeit besser einwirken kann. In bestimmten Fällen kommt es durch die Vermischung dazu, daß sich die Wirkungen der einzelnen Pflanzen gegenseitig aufhöhen, so daß der heilende, beruhigende oder sonst gewünschte Effekt stärker ist als bei der einzelnen Pflanze.

Es gibt eine ganze Anzahl fertiger Mischungen zu kaufen, aber es ist nicht schwer und außerdem sehr interessant, sich selbst eine Mischung sozusagen »auf den Leib zu brühen« – der alte Unterschied zwischen Maßkleidung und Konfektion. Mit etwas Erfahrung kommt man leicht dahin, wirksame Mischungen zu bereiten, mit denen man höchst bemerkenswerte Erfolge erzielt.

Manche der hier aufgeführten Mischungen, die teils schon ziemlich alt, teils in der Wirkung unterschiedlich sind, kennt man kaum noch; andere dagegen stehen auch heute noch in mehr oder weniger hohen Ehren und sind in den modernen Pharmakopöen noch aufgeführt.

Hier eine Reihe von Aufgußmischungen, nach Indikationen geordnet:

Fettleibigkeit: Diese ist stets auch auf eine gewisse Verlangsamung der Insuffizienz der Ausscheidungsorgane (Nieren, Leber, Darm, Schweißdrüsen) zurückzuführen. Man braucht also einen Aufguß von harntreibenden, gallefördernden und blutreinigenden Kräutern. Die folgende Mischung ergibt die besten Resultate:

Ysop	5 g
Rosmarin	5 g
Quecke	10 g
Faulbaum	10 g
Weinblätter	30 g

auf 1 l Wasser. Je 2 Tassen morgens auf nüchternen Magen, vor dem Mittag- und vor dem Abendessen.

Durchfall: Bei Enteritis (Darmentzündung) und Diarrhoe hat sich die folgende Mischung bewährt:

Brombeere	5 g
Pfefferminze	5 g
Spitzwegerich	10 g
Odermennig	10 g
Heidelbeere	10 g

Ausreichend für 1 l kochendes Wasser. Alle 3–4 Stunden 1 Tasse, bis die Durchfälle aufhören.

Gicht und Rheumatismus: Diese Mischung lindert erheblich die Schmerzen bei Anfällen. Sie wirkt blutreinigend, harntreibend und erhöht die Galleproduktion. Sie fördert auch sehr stark die Ausscheidung von Harnsäure und bringt so den Stoffwechsel wieder in Ordnung.

Petersilienwurzel	20 g
Große Klette	15 g
Birke	15 g
wildes Stiefmütterchen	15 g
Esche	20 g
Faulbaum	15 g
Schachtelhalm	20 g
Wacholderbeeren	40 g
Pfefferminze	20 g

Für diese Mischung müssen die Pflanzen sehr fein gehackt werden (evtl. im Mixer); man rechnet etwa 3 Fingerspitzen pro Tasse. Eine Kur von 2–3 Wochen ist erforderlich, bei der man jeden Tag je eine große Tasse dieses Aufgusses morgens nach dem Erwachen und vor jeder Mahlzeit trinken muß.

Infektionen: Diese unter dem Namen »Fünfblütentee« bekannte Mischung hilft gegen Fieberausbrüche bei Infektionskrankheiten. Sie kann sehr nützlich sein.

Lavendelblüten	10 g
Butterblumenblüten	5 g
Borretschblüten	5 g
Besenginsterblüten	5 g
wilde Stiefmütterchen (Blüten)	5 g

Sehr gründlich mischen. 1–2 Eßlöffel auf 1 Tasse kochendes Wasser. Etwa 10 Minuten ziehen lassen. 3–4 Tassen pro Tag oder auch mehr, wenn eine schwere Infektion vorliegt.

Appetitmangel (a): Diese Mischung ist sowohl appetitanregend als auch verdauungsfördernd. Wer an Appetitmangel leidet, ohne daß ein spezieller Grund vorliegt, wird sie sehr nützlich finden, darf sich allerdings nicht an dem ausgesprochen bitteren Geschmack stoßen. Sie erhöht die Produktion von Galle und Verdauungssekret und wirkt erwiesenermaßen außerordentlich lindernd bei schmerzhaften Dyspepsien mit Gärungsprozessen. Man mischt zu gleichen Teilen:

Tausendgüldenkraut
Benediktenkraut
Gelben Enzian
Eisenkraut (Verbena citrodora)

3 Fingerspitzen pro Tasse. Aufkochen und 5 Minuten ziehen lassen. Vor und nach den Mahlzeiten zu trinken.

Appetitmangel (b): Diese zweite, ebenfalls erprobte Mischung regt den Appetit kräftig an:

Wermut	5 g
Ysop	10 g
Pfefferminze	10 g
Zitronenmelisse	10 g

auf 1 l Wasser. Je 1 große Tasse vor den Hauptmahlzeiten.

Sexuelle Störungen: Diese Mischung stand im 18. Jahrhundert in dem Ruf, »zu Liebesspielen anzuregen«. Auf jeden Fall aber wirkt der Aufguß verdauungsfördernd, tonisierend und allgemein kräftigend, hebt also das Allgemeinbefinden, so daß vielleicht . . .

geriebene Muskatnuß	5 g
Rosmarin	5 g
Salbei	5 g
Majoran	5 g
Kamille	5 g

Wacholder	5 g
Gewürznelke	5 g

Wer eine »Aufmunterung« nötig hat, muß täglich mehrere Tassen trinken. Um einen normalen Tonus aufrechtzuerhalten, genügt dagegen eine Tasse täglich vor dem Schlafengehen.

Nervosität (Erregungszustände, Krämpfe) (a): Diese Mischung ist bei nervösen Erregungszuständen jeder Art von Nutzen, ebenso bei Krämpfen und neurotischen oder hysteriformen Symptomenkomplexen.

Baldrian	10 g
Hopfen	10 g
Zitronenmelisse	10 g
Passionsblume	5 g

auf 1 l Wasser. Man trinkt mehrere Tassen im Laufe des Tages, in leichteren Fällen nur vor dem Schlafengehen.

Nervosität (b): Diese Mischung wirkt ebenfalls sehr beruhigend auf das erregte Nervensystem und lindert Krämpfe. Auch als Fiebermittel, Tonikum und Stärkungsmittel ist sie geeignet. Hier die Mengen für 1 l Wasser:

Walderdbeere (Blätter)	20 g
Waldmeister	10 g
Salbei	5 g
Zitronenmelisse	5 g

Alle 3 Stunden 1 Tasse; in leichteren Fällen 1–2 Tassen pro Tag.

Blähungen: Fagon, der Apotheker und Arzt Ludwig XIV., pflegte diesen Aufguß zu bereiten, der tatsächlich die Gasbildung in den Eingeweiden verhindert.

Er ist außerdem magenstärkend, verdauungsfördernd und harntreibend.

Anis, Samen	30 g
Fenchel, Samen	30 g
Dill, Samen	30 g
Kamille, Blüten	15 g
Koriander, Samen	15 g
Kümmel	15 g

Pro Tasse benötigt man 1–2 Teelöffel der Samenkörner und einige Kamillenblüten. Nach den Mahlzeiten zu trinken.

Alterserscheinungen: Dieser Tee steht im Ruf, das Altern zu bekämpfen und die Jugend zu verlängern. Auf jeden Fall wirkt er stark harntreibend, blutreinigend und anregend. Auf 1 l Wasser braucht man folgende Mengen, gut gemischt:

Eschenblätter	10 g
Blätter der Schwarzen	
Johannisbeere	10 g
Pfefferminzblätter	10 g
Blütentriebe des	
Spierstrauchs	10 g

Man kann diese Mischung als ständiges Getränk verwenden oder auch morgens nüchtern und nach dem Abendessen je 1 Tasse trinken.

Unreines Blut (a): Diese Mischung befreit das Blut von Unreinigkeiten und verhilft zu frischem Teint und gesunder Haut. Auf 1 l kochendes Wasser:

Salbei	10 g
Blutwurz	5 g
Tausendgüldenkraut	5 g
Wacholderbeeren	5 g
Wermut	5 g

Der Aufguß ist ausgesprochen bitter, daran darf man sich aber nicht stoßen, denn die Kur muß mindestens 10 Tage durchgeführt werden. 3–4 Tassen pro Tag.

Unreines Blut (b): Wenn man im Frühling und im Herbst eine 10–12tägige Kur mit diesem Tee durchführt, kann man sicher sein, daß das Blut reiner, flüssiger und leichter wird, die Gesichtshaut sich verjüngt und man im ganzen dynamischer wird.

Nußbaumblätter	10 g
Blätter der Schwarzen	
Johannisbeere	10 g
Blütentriebe des	
Spierstrauchs	10 g
Pfefferminze	5 g

auf 1 l kochendes Wasser. Mehrmals täglich 1 Tasse, oder als ständiges Getränk.

Unreines Blut (c): Ebenfalls harntreibend und blutreinigend.

Frische Ginstersamen	15 g
Löwenzahnwurzel	15 g
Wacholderbeeren	15 g

auf 1 l Wasser. Auf kleinem Feuer 1 Stunde lang kochen lassen. 10 Tage lang täglich 3–4 Tassen trinken.

Erkältungen (zum Schwitzen): Bei Grippe, Bronchitis oder Infektionen der Luftwege kann diese Mischung gute Dienste leisten. Sie treibt die Giftstoffe mit dem Schweiß aus dem Körper.

Holunderblüten	5 g
Klatschmohn	5 g
Borretsch	5 g
Rosmarin	20 g

auf 1 l Wasser. 20 Minuten ziehen lassen, alle 3–4 Stunden 1 Tasse trinken und sich dann warm zudecken.

Verdauungsstörungen: Diese aus nur drei Pflanzen bestehende Mischung wirkt ausgezeichnet auf die Verdauung; sie verhindert Dyspepsien und Blähungen, ganz gleich, ob diese letzteren auf nervösem Luftschlucken oder auf gasbildende Gärungsprozesse im Darm beruhen. Auf 1 l Wasser:

Salbei	15 g
Pfefferminze	10 g
Kamille	10 g

1–2 Tassen, am besten sofort nach der Mahlzeit, sonst im Laufe des Tages.

Nierenfunktionsstörungen (a): Ob es sich um eine Abmagerungs- oder lediglich um eine Entwässerungskur handelt – dieses Rezept, das auf ein ehrwürdiges Alter zurückblicken kann, hat sich immer bewährt. Es reinigt das Blut und soll sogar Nieren- und Blasensteine vertreiben.

Judenkirsche (Beeren)	10 g
Quecke	10 g
Spierstrauch	5 g
Schachtelhalm	5 g

auf 1 l Wasser. Mindestens 3 Tassen täglich.

Nierenfunktionsstörungen (b): Aktiviert die Nieren und treibt überschüssiges Wasser aus dem Körpergewebe.

Quecke	80 g
Pfefferminze	10 g
Schwarze Johannisbeere	10 g
Esche	10 g

auf 2 l Wasser. Mehrmals am Tage eine Tasse, oder zu den Mahlzeiten.

Schwächezustände: Diese Mischung wirkt der Rachitis entgegen und stärkt den Gesamtorganismus. Spürbarer Erfolg tritt ziemlich rasch ein.

Walnußblätter	15 g
Hopfen (weibl. Blüten)	10 g
Pfefferminze	10 g
Schachtelhalm	10 g

In 1 l Wasser kalt ansetzen und ca. 20 Minuten auf kleiner Flamme kochen lassen. Jeden Morgen auf nüchternen Magen eine große Tasse trinken.

Menstruationsstörungen: Eine alte Mischung, die den Ruf hat, zu starke oder zu lange anhaltende Menstruation zu regulieren sowie anomale innere Blutungen zu stillen.

Zu gleichen Teilen:
Poleiminze
Rosmarin
Beifuß
Salbei.

1 Fingerspitze pro Tasse. Morgens nüchtern und abends nach dem Essen zu trinken, etwa 10 Tage lang.

Leberfunktionsstörungen: Diese Mischung wirkt bei allen Leber- und Gallenblasenfunktionen sehr günstig. Bei Gelbsucht bringt sie ausgezeichneten Erfolg, da sie das Blut reinigt und die angegriffenen Organe entlastet.

Löwenzahn- oder Wegwartenwurzel	15 g
Rosmarin	15 g
Boldo	10 g
Buchsbaum	10 g

Schwache Abkochung mit 1 l Wasser. Alle 3 Stunden 1 Tasse, später alle 6 Stunden, bis die Beschwerden abgeklungen sind.

Husten (a): Ausgezeichnet bei Erkältungen und Grippe. Verflüssigt den Schleim, stillt den Husten und behebt das Kratzen in der Kehle. Auf 1 l Wasser:

Thymian	10 g
Lavendel	5 g
Rosmarin	5 g
Pfefferminze	5 g
Eukalyptus	5 g
junge Tannentriebe	10 g

5–6 Tassen pro Tag, mit gutem Honig gesüßt.

Husten (b): Eine Abkochung, die bei Husten, chronischem Bronchialkatarrh und Asthmaanfällen erfolgreich ist:

Gundermann	60 g
Ysop	60 g
Engelsüß (Tüpfelfarn)	60 g
Klatschmohn	10 g
Lakritze	30 g
Borretsch	30 g

2 Eßlöffel dieser Mischung auf 1 Tasse Wasser. Abkochen, kräftig mit Honig süßen, 2–3mal pro Tag trinken.

Grippe: Eine wohlerprobte Mischung, die besonders bei Husten, Erkältung, Grippe und Bronchitis lindernd, auswurffördernd und heilsam wirkt:

Borretsch	10 g
Klatschmohn	5 g
Erdrauch	5 g
Rosmarin	5 g
Brombeere	5 g

auf 1 l Wasser. Mit Honig süßen und beim ersten Auftreten von Erkältungssymptomen trinken (mehrere Tassen täglich).

Erkältungen (starke Verschleimung): Hier eine besonders lockernde, lindernde und schleimlösende Pflanzenkomposition: je 5 g
wilde Stiefmütterchen
Königskerze
Klatschmohn
Huflattich
Andorn
Schwarzerle

Ysop

auf 1 l Wasser. 4–5 Tassen im Laufe des Tages.

Brusttee mit Rum: Ein sehr wohlschmeckender Tee, den man allerdings nicht grade auf die Höhe von Seeräuberpunsch bringen sollte! 1–2 Teelöffel brauner oder weißer Rum genügen, um die Mischung zu aromatisieren, die man noch mit Honig süßen kann.

Linde	10 g
Schachtelhalm	10 g
Salbei	10 g
Brombeere	5 g
Veilchen	5 g

auf 1 l kochendes Wasser. Sehr heiß zu trinken. Mehrere Tassen im Laufe des Tages.

Verstopfung (a): Wirkt schnell und auf die Dauer, auch bei hartnäckiger Obstipation:

Wegwarte	10 g
Quecke	10 g
Eibisch	30 g
Anis	10 g

Die Mengen reichen für eine Abkochung von 2 l. Man trinkt je 1 Tasse vor und nach dem Abendessen, bis sich der Stuhlgang reguliert hat.

Verstopfung (b): Eine andere Mischung, ebenfalls sehr wirksam:

Rhabarber (Wurzel)	15 g
Gerste	20 g
Anis	5 g

Abkochen und täglich je 1 Tasse morgens nüchtern und vor jeder Mahlzeit trinken.

Schlaflosigkeit: Diese Mischung wird Ihr Vertrauen nicht enttäuschen, denn sie ist eigentlich ein mildes, ungiftiges Narkotikum. Sie bewirkt rasches Einschlafen und natürlichen Schlummer ohne unangenehme Sekundäreffekte.

Linde	10 g
Klatschmohnkapseln	5 g
Baldrian	5 g
Hopfenzapfen	5 g
Orangenblüten	5 g

Passionsblume   5 g

Die angegebenen Mengen reichen für einen Aufguß mit 1 l Wasser. 1 oder 2 Tassen vor dem Schlafengehen trinken.

Nervosität: Sehr nützlich für Menschen mit labilem Nervensystem und psychischen Spannungen, die sich leicht ärgern und ständig erregt sind. Dieser Aufguß wirkt sowohl tonisierend als auch leicht schlaffördernd.

Anis	10 g
Quendel	10 g
Weißdornblüten	10 g
Linde	10 g
Waldmeister	10 g
Klatschmohnkapseln	10 g

15 g dieser Mischung im Aufguß auf 1 l Wasser, oder 2 Teelöffel pro Tasse. 2–3 Tassen am Tage, eine davon kurz vor dem Schlafengehen.

Allgemeinbefinden (Abgespanntheit): Das ist der sogenannte Schweizertee oder »Faltrank«. Man nimmt 10 g oder 2 Eßlöffel dieser Mischung im Aufguß auf 1 l Wasser: je 30 g Blätter bzw. Spitzen von

Wermut
Petersilie
Günsel
Acker-Bergminze
Ysop
Gundermann
Schafgarbe
Majoran
Immergrün
Rosmarin
Sanikel
Salbei
Zungenfarn (Hirschzunge)
Scordium
Thymian
Ehrenpreis
Katzenpfötchenblüten
Huflattichblüten

Alles sehr fein hacken unnd gut mischen. Ein großartiger Tee, der tonisierend wirkt, Wundheilungen beschleunigt, den Gesamtorganismus kräftigt, die Harnproduktion erhöht und das Blut reinigt.

Würmer: Bei Erwachsenen und Kindern, die von Maden- oder Spulwürmern befallen sind, vertreibt dieser Aufguß bereits nach wenigen Tagen die lästigen Parasiten.

Rainfarn	10 g
Anis	10 g
Pfefferminze	5 g
Thymian	5 g

Je 1 Tasse morgens auf nüchternen Magen und nach dem Abendessen.

Historische Angaben

Für Leser, die wissen möchten, wer die so zahlreich zitierten Autoren – Heilkundige, Ärzte, Pharmazeuten u. a. – eigentlich sind, hier eine Zusammenstellung, die Näheres über diese Herren und Damen bringt.

Aetius Griechischer Arzt im 5. Jahrhundert n. Chr., Verfasser des vierbändigen medizinischen Kompendiums »Tetrabiblos«.

Agricola, Georgius (richtig: Georg Bauer) 1494–1555, Mineraloge und Arzt. War Stadtarzt zu Joachimsthal, später Bürgermeister und Stadtphysikus von Chemnitz.

Alexandre, Dom Benediktinermönch, Botaniker und Heilkundiger, »Dictionnaire pharmaceutique« (1768).

Albert le Grand (Grand Albert, Albertus Magnus), Graf von Bollstädt, etwa 1200–1280. Scholastischer Gelehrter, Zoologe und Botaniker. War 1244–1248 an der Universität Paris, 1260–1262 Bischof von Regensburg. Seine »Opera omnia« umfassen 38 Bände. Ob das hier so häufig zitierte Lehrbuch der Magie, der »Grand Albert«, das in Frankreich etwa die gleiche Rolle spielt wie bei uns das »7. Buch Mosis«, überhaupt von ihm stammt, ist fraglich.

Apicius, Marcus Gaius Berühmter Küchenmeister im alten Rom unter Tiberius und Augustus. Schrieb um 25 v. Chr. das erste bekannte Kochbuch »De re coquinaria« (= »Vom Kochen«).

Apulejus Römischer Schriftsteller im 2. Jahrhundert n. Chr., befaßte sich viel mit der Landwirtschaft (»De re rustica«).

Avicenna, Ibn Sima Arabischer Arzt und Philosoph, 980–1037. Autor des »Canon medicinae«.

Bauhin, Jean 1511–1582, berühmter Arzt und Chirurg.

Bauhin, Gaspard Botaniker, Autor von »Histoire des plantes«, Basel 1658

Baumé, Antoine Arzt, Chemiker, Physiker aus Senlis (Dépt. Oise), 1728–1804, Erfinder des Aerometers

Binet, L. Professor, Autor mehrerer zeitgenössischer Bücher über Pflanzenheilkunde.

Boerhaave, Hermann Professor der Medizin, Chemie und Botanik zu Leyden, Holland, 1678–1738.

Cardano, Geronimo Arzt, Mathematiker und Philosoph, geboren 1501 in Pavia (Italien), gestorben 1576. Erfinder der nach ihm benannten Kompaßaufhängung.

Cartheuser, J. R. F. Berühmter Arzt und Pharmazeut im 18. Jahrhundert.

Cato (d. Ä.), Marcus Porcius 234–149 v. Chr. Römischer Staatsmann. Schrieb u. a. über die Landwirtschaft.

Cazin (sen.) F. J. Bekannter französischer Phytotherapeut, Autor der »Pharmacie royale galénique« (1876).

Celsus, Aulus Cornelius 25 v. Chr. – 50 n. Chr., römischer Schriftsteller, schrieb über Medizin, Landwirtschaft und Kriegswesen.

Chomel, Jean-Baptiste Im 18. Jahrhundert dirigierender Arzt und Dekan der medizinischen Fakultät der Universität von Paris; Hofmedizinalrat.

Cisalpini, Andrea 1519–1603, Naturwissenschaftler, Leibarzt des Papstes Clemens VIII., unterschied als erster männliche und weibliche Blüten.

Columella, L. Junius Moderatus Römischer Ackerbauschriftsteller und Landwirt, Zeitgenosse von Claudius und Nero.

Constantinus Africanus Lebte im 2. Jahrh. n. Chr. in Salern, Übersetzer der medizinischen Schriften der Griechen und Araber.

Crescentiis, Petrus de Geboren um 1230 in Bologna, landwirtschaftlicher Schriftsteller.

Diodorus von Sizilien Historiker unter Cäsar und Augustus.

Dioscorides, Pedacius Leibarzt Neros, Verfasser eines grundlegenden medizinischen Werkes.

Dodoens, Junius Rembert Flämischer Mediziner, 1513–1585, Leibarzt der Kaiser Maximilian II. und Rudolf II.

Ettmüller, Michael 1646–1683, Professor der Botanik, Chemie und Anatomie zu Leipzig.

Fagon, Crescent Erster Hofarzt Ludwigs XIV.

Forestus (richtig Forest, Pierre) Französischer Arzt und Botaniker, 16. Jahrh.

Francus (Franke) Johannes Apotheker, 17. Jahrhundert, Autor »Polychresta herba veronica«.

Fuchs, Leonhart 1501–1566, Professor der Medizin zu Tübingen (»New Kreutterbuch«, 1543).

Galen 129–199 n. Chr. griechisch-römischer Arzt, ein Klassiker der medizinischen Literatur (»Opera omnia«, 30 Bände). Leibarzt des Kaisers Marc Aurel.

Gilibert, Jean Emanuel Botaniker zu Lyon, 18. Jahrhundert.

Gordon, Bernard de Arzt und Lehrer der Medizin zu Montpellier im 11. Jahrhundert.

Gordon, Dr. zeitgenössischer englischer Arzt

Guybert Verfasser des »Médecin charitable« (= »Der Wohltätige Arzt«). Um die Mitte des 17. Jahrh. dirigierender Arzt der medizinischen Fakultät der Universität von Paris.

van Helmont, Johan Baptista Arzt und Alchimist aus Brüssel, 1577 bis 1644. Autor »Ortus medicinae« (1648), deutsch erschienen unter dem Titel »Aufgang der Artzney-Kunst« (1683).

Hesiod griechischer Dichter, um 700 v. Chr.

Hildegard von Bingen 1098–1179, Äbtissin, Verfasserin mehrerer medizinischer Werke (»Physica«, »Causa et curae«).

Hippocrates 460–375 v. Chr., größter Arzt der Antike, Gründer der Ärzteschule von Kos. Der heute noch von Ärzten bei der Bestallung geleistete »Hippokratische Eid« geht auf ihn zurück.

Horaz (Quintus Horatius Flaccus) 65 v. Chr. – 8. n. Chr., römischer Tribun und Dichter.

Kneipp, Sebastian Pfarrer zu Wörishofen, 1821–1897, Initiator der Wasserbehandlung.

Leclerc, Dr. H. Bekannter zeitgenössischer französischer Naturheilkundiger und Arzt.

Lémery, Nicolas Arzt, Chemiker, Hofapotheker Ludwigs XIV., Forschungen über pflanzliche Salze, Antimon, Toxine, etc. Verfasser zahlreicher medizinisch-pharmazeutischer Werke.

Lieutaud   Französischer Arzt und Chemiker im 18. Jahrhundert, Autor »Précis de la matière médicale«, 1766.

Lieuthagi, P.   Autor von »La livre des bonnes herbes«, eines modernen französischen Kräuterbuches.

Linné, Carl v. (Linnaeus) 1708–1778. Schwedischer Naturforscher und königlicher Leibarzt. Das von ihm aufgestellte botanische System ist heute noch im Gebrauch.

Lullus, Raimundus 1235–1316. Spanischer Mystiker, Enzyklopädist und Dichter. Seine Autorschaft an den unter seinem Namen publizierten alchimistischen Schriften ist umstritten.

Matthiole   Französischer Arzt und Pharmazeut des 17. Jahrhunderts. Schrieb einen Kommentar zu den medizinischen Werken des Dioscorides.

Mesua, Johannes d. Ä. Eigentlich Jahja ibn Masawaihi, auch Janus Damascenus genannt. 777–857. Bedeutender arabischer Arzt. Leibarzt des Kalifen Al Wathik.

Nicandros (Nikander) Griechischer Dichter im 2. Jahrh. v. Chr., schrieb u. a. ein Lehrgedicht über Giftschlangen (»Theriaca«) und ein anderes über Gifte und Gegengifte (»Alexipharmaca«).

Ovid (Publius Ovidius Naso) 43 v. Chr. – 17 n. Chr., römischer Dichter (u. a. »Ars amandi« = »Liebeskunst«).

Palladius, Rutilius Taurus Aemilianus 4./5. Jahrh. n. Chr., landwirtschaftlicher Schriftsteller (»De re rustica« = »Von ländlichen Dingen«).

Paracelsus, Theophrastus Bombastus (eig. Baumbast) von Hohenheim Geboren 1493 zu Einsiedeln (Kanton Schwyz), gestorben 1541 zu Salzburg. Arzt und Mystiker. Führte ein unstetes Wanderleben und hatte mächtigen geistigen Einfluß auf seine Zeit.

Patin, Guy   Unter Ludwig XIV. Dekan der medizinischen Fakultät der Universität von Paris.

Pauli, Simon   Professor der Medizin zu Kopenhagen und königlicher Leibarzt im 17. Jahrhundert. Autor »Quadripartitum botanicum« (= »Die Pflanzenkunde in vier Teilen«).

Plinius d. Ä. (Gaius Plinius Secundus) 23–79 n. Chr., umgekommen beim Ausbruch des Vesuvs. Staatsmann und Schriftsteller.

Roques, Jean   Französischer Arzt und Pflanzenheilkundiger im

Saint-Simon, Louis de Rouvry 1675–1755, Offizier und Hofmann, gehörte zur geheimen Opposition gegen Ludwig XIV., hinterließ interessante Memoiren.

Salern, Schule von Wird als »Pflanzstätte« aller medizinischen Fakultäten Europas bezeichnet. Höchste Blüte im 11.–13. Jahrhundert. Umfangreiche Kompendien in Versen.

Schroder, Jean Im 17. Jahrhundert bedeutender französischer Arzt, Chemiker und Pharmazeut.

Serapion von Alexandreia Altgriechischer Arzt, um 200 v. Chr. Gilt als Begründer der Schule der Empiristen (die ihre wissenschaftlichen Erkenntnisse von Beobachtungen ableiten).

Serres, Olivier de 1539–1619. Französischer Agronom, Reformator der Landwirtschaft, führte den Fruchtwechsel ein.

Sévigné, Marie Marquise de 1622–1696. Durch ihren umfangreichen kulturhistorisch interessanten Briefwechsel mit ihrer Tochter zu literarischer Berühmtheit gelangt.

Silvius (richtig: François Le Boé) Französischer Arzt im 17. Jahrhundert.

van Swieten, Gerard 1700–1772. Leibarzt Maria Theresias. Reformator des österreichischen Medizinalwesens.

Sydenham, Thomas 1624–1689. Englischer Arzt, Entdecker des Laudanum (Opiumtinktur).

Tabernaemontanus, Jacob Theodor Deutscher Botaniker und Pharmazeut † 1590, Schüler von Hieronymus Bock.

Theophrast von Eresos 371–287 v. Chr. Griechischer Naturphilosoph, Schüler des Plato und Arstoteles.

Tournefort, Pitton de 1756–1708, bedeutender französischer Botaniker, Vorläufer Linnés.

Tragus (richtig: Hieronymus Bock) 1498–1554, deutscher Botaniker. Autor »New Kreutterbuch«.

Trallianus, Alexander (Alexander von Tralles/Kleinasien) byzantinischer Arzt und Philosoph, 525–605.

Valnet, Dr. J. Französischer Arzt und Naturwissenschaftler, Autor der »Aromathérapie« (1964).

Virgil 71–19 v. Chr. Römischer Dichter aus Mantua. Gefördert von Kaiser Augustus und Mäcenas. In seinen Dichtungen ein feiner Beobachter und Kenner der Natur.

Literatur

Brauchle, Prof. Dr. Georg, Das große Buch der Naturheilkunde, 1957

Fischer, Georg, Heilkräuter und Arzneipflanzen, Heidelberg, 4. Aufl. 1975

Görz, Heinz, Großes Kräuter- und Gewürzbuch, Wiesbaden 1974

Maurice
Mességué

**Die Natur
hat immer recht**

Ullstein Buch 3115

Maurice Mességué, berühmt
für sensationelle Heilerfolge
durch die Behandlung mit
Kräutern, erzählt sein
ungewöhnliches Leben.

**Von Menschen
und Pflanzen**

Ullstein Buch 3062

Rezepte für die Gesundheit
und Schönheit durch die
geheimen Kräfte der Pflanzen.

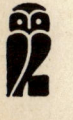

ein Ullstein Buch

Dr. Philippe Baumgartner

Praktisches Gedächtnis- training

Ullstein Sachbuch 4094

Der berühmte Knoten im Taschentuch ist zwar eine weit verbreitete, jedoch nicht allzu zuverlässige Methode, einem schlechten Gedächtnis auf die Sprünge zu helfen. Wer immer wieder feststellen muß, daß er etwas vergessen hat, sollte sein Gedächtnis trainieren. Denn ein gutes Gedächtnis erleichtert zwischenmenschliche Bezie- hungen und die tägliche Arbeit. Dieses Buch gibt praktische Ratschläge und Übungsanweisungen und erklärt — zum besseren Ver- ständnis — die komplizier- ten Mechanismen des Gedächtnisses und die Zusammenhänge zwischen Gedächtnis, Gefühlsleben und Bewegungs- und Atmungsapparat. Ein nütz- liches Buch für jeden, der den Knoten im Taschentuch vergessen möchte.

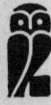

ein Ullstein Buch

Josette Lyon

Endlich schlafen wie ein Murmeltier

Ullstein Sachbuch 4092

Schlaflosigkeit ist ein Problem, mit dem jeder Arzt täglich in seiner Praxis konfrontiert wird. Die Ursachen sind so zahlreich und unterschiedlich wie die Behandlungsmöglichkeiten. Manchmal ist es eine ernste Krankheit — hier kann nur der Arzt helfen —, manchmal ist es eine Kleinigkeit, die am Ein- und Durchschlafen hindert. Um diese »Kleinigkeiten« geht es in dem Buch mit über hundert Methoden, Tips und Ratschlägen, um endlich (wieder) wie ein Murmeltier schlafen zu können.

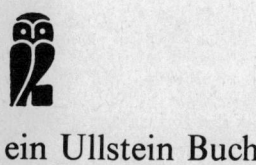

ein Ullstein Buch

Martine Freneuil

Besser leben ab sechzig

Ullstein Sachbuch 4095

Mit der Beendigung der Berufstätigkeit beginnt ein neuer Lebensabschnitt, in den viele Menschen unvorbereitet gehen. Die meisten fühlen sich alleingelassen und nutzlos und wissen nichts Rechtes mit sich und dem neuen Leben anzufangen. Dieses Buch hilft, den Alltag des Ruhestandes sinnvoll zu gestalten. Es gibt wertvolle Ratschläge und Tips und nennt wichtige Adressen, an die man sich bei speziellen Fragen wenden kann. Ein nützlicher Ratgeber für jeden, der ein aktives und sinnvolles Leben nach der Pensionierung führen möchte.

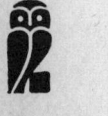

ein Ullstein Buch

Wilhelm H. Westphal

Deine tägliche Physik

Ullstein Sachbuch 4102

Warum sind Badewannensänger immer männlich?
Wie unterscheidet sich ein gekochtes Ei von einem rohen Ei?
Warum zieht der Kamm die Haare an?

Es gibt noch viele andere Fragen und Merkwürdigkeiten im täglichen Leben, deren Antworten und Lösungen im Bereich der physikalischen Gesetze liegen.
In diesem mit wissenschaftlicher Zuverlässigkeit, dabei aber doch verständlich geschriebenen Buch findet der Leser Erklärungen und Begründungen für diese Besonderheiten. Ein interessantes Buch für jeden, der den Dingen auf den Grund gehen möchte.

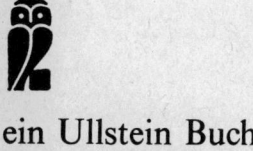

ein Ullstein Buch

André Rabache

Freude am Aquarium

Ullstein Sachbuch 4090

Ein kompetenter, in leicht-
faßlicher Form geschriebener
Leitfaden für die Einrichtung
und den Betrieb von Warm-,
Kalt- und Meerwasseraquarien.
Einleuchtende Zeichnungen
unterstützen den Text. Im einzelnen werden behandelt:

Das biologische Gleichgewicht
der Unterwasserwelt im Zimmer.

Hauptaquarium und Hilfsbecken
— mit Heizung, Lüftung, Filter.

Die richtigen Pflanzen und ihre
Lebensbedingungen.

Die ersten Tropenfische, ihre
Ernährung, Vermehrung,
Krankheiten.

Alphabet der bekanntesten Zier-
fische und Wasserpflanzen.

Der Anfänger kann mit diesem
Taschenbuch viele traurige und
kostspielige Fehler vermeiden;
aber auch der erfahrene
Aquarianer findet darin manchen neuen praktischen Tip.
Auch scheut sich der Autor
nicht, gelegentlich das Angebot
des Fachhandels kritisch zu
werten oder eingebürgerte
Irrtümer zu korrigieren.

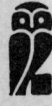

ein Ullstein Buch

Josette Lyon

Einfach
schöner werden

Ullstein Sachbuch 4093

Gut auszusehen, schön zu
sein ist ein Wunsch der
meisten Frauen, die nach dem
einen Patentrezept suchen
und dabei unzählige Produkte
der Kosmetikindustrie aus-
probieren. Doch man sollte
aus der Schönheitspflege keinen Kult machen, sondern sie
auf das Notwendigste redu-
zieren. Dieses Buch gibt jeder
interessierten Leserin zahlreiche Ratschläge, die sich seit
langem in der Praxis bewährt
haben und auf modernsten
Erkenntnissen beruhen. Nach
der Lektüre dieses Buches
wird jede Frau feststellen:
schön und gepflegt zu sein,
ist wirklich einfach.

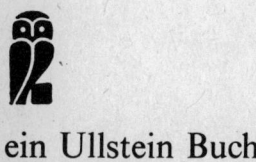

ein Ullstein Buch

Ullstein Sachbuch

Deutsche und internationale Autoren vermitteln praxisnahes Wissen und erteilen Rat auf den unterschiedlichsten Gebieten des täglichen Lebens. Allgemeinverständlich. Zuverlässig. In Wort und Bild.

George A. Vogenauer

Basteln und Werken 1
(Papier − Holz − Schaumstoff − Schwachstrom)
Ullstein Sachbuch 4085

Basteln und Werken 2
(Elektrotechnik − Tischlerei − Mechanik − Kunststoffe − Gips − Glas − Metall)
Ullstein Sachbuch 4086

Basteln und Werken 3
(Modellbau − Radio − Ton − Foto)
Ullstein Sachbuch 4087

Dr. Ulrich Beer

Beers Elternbuch
Ullstein Sachbuch 4088

Hans Michael Neher

Keine Angst vorm TÜV
Ullstein Sachbuch 4089

Blandine Vié

Perfekte Mini-Küche
Ullstein Sachbuch 4091

Céline Vence

Grill und offenes Feuer
Ullstein Sachbuch 4099

Pierre Darmon / Jean Couvercelle

Tennis Satz für Satz
Ullstein Sachbuch 4100

Heinz Denckler

Das Puterkochbuch
Ullstein Sachbuch 4103

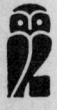

ein Ullstein Buch